Ton Willemse

Klinische Dermatologie
Hund und Katze

2., überarbeitete und erweiterte Auflage

Klinische Dermatologie
Hund und Katze
Leitfaden für Diagnostik und Therapie

Ton Willemse
Veterinärmedizinische Fakultät der Universität Utrecht
Übersetzung von Dr. Ute Vits, München

Mit 387 farbigen Abbildungen

2., überarbeitete und erweiterte Auflage

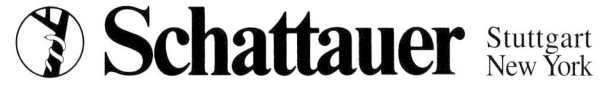

Ton Willemse, DVM, PhD, Diplomate ECVD
Professor für veterinärmedizinische Dermatologie
Universität Utrecht, Niederlande

Titel der Originalausgabe:
Ton Willemse, Clinical dermatology of dogs and cats, 2nd ed.
© 1991, 1998 Elsevier/Bunge, Maarssen
Elsevier/Bunge is an imprint of Elsevier Bedrijfsinformatie BV, Maarssen

Die Deutsche Bibliothek – CIP-Einheitsaufnahme

Willemse, Ton:
Klinische Dermatologie von Hund und Katze : ein Leitfaden für
Diagnostik und Therapie / Ton Willemse. Übers. von Ute Vits. –
2., überarb. und erw. Aufl. – Stuttgart ; New York : Schattauer, 1998
    Einheitssacht.: Clinical dermatology of dogs and cats ‹dt.›
    ISBN 3-7945-1723-7

In diesem Buch sind die Stichwörter, die zugleich eingetragene Warenzeichen sind, als solche nicht besonders kenntlich gemacht. Es kann also aus der Bezeichnung der Ware mit dem für diese eingetragenen Warenzeichen nicht geschlossen werden, daß die Bezeichnung ein freier Warenname ist.
Hinsichtlich der in diesem Buch angegebenen Dosierungen von Medikamenten usw. wurde die größtmögliche Sorgfalt beachtet. Gleichwohl werden die Leser aufgefordert, die entsprechenden Prospekte der Hersteller zur Kontrolle heranzuziehen.
Das Werk ist urheberrechtlich geschützt. Alle Rechte, insbesondere das Recht des Nachdruckes, der Wiedergabe in jeder Form und der Übersetzung in andere Sprachen, behalten sich Urheber und Verlag vor.
Kein Teil des Werkes darf in irgendeiner Form ohne schriftliche Genehmigung des Verlages reproduziert werden.
Das gilt insbesondere für Vervielfältigungen, Übersetzungen, Mikroverfilmungen und die Einspeicherung, Nutzung und Verwertung in elektronischen Systemen.

© 1991, 1998 by F. K. Schattauer Verlagsgesellschaft mbH, Lenzhalde 3, D-70192 Stuttgart, Germany

Bearbeitung der 2. Auflage und Ergänzung der Übersetzung durch Dr. med. vet. Gisela Jöhnssen

Umschlaggestaltung: DE FRIES DESIGN, Stuttgart

Gedruckt auf chlor- und säurefrei gebleichtem Papier

ISBN 3-7945-1723-7

Vorwort zur zweiten Auflage

Dreißig bis vierzig Prozent der in der Kleintierpraxis vorgestellten Patienten leiden an Hauterkrankungen. In erster Linie handelt es sich dabei um parasitäre Erkrankungen, Allergien, bakteriell verursachte Hautprobleme, Pilzinfektionen sowie Tumoren. Eine intensive Forschung auf allen Gebieten hat zu einem besseren Verständnis der Pathogenese geführt und die diagnostischen sowie therapeutischen Möglichkeiten verbessert. Dieser Fortschritt und neue empirische Erkenntnisse in bezug auf Therapiekonzepte machten eine überarbeitete Auflage dieses Buches notwendig. Neben kürzlich entwickelten Medikamenten und Strategien werden neu entdeckte Hauterkrankungen beschrieben, wie zum Beispiel die saisonale Flankenalopezie, die Talgdrüsenentzündung und die Überempfindlichkeitsreaktion auf Mückenstiche. Obwohl Medikamentennamen und Dosierungen sorgfältig überprüft wurden, wird dem Leser geraten, die jeweiligen Produktinformationen heranzuziehen, um sicherzugehen, daß keine Änderungen vorgenommen wurden. Da die gesetzlichen Regelungen in bezug auf die Anwendung von Medikamenten beim Tier von Land zu Land unterschiedlich sein können, sollte sich der Leser über die in seinem Falle geltenden Bestimmungen informieren und diese einhalten.

Ich hoffe, daß dieses Buch Studenten und an Kleintierdermatologie interessierten Tierärzten als praktisches Nachschlagewerk dient und sie bei der Entwicklung und Verbesserung ihrer Fähigkeiten in Diagnostik und Therapie unterstützt.

Ton Willemse, DVM, PhD, Diplomate ECVD
Professor für veterinärmedizinische Dermatologie
Universität Utrecht, Niederlande

Vorwort zur ersten Auflage

Die Dermatologie des Kleintieres ist ein aufregendes und expandierendes Gebiet der Veterinärmedizin. In den letzten zehn Jahren wurden viele neue Krankheiten und neue diagnostische Methoden entdeckt sowie die Pathophysiologie vieler Hautkrankheiten geklärt. Dieses Wissen findet man bereits in zahlreichen hervorragenden Handbüchern über die Hautkrankheiten des Kleintieres. Bisher fehlte jedoch ein praktisches Nachschlagewerk für denjenigen, der schnell eine kurze Information über die Klinik und die Symptomatik einer bestimmten Krankheit sucht oder an Hand der Verteilung und der Art der Veränderungen die Differentialdiagnosen stellen will.

Dieses Buch wurde für den Praktiker und den Studenten der Veterinärmedizin geschrieben. Die meisten der verbreiteten Hautkrankheiten und viele Hautveränderungen bei Allgemeininfektionen werden illustriert und im Text zusammengefaßt dargestellt. Farbige Abbildungen zeigen die charakteristischen Veränderungen; die wichtigsten Fakten über die Pathogenese und/oder Ätiologie, das klinische Bild, die Diagnose und die Therapie der häufigsten Hautveränderungen bei Hund und Katze sind diesen Photos gegenübergestellt. Die gleichzeitige Präsentation von Text und Bildern auf einen Blick soll die diagnostischen Möglichkeiten sowohl für den Praktiker als auch für die Studenten verbessern. Die Hinweise für die Identifikation von Hauterkrankungen auf der Basis klinischer Beobachtungen (S. 136) machen dieses Buch zu einem praxisorientierten Nachschlagewerk.

Ton Willemse, DVM, PhD, Diplomate ECVD

Inhaltsverzeichnis

1.	Hinweise für die dermatologische Diagnostik 1		
2.	**Bakterielle Infektionen** 2		
2.1	Pyotraumatische Dermatitis 2		
2.2	Impetigo 3		
2.3	Intertrigo 4		
2.4	Superfizielle bakterielle Follikulitis 6		
2.5	Nasale Pyodermie 8		
2.6	Akne 9		
2.7	Pododermatitis 10		
2.8	Pyodermie des Deutschen Schäferhundes 12		
2.9	Furunkulose-Zellulitis-Komplex 14		
2.10	Kalluspyodermie 16		
2.11	Traumatischer und iatrogener subkutaner Abszeß 17		
2.12	Nocardiose 18		
2.13	Aktinomykose 19		
2.14	Nichttuberkulöse mykobakterielle Granulome 20		
3.	**Pilzkrankheiten** 21		
3.1	Candidosis 21		
3.2	Dermatophytose 22		
3.3	Kryptokokkose und Phäohyphomykose 26		
4.	**Parasitäre Erkrankungen** 27		
4.1	Cheyletiellose 27		
4.2	*Otodectes-cynotis*-Infektion 28		
4.3	Notoedresräude (feline Skabiose) 29		
4.4	Sarkoptesräude (canine Skabiose) 30		
4.5	Demodikose 32		
4.6	Zeckenbißinfektionen 35		
4.7	Pedikulose 36		
4.8	Myiasis 37		
4.9	Pulikose 38		
5.	**Virus- und Protozoeninfektionen** 40		
5.1	Feline Kuhpockeninfektion 40		
5.2	Leishmaniose 42		
6.	**Immunologische Erkrankungen** 44		
6.1	Canine Atopie (atopische Dermatitis) 44		
6.2	Feline atopische Dermatitis 48		
6.3	Urtikaria und Angioödem 49		
6.4	Futtermittelallergie 50		
6.5	Flohbißallergie 52		
6.6	Allergische Kontaktdermatitis 54		
6.7	Arzneimittelallergie 56		
6.8	Pemphigus 58		
6.9	Lupus erythermatosus 64		
6.10	Kälteagglutinationskrankheit 67		
6.11	Bullöses Pemphigoid 68		
6.12	Lichenoide Dermatose 70		
6.13	Feline rezidivierende Polychondritis 71		
6.14	Erythema multiforme – toxische epidermale Nekrolyse . . . 72		
7.	**Endokrine Hautveränderungen** 75		
7.1	Hypothyreose 75		
7.2	Hyperadrenokortizismus 76		
7.3	Hypophysärer Zwergwuchs 77		
7.4	Wachstumshormonabhängige Alopezie 78		
7.5	Akromegalie 79		
7.6	Hyperöstrogenismus der Hündin 80		
7.7	Funktioneller Sertolizelltumor 81		
7.8	Feline Hyperthyreose 82		
8.	**Erworbene Alopezie** 83		
8.1	Alopezie der Ohrmuscheln 83		
8.2	Feline idiopathische symmetrische Alopezie 84		
8.3	Iatrogene Alopezie 85		
9.	**Psychogene dermatologische Veränderungen** 86		
9.1	Psychogene Alopezie und Dermatitis 86		
10.	**Keratinisierende Veränderungen** 88		
10.1	Idiopathische Seborrhö 88		
10.2	Schwanzdrüsenhyperplasie 90		
10.3	Canine Ohrranddermatose 91		
10.4	Ernährungsbedingte Zinkdermatose 92		
10.5	Vitamin-A-abhängige Dermatose 95		
10.6	Talgdrüsenentzündung 96		

11. Umweltbedingte Krankheiten ... 97
- 11.1 Thalliumvergiftung ... 97
- 11.2 Flohhalsbanddermatitis ... 98
- 11.3 Feline Solardermatitis ... 99

12. Erbliche und angeborene Veränderungen ... 100
- 12.1 Kutane Asthenie ... 100
- 12.2 Familiäre canine Dermatomyositis ... 101
- 12.3 Vitiligo und nasale Depigmentierung ... 102
- 12.4 Kongenitale symmetrische Alopezie der Zwergpudel und fleckige Alopezie der Dackel ... 103
- 12.5 Alopezie der Farbmutanten ... 104
- 12.6 Follikeldysplasie des schwarzen Haars ... 105

13. Tumoröse Veränderungen ... 106
- 13.1 Epitheliale Neoplasien ... 106
- 13.2 Mesenchymale Neoplasien ... 111
- 13.3 Melanome ... 115
- 13.4 Lymphohistiozytäre Neoplasien ... 116
- 13.5 Noduläre Dermatofibrose des Deutschen Schäferhundes ... 119
- 13.6 Kutane Zysten ... 120
- 13.7 Naevi ... 121
- 13.8 Hauthörner ... 122

14. Verschiedene Krankheiten ... 123
- 14.1 Subkorneale pustuläre Dermatose ... 123
- 14.2 Juvenile Zellulitis ... 125
- 14.3 Noduläre Pannikulitis ... 127
- 14.4 Felines eosinophiles Geschwür – feline eosinophile Plaque – eosinophiles Granulom ... 128
- 14.5 Lentigo ... 131
- 14.6 Calcinosis cutis ... 132
- 14.7 Feline plasmazelluläre Pododermatitis ... 133
- 14.8 Saisonale Flankenalopezie ... 134
- 14.9 Feline Überempfindlichkeitsreaktion auf Mückenstiche ... 135

15. Diagnostische Parameter ... 136

Literaturverzeichnis ... 142

Index ... 143

1. Hinweise für die dermatologische Diagnostik

Auf den ersten Blick erscheinen viele Hautkrankheiten morphologisch sehr ähnlich. Auch ist es sehr zeitraubend, die adäquaten Informationen für eine sichere Diagnose zu sammeln. Außerdem können die Fragilität der Hautläsionen und die Veränderungen des klinischen Bildes zu Mißinterpretationen Anlaß geben. Deshalb führt nur eine systematische Vorgehensweise zum Erfolg.

Das Folgende mag als Richtschnur gelten:

a. Aus der **Vorgeschichte** sollten zumindest die folgenden Punkte berücksichtigt werden: die Hauptbeschwerden, ihre Dauer, das Alter des Tieres zu Beginn der Erkrankung, wie und wo die Erkrankung begann und wie sie sich entwickelte, saisonales Auftreten, Kontakte zu anderen Tieren oder Menschen, das Ausmaß des Juckreizes, die Umgebung des Tieres innerhalb und außerhalb der Wohnung, Fütterung, andere Krankheiten und der Erfolg einer eventuellen Vorbehandlung.
b. Die **klinische Untersuchung** sollte zumindest einen umfassenden Eindruck von den augenfälligen Veränderungen geben sowie eine Untersuchung der Schleimhäute, der Lymphknoten, eine Bestimmung der Rektaltemperatur und eine genaue Untersuchung des Fells und der Haut einschließen.
Die Lokalisation und die Verteilung der veränderten Hautbezirke sollten festgehalten werden. Alopezie, Fellveränderungen sowie primäre und sekundäre Veränderungen müssen erkannt und ihre Größe beschrieben werden. Der Untersucher muß sich einen Eindruck über die Farbe der Haut, ihre Dicke, Elastizität und Sensibilität verschaffen.
c. Aufgrund der Vorgeschichte und der klinischen Untersuchung, die besonders die Verteilung, Art und Größe der Veränderungen berücksichtigt, erstellt man eine Liste der in Frage kommenden **Differentialdiagnosen**.
d. Von dieser Liste ausgehend, sollten zusätzliche **diagnostische Tests** wie Hautgeschabsel, eine Untersuchung mit der Woodschen Lampe, Ausstriche und Pilz- oder Bakterienkulturen durchgeführt werden, bei Bedarf zusätzlich auch Hautbiopsien, Immunfluoreszenztests, Allergietests, Blutuntersuchungen und Hormonbestimmungen.
e. Stellen Sie die Beziehung zwischen den Daten und den erhobenen Befunden her, engen Sie die Liste der Differentialdiagnosen so weit wie möglich ein und geben Sie ihnen Prioritäten entsprechend ihrer Wahrscheinlichkeit.
f. Erstellen Sie einen **Therapieplan**, wenn einige Erkrankungen sehr wahrscheinlich geworden sind, oder grenzen Sie andere Krankheiten mittels weiterer diagnostischer Tests ab und beginnen Sie wieder bei Punkt e.

Obwohl die Morphologie der Hautveränderungen der Schlüssel zur Diagnose ist, lehrt die tägliche Praxis, daß das Erkennen der Veränderung und das Wissen um ihre primäre Lokalisation und Verteilung den ersten Schritt darstellen.
Viele sogenannte primäre Läsionen verändern sich möglicherweise unter einer Therapie, durch eine Infektion oder durch Kratzen. Deshalb ist es wichtig, die primäre Läsionen von den sekundären Veränderungen zu differenzieren. Eine primäre Veränderung entsteht spontan als Ausdruck einer zugrundeliegenden systemischen oder dermatologischen Krankheit. Beispiele für primäre Läsionen sind:
Fleck: eine umschriebene, farblich veränderte Stelle, die durch eine Melaninansammlung, ein Erythem, eine Depigmentierung oder eine Hämorrhagie entstanden sein kann.
Papel: eine solide Hauterhebung mit einem Durchmesser von bis zu 0,25 cm. Sie kann aufgrund einer Hyperplasie und/oder eines Ödems epidermalen Ursprungs sein oder durch die Infiltration von Entzündungszellen und/oder einem Ödem subepidermal entstanden sein. Eine größere Ansammlung von Papeln nennt man Plaque.
Knötchen: eine solide Hauterhebung mit einem Durchmesser von mehr als 0,25 cm Durchmesser, verursacht durch eine Entzündung oder eine Neubildung.
Pustel: eine kleine, mit Eiter gefüllte Hauterhebung. Pusteln können in der Epidermis oder der Dermis auftreten.
Vesikel: eine umschriebene Läsion, die eine klare Flüssigkeit enthält. Wenn die Läsion größer als 1 cm im Durchmesser ist, nennt man sie eine **Bulla**. Diese Veränderungen können das Ergebnis einer intradermalen hydropischen Degeneration, einer Spongiose, einer Akantholyse, eines subepidermalen Ödems und einer degenerativen Veränderung der Basalmembran sein.
Quaddel: eine flache, scharf umschriebene Hautveränderung, verursacht durch ein lokales Ödem.
Schuppen, Krusten, Erosionen, Geschwüre, Narben, Exkoriationen, Lichenifikationen, Fissuren und Hyperkeratosen sind sekundäre Veränderungen, d.h. sie sind aus primären Läsionen hervorgegangen und von zweitrangigem diagnostischem Interesse. Aus diesem Grund ist es wichtig, den Typ der Veränderung, mit der das dermatologische Problem begann, zu kennen und zu wissen, wie sich die Läsionen verändert haben.

2. Bakterielle Infektionen

2.1 Pyotraumatische Dermatitis

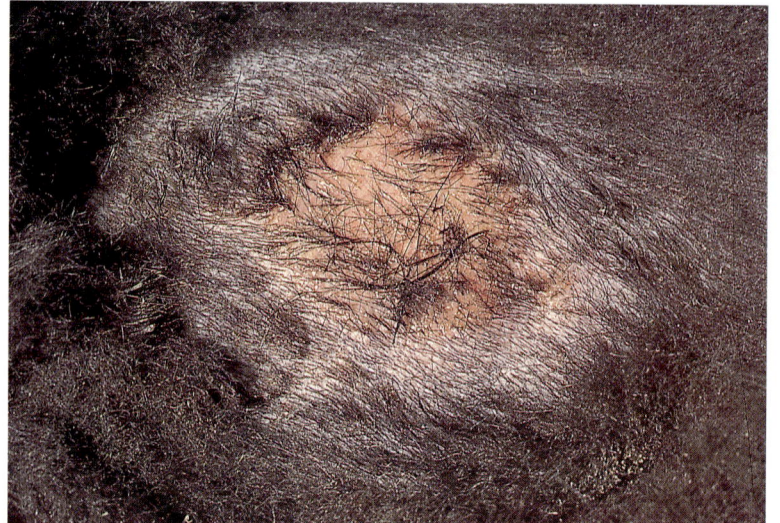

2.1 A

Allgemeines
Die pyotraumatische Dermatitis (Synonym: akute nässende Dermatitis) wird durch ein selbst verursachtes Trauma wie Beißen oder Kratzen ausgelöst. Der Juckreiz wird gewöhnlich durch Flohbisse hervorgerufen, aber gelegentlich auch durch eine Otitis externa, Fremdkörper oder andere irritierende Substanzen im Fell oder durch Analbeutelerkrankungen. Bisher wurde nicht nachgewiesen, daß die Erkrankung mit Futtermittelallergien in Verbindung steht. Hunde mit einem dichten Fell, z.B. Bernhardiner, Golden Retriever, Berner Sennenhunde, Bobtails und Deutsche Schäferhunde sind für diese Erkrankung besonders prädisponiert.

Klinisches Bild
Die Läsionen entstehen in wenigen Minuten bis Stunden und sind schmerzhaft. Die Krankheit ist durch eine umschriebene nässende akute Dermatitis mit einem hochgradigen Erythem und lokalem Haarausfall charakterisiert. Die akute nässende Dermatitis wird normalerweise in der Lumbosakralregion, an den Hinterläufen, dem Nacken und im Bereich der Ohren beobachtet.

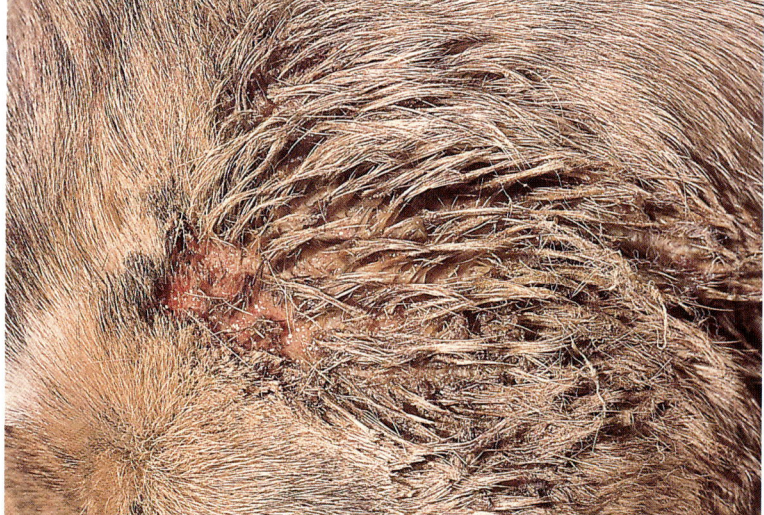

2.1 B

Diagnose
Der akute Beginn und das klinische Bild sind typisch für die akute nässende Dermatitis. Bei einigen Hunden mit der gleichen Vorgeschichte und den gleichen Symptomen finden sich die histopathologischen Veränderungen einer eitrigen und nekrotisierenden Follikulitis und Furunkulose. Diese Form nennt man eine **pyotraumatische Follikulitis.**

Therapie
Das Abstellen der Ursache ist für eine dauerhafte Heilung wichtig. Scheren Sie die Läsion und reinigen Sie die Haut mit milden Antiseptika wie Chlorhexidin, Äthyllaktat oder Povidonjod. Günstig ist die lokale Applikation einer Antibiotika-Kortikosteroid-Salbe dreimal täglich. Um den Teufelskreis Pruritus – Schmerz – Kratzen zu unterbrechen, kann es notwendig sein, für 7 Tage Prednison (1 mg/kg einmal täglich) zu verabreichen.
Hunde, die an einer pyotraumatischen Follikulitis leiden, werden mit dieser Therapie allerdings nicht geheilt. Diese Tiere müssen neben einer lokalen Dermatitisbehandlung für mindestens 3 Wochen Antibiotika erhalten.

Diagnostische Parameter
Erosionen; Erythem.

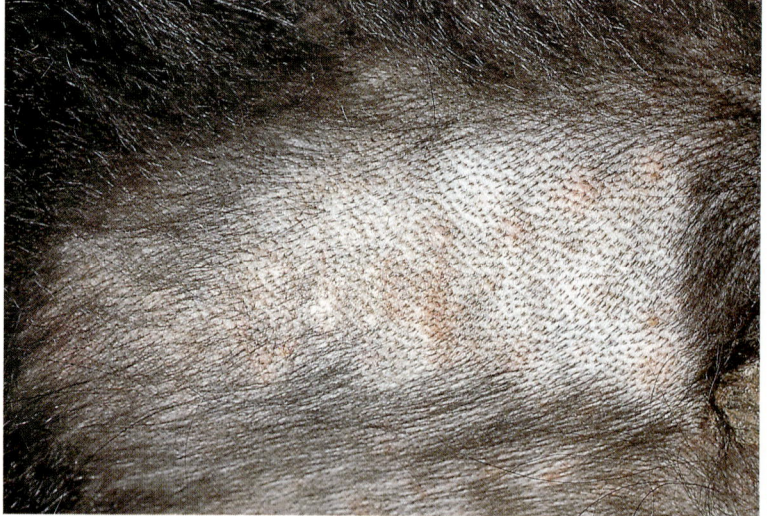

2.1 C

2.2 Impetigo

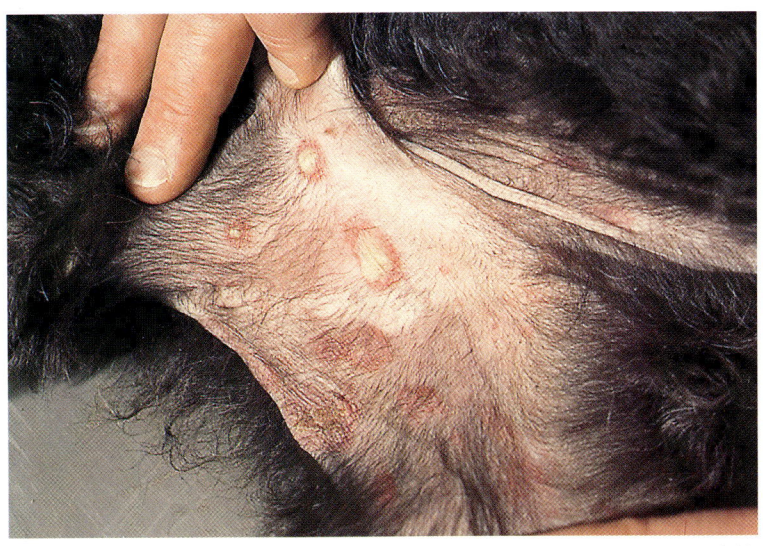

Allgemeines
Diese superfizielle Pyodermie wird bei jungen Hunden im Alter von 8 Wochen bis zur Geschlechtsreife beoabchtet. Obwohl immer Staphylokokken isoliert werden, sind falsche Ernährung, virale Infektionen, Parasitenbefall und mangelhafte Hygiene prädisponierende Faktoren.

Klinisches Bild
Die primären Veränderungen sind subkorneale Pusteln mit einem erythematösen Rand. Sie befinden sich auf der Bauchhaut und in den Inguinal- und Axillarfalten. Die Pusteln können ausgedehnte gelbliche Krusten bilden. Normalerweise sind diese Veränderungen nicht jukkend.

Diagnose
Die Diagnose wird aufgrund der Vorgeschichte, der klinischen Symptome und der Bakterienkultur gestellt.

Therapie
Die prädisponierenden Faktoren müssen ausgeschaltet werden. Zusätzlich können diese harmlosen Veränderungen mit einem antibakteriell wirkenden Shampoo (siehe Intertrigo) einmal jeden zweiten Tag über 10 bis 14 Tage unterstützend behandelt werden. Antibiotika werden selten benötigt. Antibiotika der ersten Wahl sind Amoxicillin mit Clavulansäure (15 mg/kg zweimal täglich) und Cephalexin (20 mg/kg einmal täglich).

Diagnostische Parameter
Pusteln.

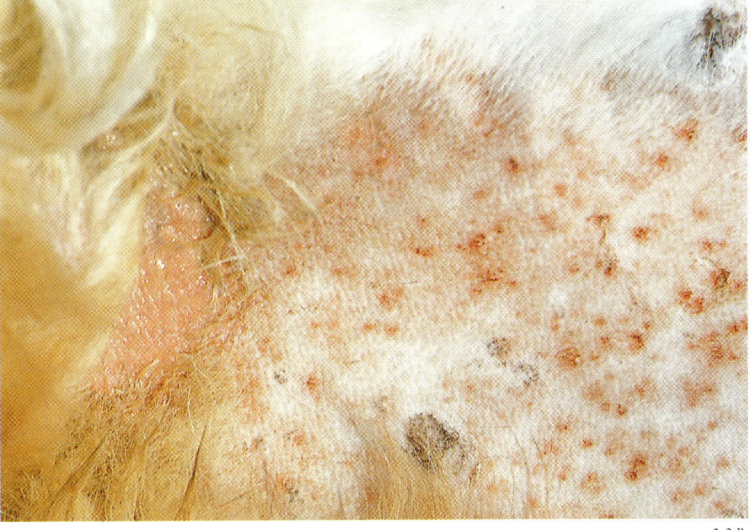

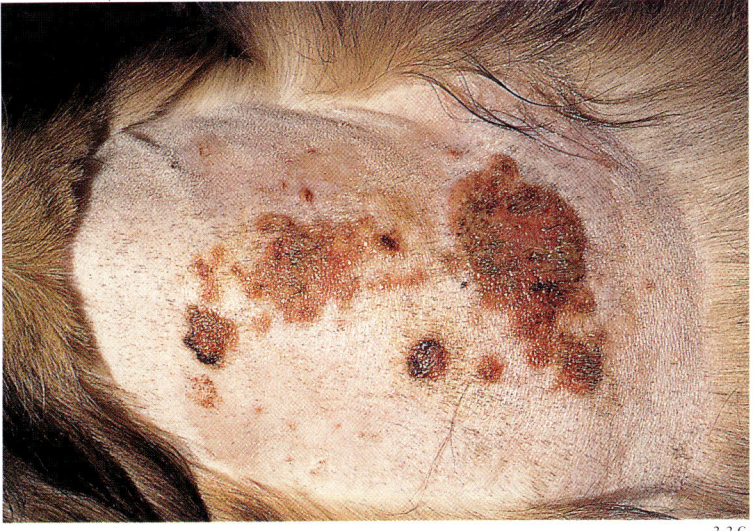

2.1 A   Nässende Dermatitis mit ausgeprägtem Erythem.

2.1 B   Akute Dermatitis mit purulentem Exsudat.

2.1 C   Beginn einer pyotraumatischen Follikulitis.

2.2 A   Subkorneale Pusteln mit einem erythematösen Rand.

2.2 B   Multiple kleine Pusteln auf der Bauchhaut.

2.2 C   Honigfarbene Krusten, die durch konfluierende Pusteln gebildet wurden.

2.3 Intertrigo

Allgemeines
Intertrigo ist eine Dermatitis zwischen Hautfalten und wird verursacht durch Reibung und Ansammlung von Sekreten und Exkreten wie Urin, Fäzes, Speichel, Tränenflüssigkeit, Schweiß oder Talg.

Klinisches Bild
Intertrigo ist eine superfizielle Dermatitis, die gewöhnlich durch einen unangenehmen Geruch aufgrund von Hautinfektionen oder durch eine Mazeration der Haut charakterisiert ist. Normalerweise besteht zwischen den Falten ein Erythem der Haut.
Die **Lefzendermatitis** tritt in einer schmalen Falte der Unterlippe oder am Übergang von der Ober- zur Unterlipppe auf. Springer Spaniel, Cocker-Spaniel und Bernhardiner sind dafür prädisponiert.
Eine **Gesichtsfaltendermatitis** wird bei brachyzephalen Rassen wie der Englischen Bulldogge und dem Pekinesen gesehen. Gleichzeitig treten korneale Ulzera und eine Keratitis auf.
Die **Schwanzfaltendermatitis** kommt nur bei Hunden vor, die einen korkenzieherartigen Schwanz haben, z.B. beim Boston Terrier und der Englischen Bulldogge.
Die **Vulvafaltendermatitis** sieht man bei übergewichtigen Hunden, die schon sehr früh kastriert wurden und eine infantile Vulva haben.
Eine **Körperfaltendermatitis** wird bei übergewichtigen Hunden und Shar Peis gefunden. Bei der letztgenannten Rasse ist eine Seborrhö ein prädisponierender Faktor. Bei ausgewachsenen Shar Peis, die aus ihren Falten herausgewachsen sind, ist die Intertrigo auf den Kopf beschränkt, während bei Welpen der gesamte Körper betroffen sein kann.

Diagnose
Die Vorgeschichte und das klinische Bild sind eindeutig.

Therapie
Eine chirurgische Korrektur heilt auch schwere Fällen der Lippen-, Gesichts-, Schwanz- und Vulvafaltendermatitis. In den übrigen Fällen ist nur eine symptomatische Therapie möglich. Diese schließt das Scheren der Haare, die Säuberung mit mild antiseptisch wirkenden Lotionen wie Chlorhexidin, Povidonjod, Äthyllaktat oder 2,5%igem Benzoylperoxid und die lokale Applikation einer kortikosteroidhaltigen Creme ein.

Diagnostische Parameter
Erythem; Erosionen.

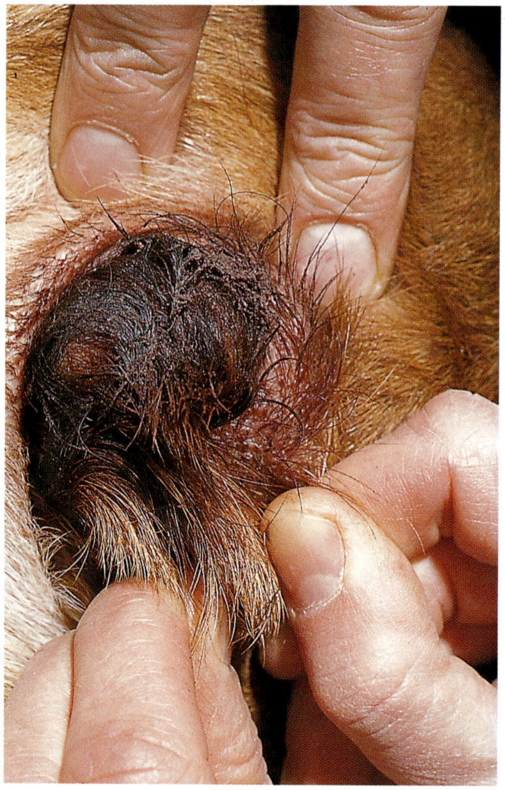

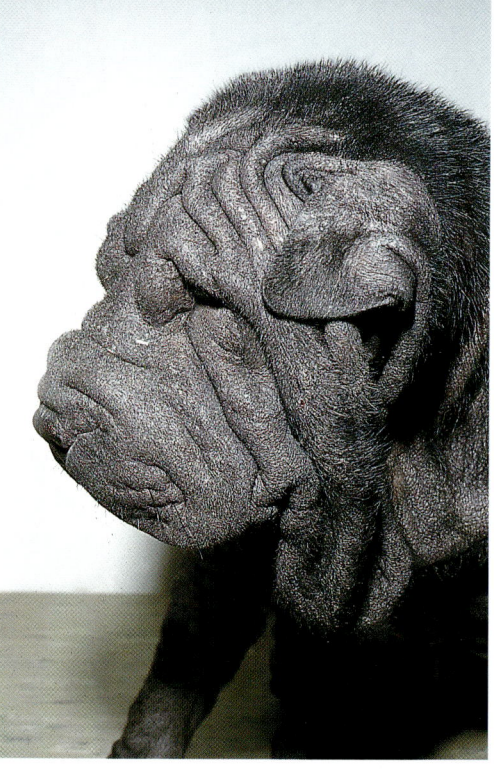

2.3 A Schwanzfaltendermatitis.

2.3 B Intertrigo am Kopf eines Shar Pei mit einer bemerkenswerten Alopezie und Seborrhö.

2.3 C Gesichtsfalten-
dermatitis.

2.3 D Körperfalten-
dermatitis bei einem
Shar Pei.

2.3 E Lefzendermatitis.

2.3 F Vulvafalten-
dermatitis mit sekundärer
Pyodermie.

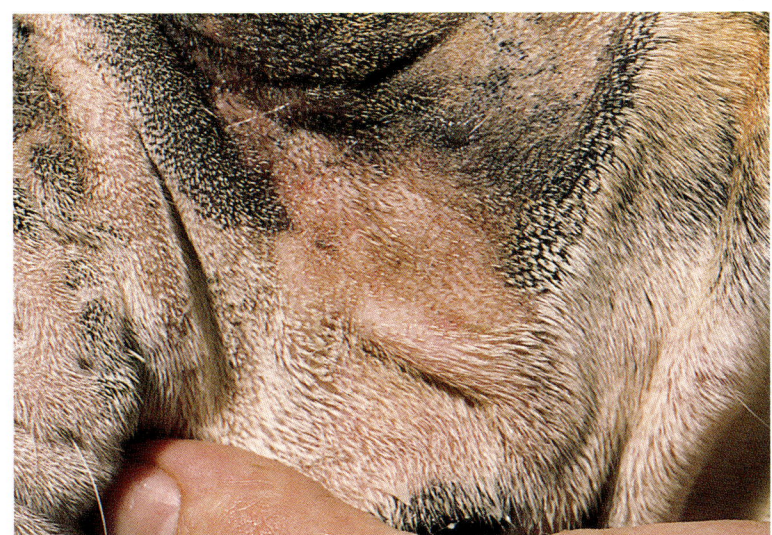

2.3 C

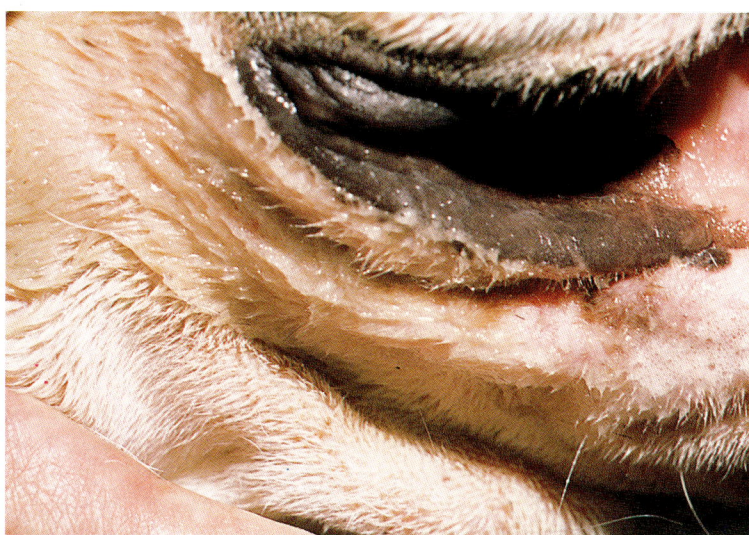

2.3 E

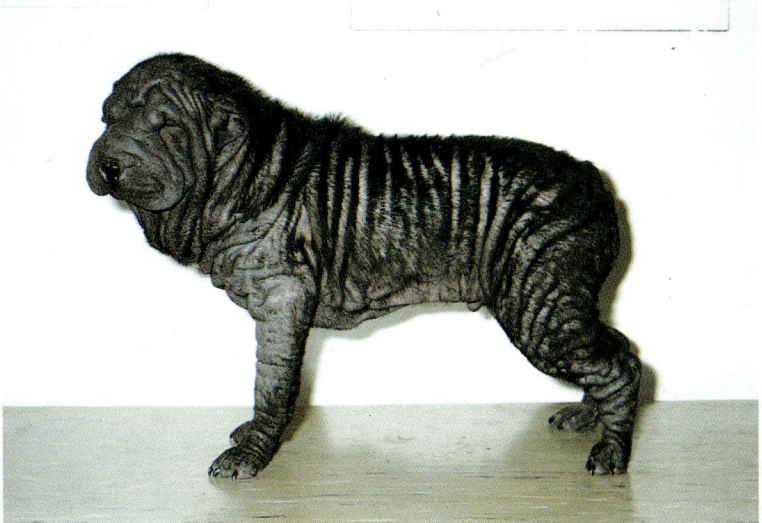

2.3 D

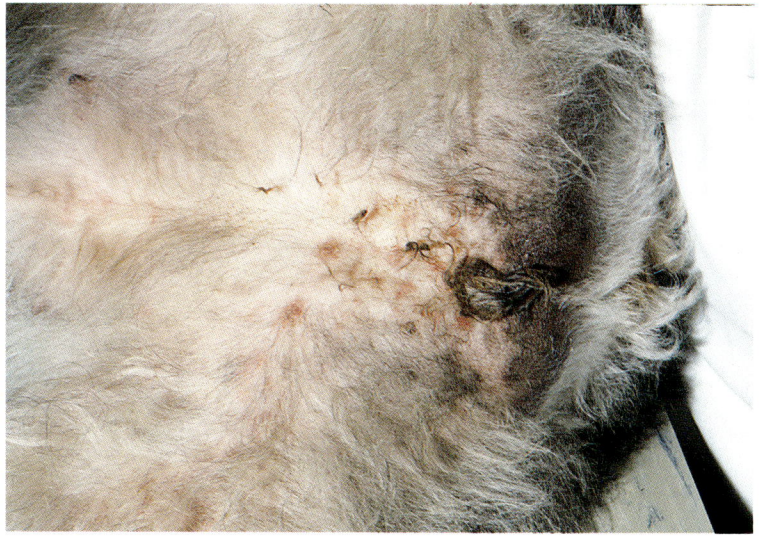

2.3 F

2.4 Superfizielle bakterielle Follikulitis

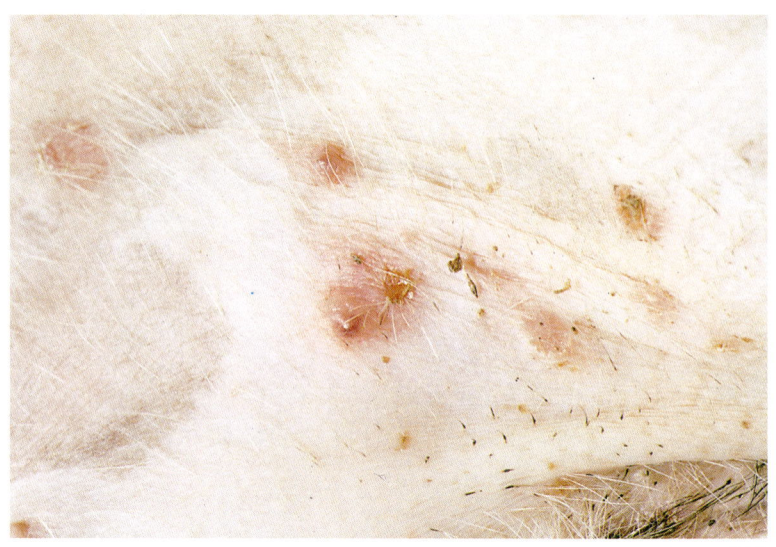

2.4 A

Allgemeines
Diese Erkrankung wird durch *Staphylococcus intermedius* verursacht. Ähnliche klinische Bezeichnungen sind die Haarbruchpyodermie, Dalmatin Bronzing Syndrome und die Überempfindlichkeit gegenüber Bakterien. Obwohl die Follikulitis idiopathischen Ursprungs sein kann, entsteht sie in 40% der Fälle sekundär aufgrund von Allergien, parasitären Krankheiten wie der Demodikose, einer Seborrhö oder durch Endokrinopathien wie dem Hyperadrenokortizismus und der Hypothyreose. Dänische Doggen, Dobermannpinscher, Dackel, Irische Setter, Golden Retriever und Labrador Retriever sind prädisponiert.

Klinisches Bild
Die Primärläsion ist eine Papel, die sich schnell zu einer Pustel weiterentwickelt, von deren Mitte ein Haar absteht. Die pustulösen Veränderungen sind vorübergehender Natur, daher manifestiert sich die Krankheit meistens in Form von Krusten, epidermalen Ringbildungen, hyperpigmentierten Flecken und fokaler Alopezie. Die verschiedenen Stadien können gleichzeitig vorkommen. Insbesondere die epidermalen Ringbildungen sind charakteristisch und geben dem Fell ein Aussehen, als sei es von Motten angefressen. Eine Pyodermie kann an jedem Körperteil vorkommen. Der Juckreiz ist unterschiedlich stark.

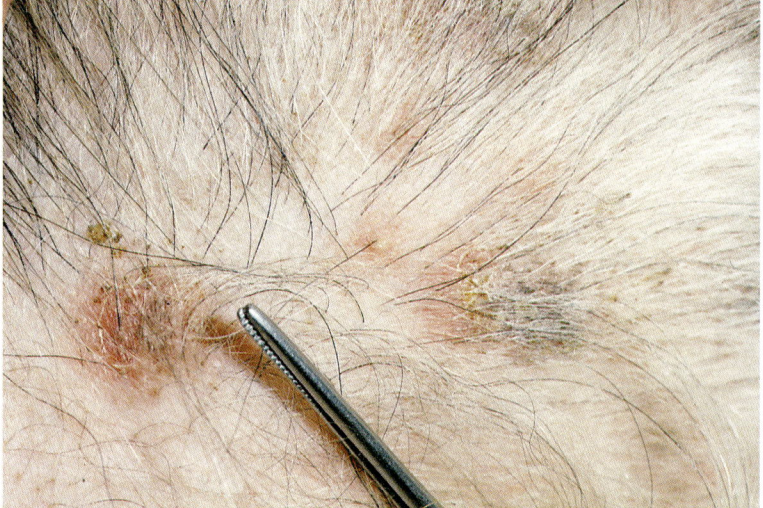

2.4 B

Diagnose
Es ist wichtig herauszufinden, was das Grundleiden ist. Deshalb sind eine sorgfältige Anamnese und Untersuchung sehr wichtig. Je nach den Befunden können Hormonbestimmungen und Allergietests oder auch Hautgeschabsel, Abstriche, Bakterienkulturen und Hautbiopsien angebracht sein.

Therapie
Wichtig ist die Beseitigung der Grundursache. Zu den empfohlenen Antibiotika (vorzugsweise nach Resistenztest) zählen Amoxicillin mit Clavulansäure (15 mg/kg zweimal täglich), Cephalexin (20 mg/kg einmal täglich) und Trimethoprim-Sulfonamid-Kombinationen (15 mg/kg zweimal täglich) für 4 bis 6 Wochen. Die wöchentliche Anwendung von Shampoos, die Benzoylperoxid, Schwefel-Salizylsäure, Äthyllaktat oder Chlorhexidin enthalten, kann hilfreich sein. Lassen sich die Follikulitis und der Juckreiz durch Antibiotikagabe beseitigen, ist eine bakterielle Ursache anzunehmen. Bei bleibendem Juckreiz liegt wahrscheinlich eine Allergie vor. Autogene und kommerzielle Vakzinen haben nur begrenzt Erfolg. Kortikosteroide sind kontraindiziert.

Diagnostische Parameter
Papeln; Pusten; epidermale Ringbildung; Flecken.

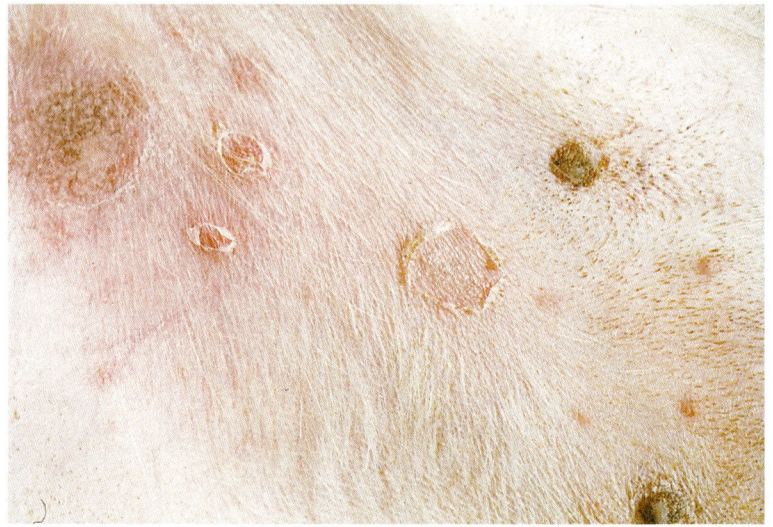

2.4 C

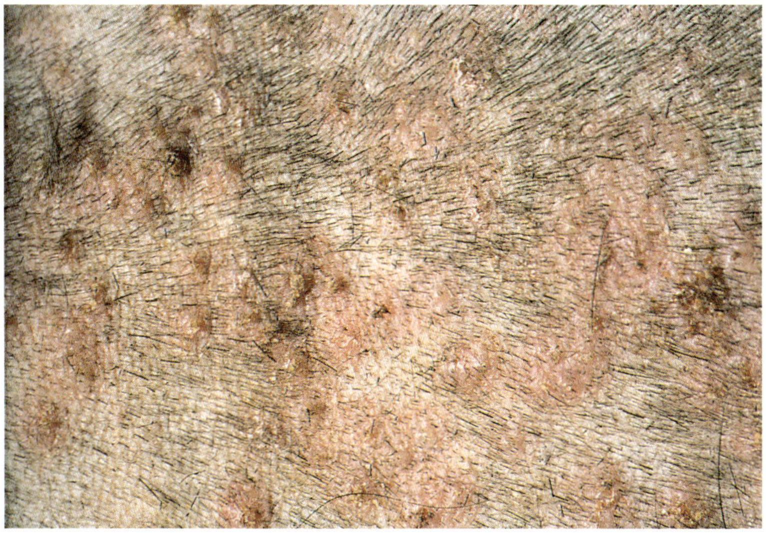

Kapitel 2 Bakterielle Infektionen / Superfizielle bakterielle Follikulitis 2.4

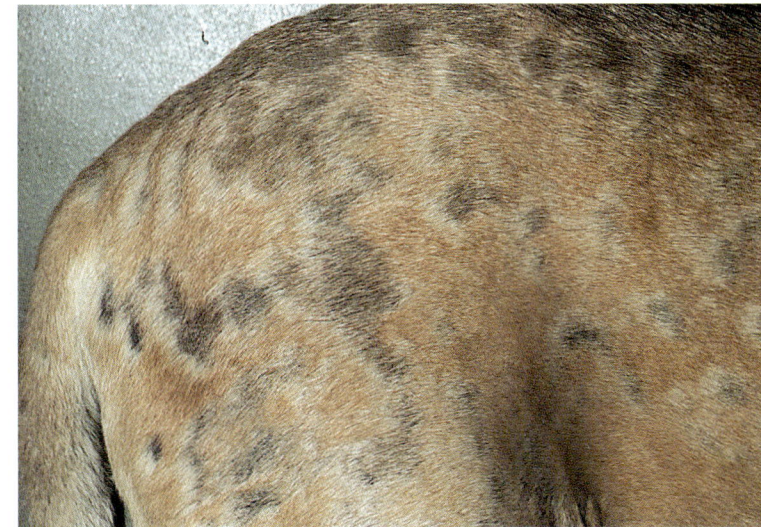

2.4 D

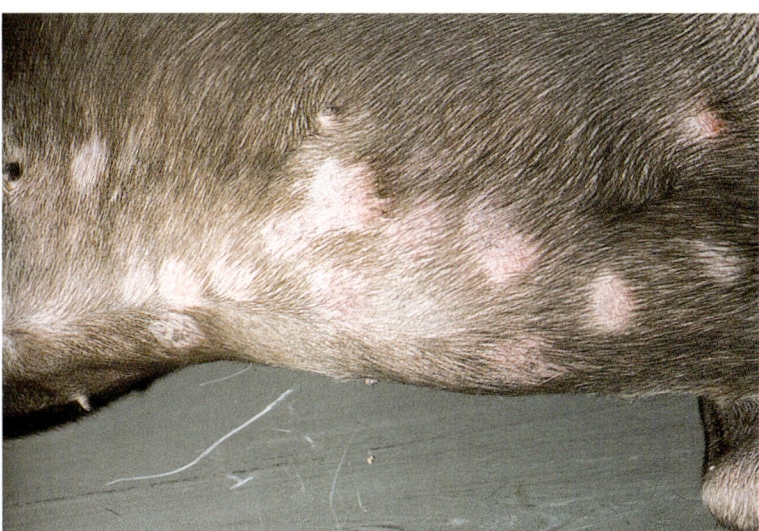

2.4 E

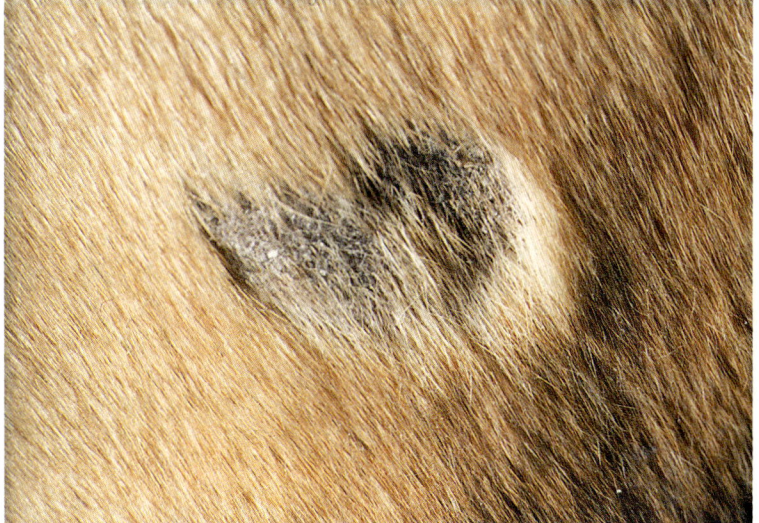

2.4 H

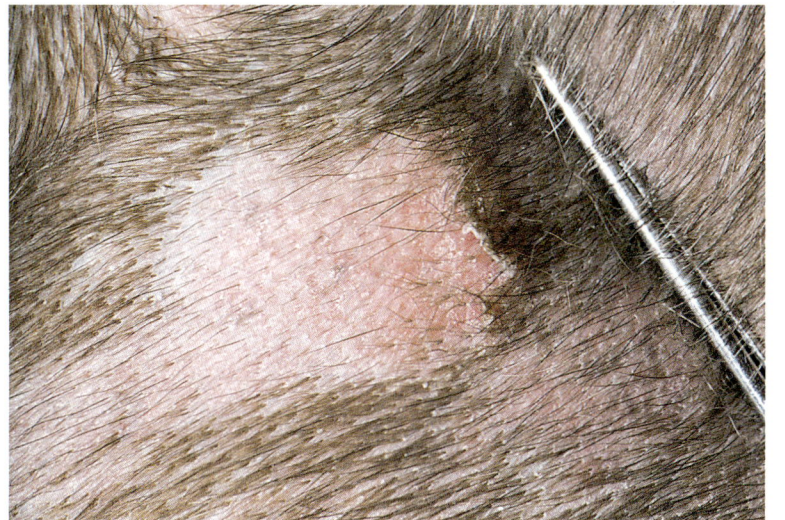

2.4 F

2.4 A Von den Haarfollikeln ausgehende Pusteln.

2.4 B Eine Pustel mit einem hervorstehenden Haar, umgeben von anderen Läsionen.

2.4 C Erythematöser Fleck mit epidermalen Ringbildungen.

2.4 D Multiple Papeln und kleine Krusten zusammen mit einigen Pusteln auf dem Rücken eines Hundes.

2.4 E Schwach erythematöse Flecken auf der Haut einer Dänischen Dogge.

2.4 F Ausschnitt aus Bild 2.4 E, epidermale Ringbildung am Rand einer fleckigen Veränderung.

2.4 G Chronische superfizielle bakterielle Follikulitis mit hyperpigmentierten Flecken.

2.4 H Ausschnitt aus Bild 2.4 G.

2.5 Nasale Pyodermie

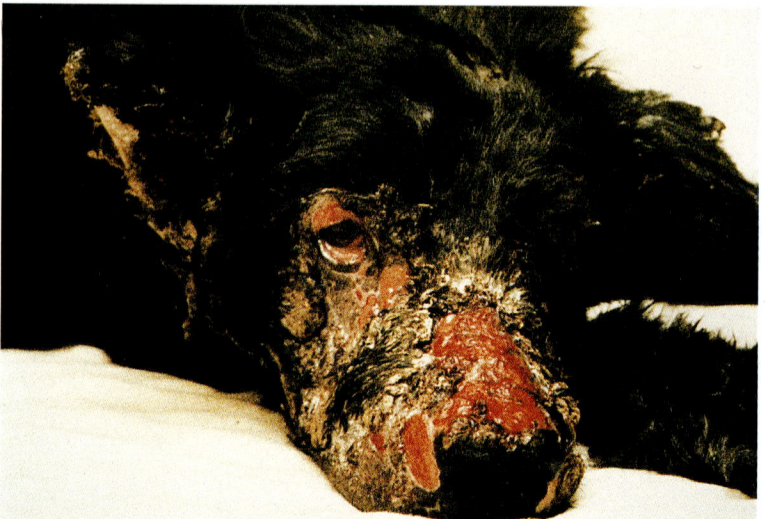

2.5 A   Ausgeprägte Ulzerationen auf dem Nasenrücken, die sich auf die Oberlippe ausdehnen.

2.5 B Diffuse Pyodermie mit Ulzeration und Exsudation.

Allgemeines
Obwohl eine spezifische Ursache für die nasale Pyodermie nicht bekannt ist, wird diese Erkrankung häufiger bei Jagdhunden und Deutschen Schäferhunden nach einem lokalen Trauma beobachtet. Die wichtigsten Differentialdiagnosen sind Überempfindlichkeitsreaktion auf Mückenstiche, eosinophile Furunkulose, Dermatophytose, Arzneimittelexanthem, Demodikose und Autoimmunkrankheiten.

Klinisches Bild
Die Krankheit beginnt plötzlich und ist sehr schmerzhaft. Die Primärläsionen sind Papeln und Pusteln. Bald entwickelt sich jedoch über dem Nasenbein und um die Nasenlöcher herum eine Follikulitis und Furunkulose. Nach der Heilung können Narben zurückbleiben.

Diagnose
Die Vorgeschichte ist zusammen mit dem Verlauf der Krankheit und dem klinischen Bild diagnostisch eindeutig. Eine Bakterienkultur kann die Diagnose weiter absichern.

Therapie
Die zugrundeliegende Ursache muß abgestellt werden. Die nasale Pyodermie kann sehr wirkungsvoll mit Antibiotika, entsprechend der Ergebnisse eines Resistenztests, zusammen mit wöchentlich anzuwendenden milden Antiseptika wie Chlorhexidin oder Schwefel-Salizylsäure behandelt werden. Die Antibiotika müssen für mindestens 3 bis 4 Wochen gegeben werden (Dosierung siehe 2.4).
Analgetika oder milde Sedativa können verwendet werden, um den Schmerz zu lindern.

Diagnostische Parameter
Papeln; Pusteln.

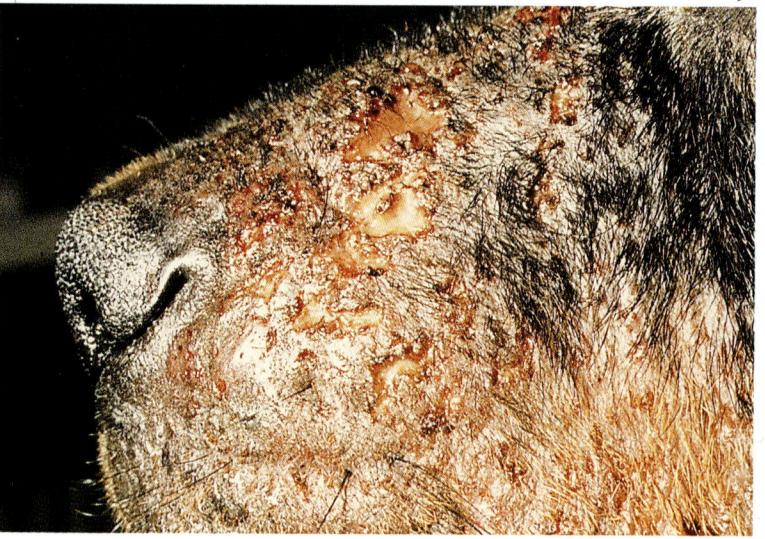

2.6 Akne

Allgemeines

Eine große Dichte von Schweißdrüsen und eine erhöhte Menge an zirkulierendem Androgen sind beim **Hund** die Voraussetzungen für die Entwicklung einer Akne. Häufig werden *Staphylococcus* spp. isoliert. Die canine Akne wird meistens im Alter von 3 Monaten bis zu einem Jahr beobachtet und bleibt nur ausnahmsweise bis ins Erwachsenenalter hinein bestehen. Beim Hund wird die Akne besonders häufig beim Dobermannpinscher, der Dänischen Dogge, dem Boxer und der Englischen Bulldogge beobachtet.
Bei der **Katze** hat die Akne eine etwas andere Pathogenese, da die feline Akne nicht mit der Adoleszenz beendet ist. Wahrscheinlich prädisponieren ein insuffizientes Körperpflegeverhalten oder das Unvermögen von Katzen, ihr Kinn zu putzen, für eine Ansammlung von Schmutz und Oberflächenlipiden und nachfolgend zur Aknebildung. Bei Katzen werden *Pasteurella multocida*, β-hämolysierende Streptokokken, *Staphylococcus* spp. und *Malassezia pachydermatis* nachgewiesen.

Klinisches Bild

Sowohl bei Katzen als auch bei Hunden sind die Läsionen auf das Kinn und die Lippen beschränkt. Die primären Veränderungen sind Papeln und Pusteln, die aus Komedonen entstehen können. Schwere Verlaufsformen mit einer Furunkulose und einer Zellulitis kommen nur gelegentlich vor.

Diagnose

Die Diagnose basiert auf der Vorgeschichte, den klinischen Symptomen und dem Ergebnis der Bakterienkultur. Hautgeschabsel und Pilzkulturen können bei Verdacht auf eine Demodikose oder Dermatophytose weiteren Aufschluß geben.

Therapie

Milde Formen der Akne bedürfen keiner Therapie. Die Therapie der weniger gravierenden Formen der Akne besteht vornehmlich in der Reinigung und Desinfektion des Kinns mit 2,5%igem Benzoylperoxid-Shampoo (oder einem 5%igem Gel, nur bei Hunden) oder Alkohol. Die lokale Behandlung kann mit systemischen Antibiotikagaben unterstützt werden, z. B. mit Ampicillin (20 mg/kg dreimal täglich; nur bei Katzen), Cephalexin (30 mg/kg zweimal täglich), Amoxicillin mit Clavulansäure (15 mg/kg zweimal täglich) oder Trimethoprim-Sulfadiazin (25 mg/kg zweimal täglich) über 2 bis 4 Wochen. Rezidive der felinen Akne können verhindert werden, indem das Kinn der Katze einmal wöchentlich mit Alkohol gereinigt wird. *M.-pachydermatis*-Infektionen können mit Ketoconazol (10 mg/kg täglich oral) für mindestens 4 Wochen behandelt werden.

Diagnostische Parameter

Papeln; Pusteln; Komedonen.

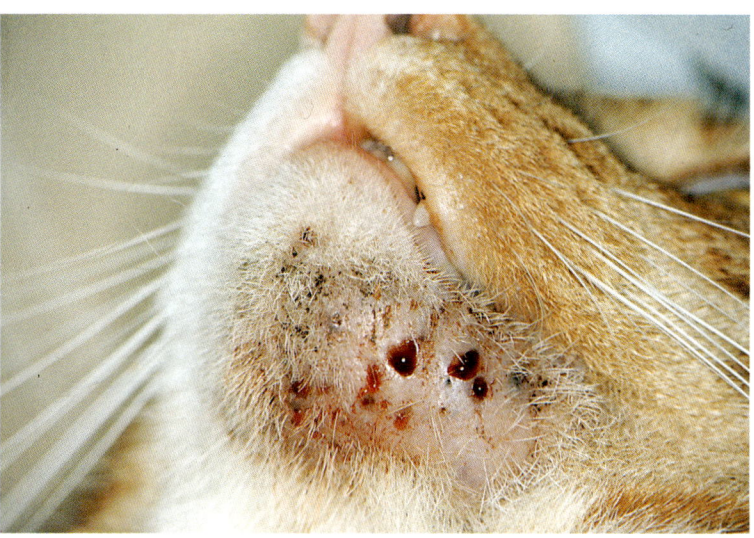

2.6 A Schwellung am Kinn einer Katze mit Pusteln, Papeln und Komedonen.

2.6 B Ausgedehnte Veränderungen am Kinn einer Dänischen Dogge mit einer diffusen Schwellung und Pusteln.

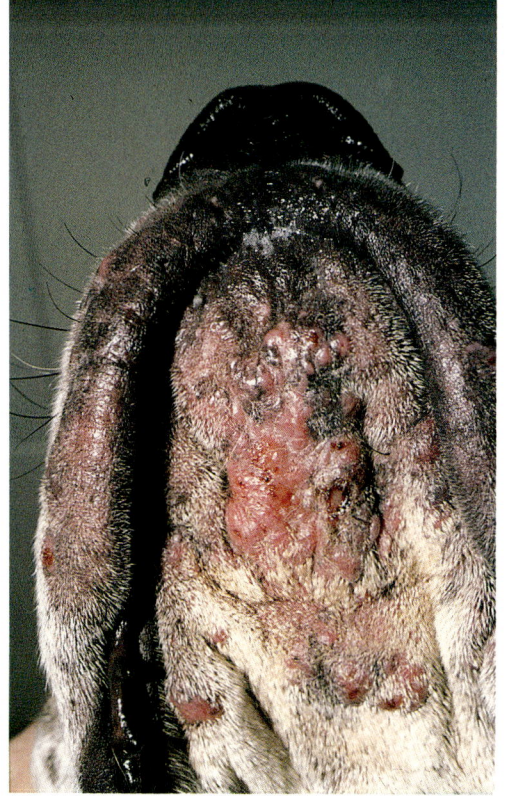

2.7 Pododermatitis

Allgemeines

Die Pododermatitis ist eine multifaktoriell bedingte Erkrankung, die die Pfoten von Hunden betrifft. Zu den lokalen ursächlichen Faktoren gehören Grannen des Fuchsschwanzes, kleine Dornen, Samen und Traumen durch Kies oder Steine. Diese Faktoren spielen vor allem dann eine Rolle, wenn die Veränderungen auf eine Pfote beschränkt sind. Die Pfoten von Jagdhunden sind besonders häufig von Verletzungen betroffen. Seltenere lokale Ursachen sind Neoplasien und Skelettkrankheiten.

Eine parasitäre Pododermatitis wird im Zusammenhang mit der Demodikose, der Thrombikulose (Herbstgrasmilbenbefall), Zecken und der Ankylostomiasis gesehen. Außerdem können Dermatophyteninfektionen, eine Reizmittel- oder allergische Kontaktdermatitis sowie durch Inhalation oder oral aufgenommene Allergene bedingte Allergien eine Pododermatitis auslösen. Autoimmunkrankheiten, häufiges Lecken bei gestreßten Tieren und Störungen im Zinkstoffwechsel können ebenfalls mit einer Pododermatitis einhergehen.

Eine bakterielle Infektion entsteht sekundär aufgrund dieser Krankheiten.

Bei der Englischen Bulldogge, dem Bullterrier, Dänischen Doggen, Boxern, Dackeln und Deutschen Schäferhunden können sterile Pyogranulome unbekannter Ätiologie an den Pfoten auftreten.

Es wird geschätzt, daß ca. 50% aller Pododermatitisfälle idiopathische, rezidivierende Infektionen darstellen.

Klinisches Bild

Zu Beginn sind die Pfoten erythematös und geschwollen. Die Läsionen können in Pusteln, Knötchen und Fisteln bestehen. Normalerweise kann man ein hämorrhagisches Exsudat beobachten. Bleibt die Pododermatitis bestehen, kann sich eine Fibrose entwickeln und zu einer Narbenbildung führen. Das Ausmaß des Schmerzes, des Pruritus und der Paronychia ist abhängig von der Erkrankungsursache.

Diagnose

Zuerst ist die eigentliche Ursache herauszufinden. Deshalb ist es wichtig, eine genaue Vorgeschichte zu erheben und eine gründliche klinische Untersuchung einschließlich einer sorgfältigen Inspektion der Zehenzwischenräume mit einem Vergrößerungsglas durchzuführen, um nach den orangefarbenen Herbstgrasmilben zu fahnden. Verschiedene Hautgeschabsel, zytologische Abstriche, Pilzkulturen, Bakterienkulturen mit einem Resistenztest und histopathologische Untersuchungen von Hautbiopsien sollten ebenfalls durchgeführt werden, gegebenenfalls ergänzt durch Röntgenaufnahmen, Hormonassays und eine Überprüfung des Immunstatus. Eine Kotuntersuchung ist bei einem Verdacht auf Hakenwürmer angezeigt.

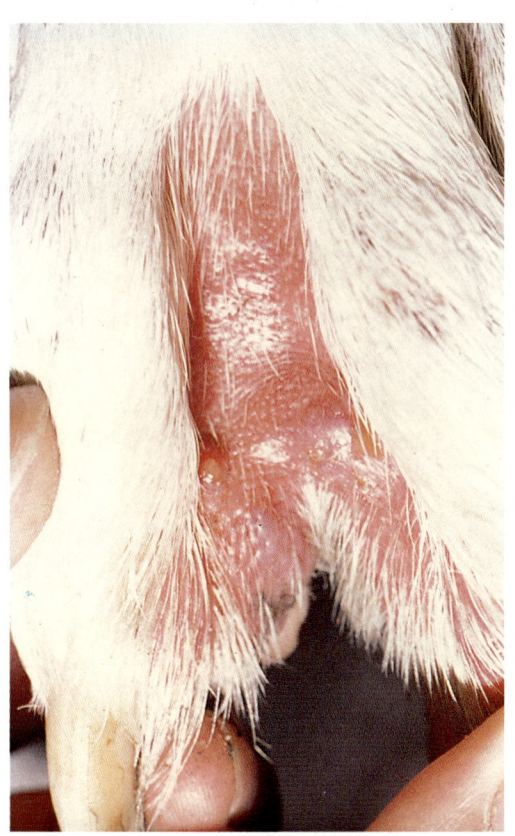

2.7 A Erythematöser Zwischenzehenspalt mit einigen Pusteln.

2.7 B Traumatische Pododermatitis nach einer zu straffen Bandage während eines chirurgischen Eingriffs.

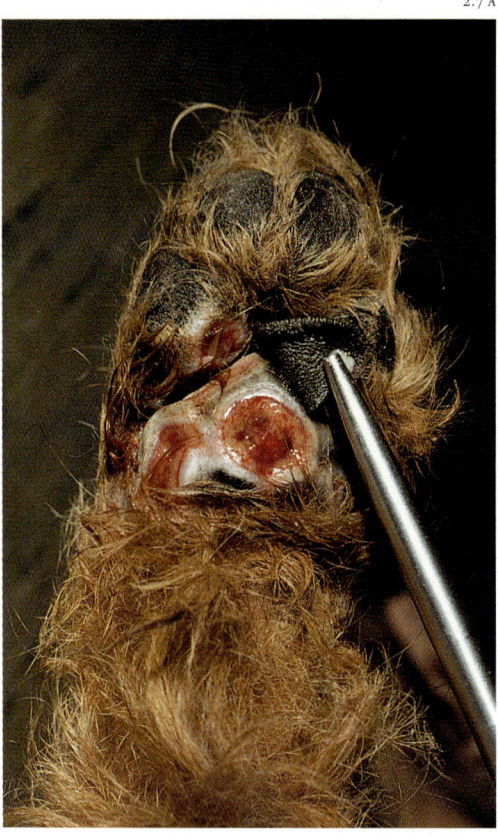

Therapie

Wenn die Ursache für eine Pododermatitis gefunden wurde, muß die Therapie danach ausgerichtet werden. Eine Behandlung der Ankylostomiasis beinhaltet Hygienemaßnahmen und eine Wurmkur, während die Therapie der Thrombikulose in antiparasitären Bädern besteht. Bezüglich der Therapie der übrigen Erkrankungsursachen lesen Sie bitte in den entsprechenden Kapiteln nach.

Immer, wenn eine bakterielle Infektion besteht, müssen entsprechend der Ergebnisse des Resistenztests systemisch Antibiotika gegeben werden, und zwar für mindestens 6 bis 8 Wochen, oft sogar noch länger. Die Dosierung wurde im Kapitel Akne aufgeführt.

Zusätzlich müssen die Pfoten gereinigt, abgestorbenes Gewebe chirurgisch entfernt und die Pfoten in Povidonjod oder Cyclohexidin getaucht und für 24 Stunden verbunden werden. Danach werden die Pfoten täglich in diesen Lösungen gebadet, bis der Prozeß abgeheilt ist. Häufig wird der Pododermatitis eine schlechte Prognose gegeben. **Sterile Pyogranulome** können nur mit systemischen Prednisongaben (1–2 mg/kg eimal täglich) erfolgreich bis zur Heilung behandelt werden. In der Regel ist eine Erhaltungsdosis jeden zweiten Tag ausreichend, indem man die kleinste noch wirksame Dosis verwendet.

Diagnostische Parameter

Pusteln; Fisteln; Knötchen.

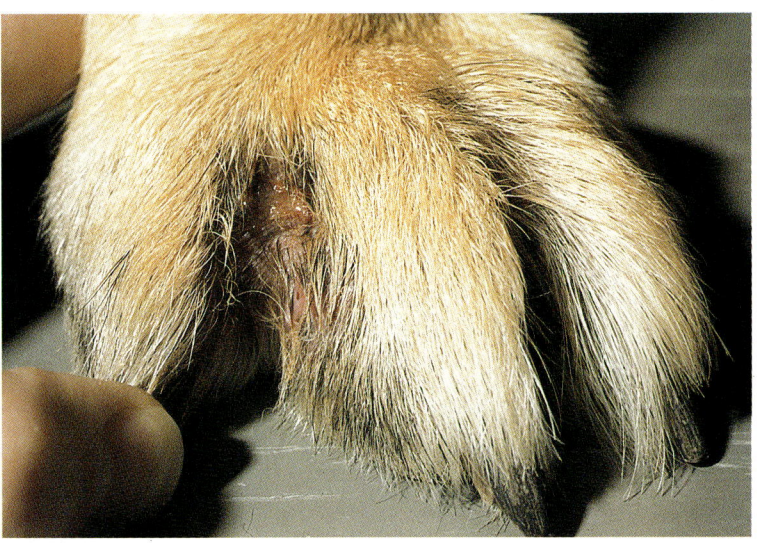

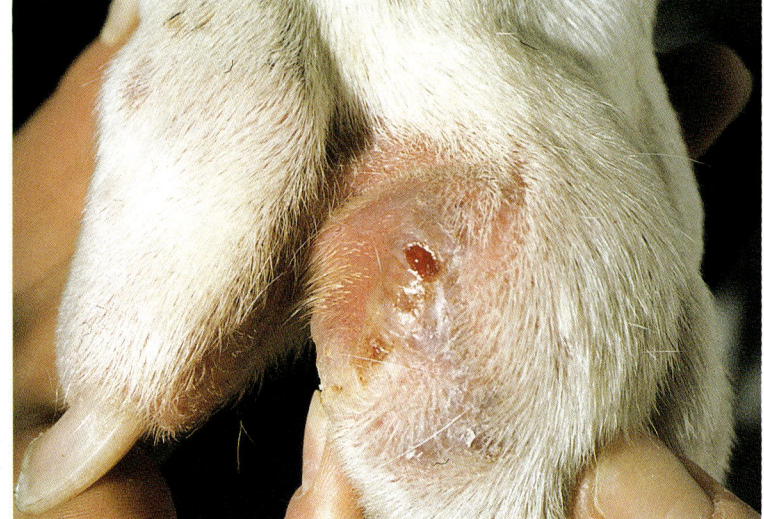

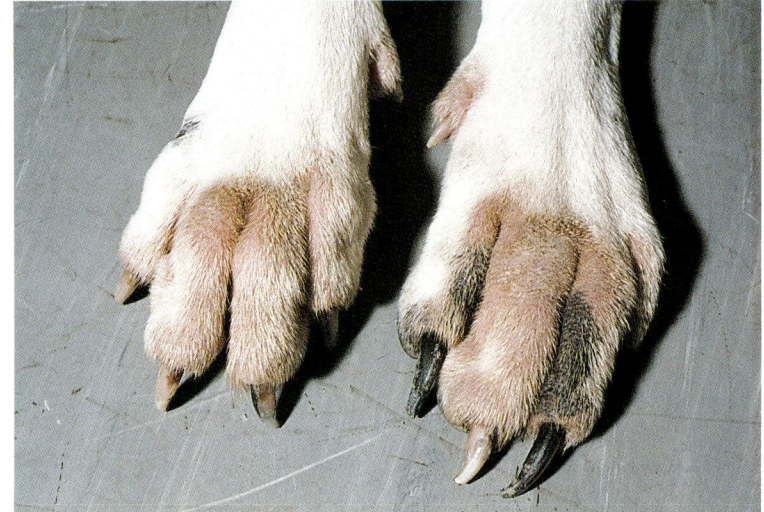

2.7 C   Interdigitale Fisteln, verursacht durch eine Granne.

2.7 D   Interdigitales steriles Granulom mit Pusteln und einer Fibrose.

2.7 E   Pododermatitis, verursacht durch eine Ankylostomiasis.

Kapitel 2   Bakterielle Infektionen / Pyodermie des Deutschen Schäferhundes   2.8

2.8 Pyodermie des Deutschen Schäferhundes

2.8 A   Generalisierte Pyodermie des Deutschen Schäferhundes.

2.8 B   Pusteln und Ulzerationen an den Hinterläufen eines Deutschen Schäferhundes.

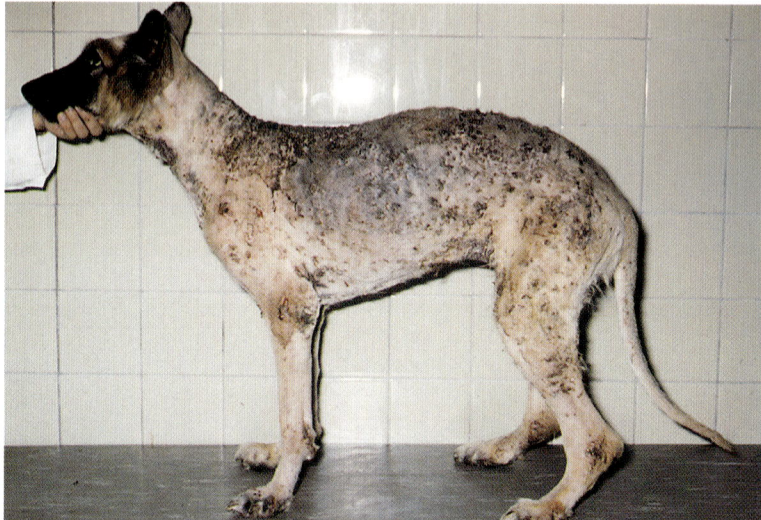

Allgemeines
Die Pyodermie des Deutschen Schäferhundes ist eine erblich bedingte, tiefe Pyodermie, die fast nur bei Hunden mittleren Alters auftritt. Bei den meisten Tieren wurde *Staphylococcus intermedius* isoliert, aber es werden auch häufig hämolysierende Streptokokken gefunden. Es ist zweifelhaft, ob diese Bakterien die Erkrankung auslösen. Flöhe, Flohbißallergien oder eine Hypothyreose wurden als beschleunigende oder komplizierende Faktoren diskutiert.
Soweit bekannt sind Deutsche Schäferhunde mit einer derartigen Pyodermie immunologisch kompetent, obwohl hohe Titer zirkulierender Immunkomplexe festgestellt wurden. Die Funktion der Leukozyten ist wahrscheinlich nicht gestört. Kürzlich konnte gezeigt werden, daß die auf lokal infiltrierenden Neutrophilen (als Indikatoren der Chemotaxis) vorliegenden CD11- und CD18a-Marker bei den Leukozyten dieser Patienten ein normales Muster aufweisen. Andererseits wurde über eine signifikant erniedrigte Zahl von CD4+-T-Zellen bei diesen Tieren berichtet, die möglicherweise eine Beeinträchtigung der zellulären Abwehr anzeigt.

Klinisches Bild
Fast alle Hunde zeigen einen intensiven Juckreiz und haben Läsionen an der Lateralseite der Oberschenkel, die sich in den meisten Fällen auf den Rumpf, die Ellenbogen, den Unterbauch und/oder den Zwischenzehenspalt ausbreiten. Sie sind normalerweise schmerzhaft und bestehen aus zahlreichen Papeln, Pusteln, Erosionen und Krusten, aus denen Fisteln und Geschwüre entstehen können. Nur gelegentlich sind die Veränderungen follikulären Ursprungs. Häufig sind ein extrem schlechter Geruch und eine Lymphadenopathie vorhanden. Es werden auch Gewichtsverlust, Fieber und Inappetenz beobachtet.

Diagnose
Das Ergebnis der klinischen Untersuchung ist in der Regel eindeutig und führt unter Berücksichtigung der Rasse und des Alters des Hundes zur Diagnose. Eine Bakterienkultur und ein Resistenztest müssen durchgeführt werden, um Hinweise für das richtige therapeutische Vorgehen zu erhalten. Eine Blutuntersuchung, Hautgeschabsel und die Histopathologie von Hautbiopsien können andere zugrundeliegende Krankheiten ausschließen oder aufdecken.

Therapie
Die Mehrzahl der Fälle kann nicht dauerhaft geheilt werden. Die Reaktion auf eine Antibiotikatherapie ist nur unvollständig oder vorübergehend. Die aufgrund des Resistenztests ausgewählten spezifischen Antibiotika müssen mindestens über 6 bis 8 Wochen verabreicht werden. Das Scheren der Haare, die Anwendung von Benzoylperoxid-

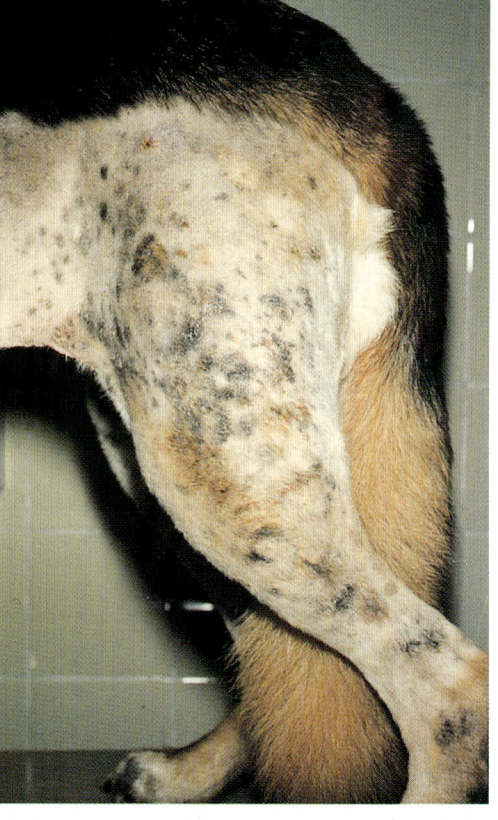

Kapitel 2   Bakterielle Infektionen / Pyodermie des Deutschen Schäferhundes   2.8

2.8 C   Ausschnitt des Bildes 2.8 B mit Pusteln, hämorrhagischem Exsudat und Krustenbildung.

2.8 D   Chronische, tiefgreifende entzündliche Reaktion auf der lateralen Seite eines Hinterlaufs.

2.8 E   Fistelnde Veränderungen und schwere Ulzerationen bei der Pyodermie des Deutschen Schäferhundes.

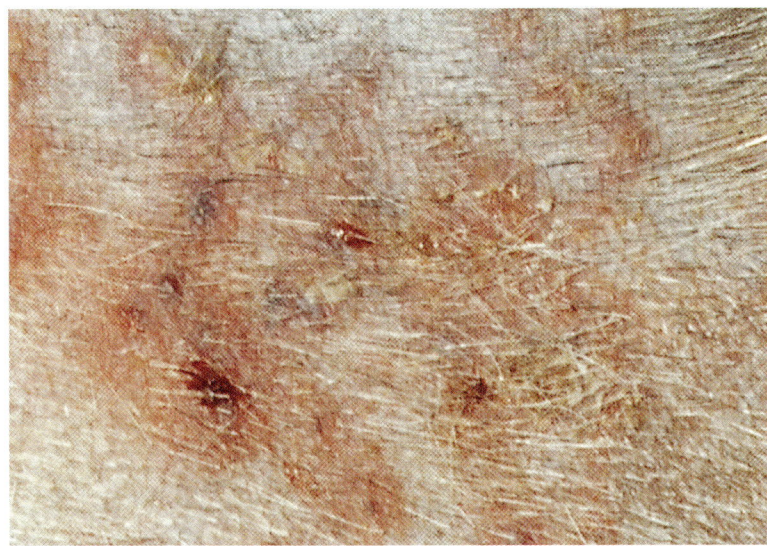

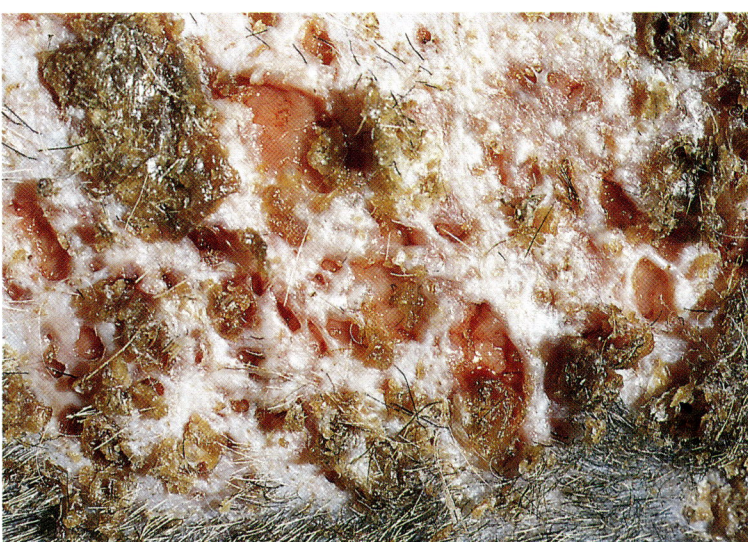

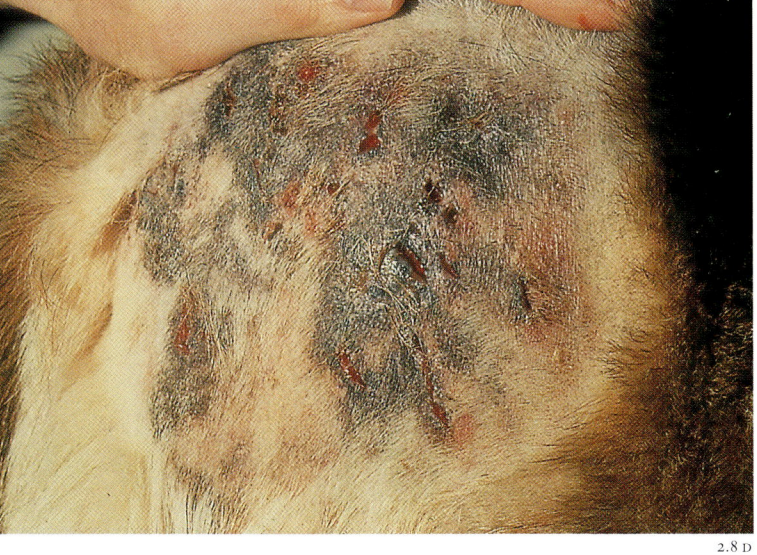

Shampoo sowie die gleichzeitige Verabreichung von Prednison (1–2 mg/kg jeden zweiten Tag) können hilfreich sein. Cephalosporine und Enrofloxacin (Marbefloxacin) führen manchmal zu einer vorübergehenden Kontrolle des Krankheitsbildes.

Diagnostische Parameter
Pusteln; Ulzera.

2.9 Furunkulose-Zellulitis-Komplex

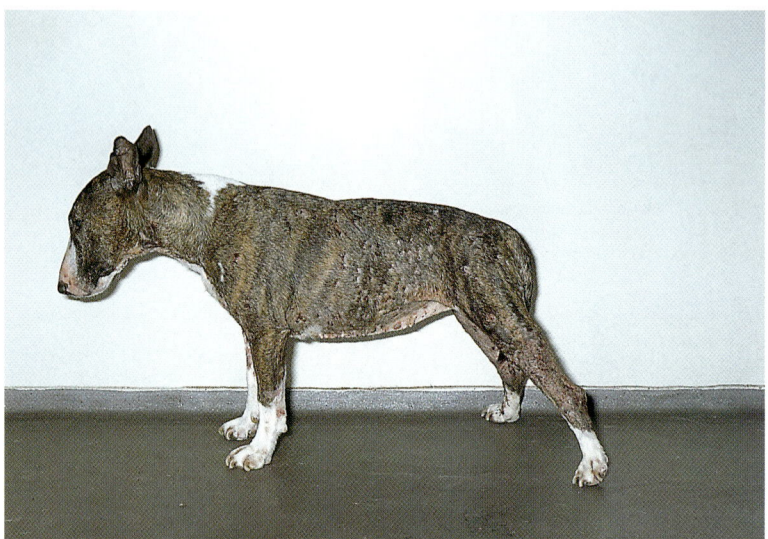

2.9 A Generalisierte Furunkulose und Zellulitis bei einem Bullterrier.

2.9 B Ausschnitt von Bild 2.9 A, Bauchhaut des Terriers.

Allgemeines
Neben den gut definierten Krankheiten wie der Pododermatitis, der Pyodermie des Deutschen Schäferhundes, der nasalen Pyodermie, der Akne, der Kalluspyodermie und der Demodikose kommen beim ausgewachsenen Hund eine Furunkulose und eine Zellulitis unbekannter Genese vor. Die Erkrankung tritt häufiger bei den großen Rassen auf. In der Regel liegt eine bakterielle Mischinfektion mit *Staphylococcus intermedius*, *Pseudomonas* spp. und *Proteus* spp. vor. Obwohl eine Immunsuppression und die Anwesenheit von Keratinfremdkörpern als beschleunigende Faktoren angesehen werden, ist die Ätiologie unklar.

Klinisches Bild
Die Krankheit beginnt als eine Follikulitis, aus der schnell eine Furunkulose entsteht, die sich auf das umgebende Gewebe und die Subkutis (Zellulitis) ausbreitet. Fisteln können auftreten. Schmerz und Juckreiz sind in unterschiedlichem Ausmaß vorhanden. Die Veränderungen treten in der Regel generalisiert, besonders aber am Rumpf auf. Neben den dermatologischen Symptomen kann ein Hund zusätzlich lethargisch und anorektisch sein und eine erhöhte Körpertemperatur sowie eine Lymphadenopathie zeigen. Gelegentlich bestehen eine Bakteriämie und eine Septikämie.

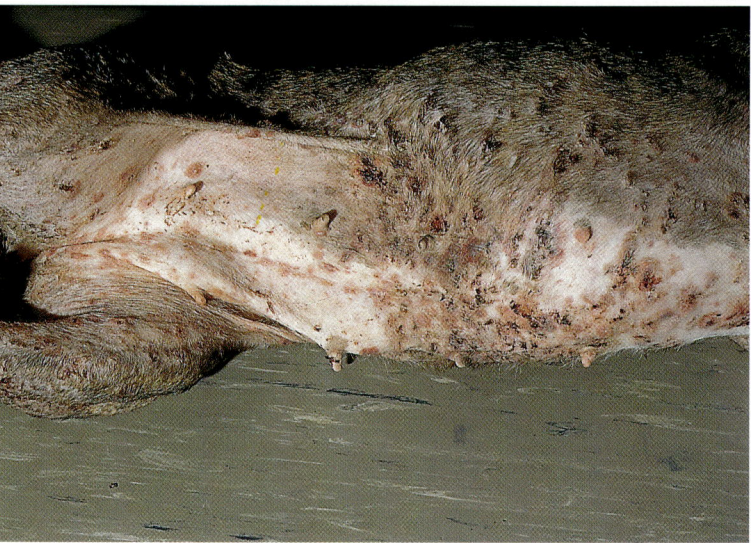

Diagnose
Neben der genauen Vorgeschichte (vorangegangene Krankheiten und Therapie!) sind Hautgeschabsel, Direktausstriche, Bakterienkulturen mit Resistenztests, Pilzkulturen und die Histopathologie von Hautbiopsien äußerst wichtig. Bei allen Anzeichen einer systemischen Erkrankung sind ein Blutbild und eine Urinanalyse angezeigt. Eine Untersuchung des Immunstatus erscheint zwingend erforderlich, obwohl solche Tests nur in spezialisierten Labors durchgeführt werden können.

Therapie
Eine Therapie mit Antibiotika, entsprechend der Ergebnisse des Resistenztests, ist unbedingt erforderlich. Diese Therapie ist möglicherweise für 8 Wochen oder länger notwendig.
Tägliches Waschen oder Baden mit milden Antiseptika unterstützt u.U. die Heilung. Die Erkrankungsursachen müssen ausgeschaltet und besonders behandelt werden. Die Prognose der idiopathischen Furunkulose-Zellulitis ist ungünstig bis schlecht.

Diagnostische Parameter
Pusteln; Fisteln; Zellulitis.

Kapitel 2 Bakterielle Infektionen / Furunkulose-Zellulitis-Komplex 2.9

2.9 C Ausgedehnte Ulzeration und Pustelbildung.

2.9 D Diffuse Entzündung am Hinterlauf mit kleinen Geschwüren und Pusteln.

2.9 E Furunkulose am Fuß mit Ulzeration.

2.9 F Ausschnitt von Bild 2.9 E.

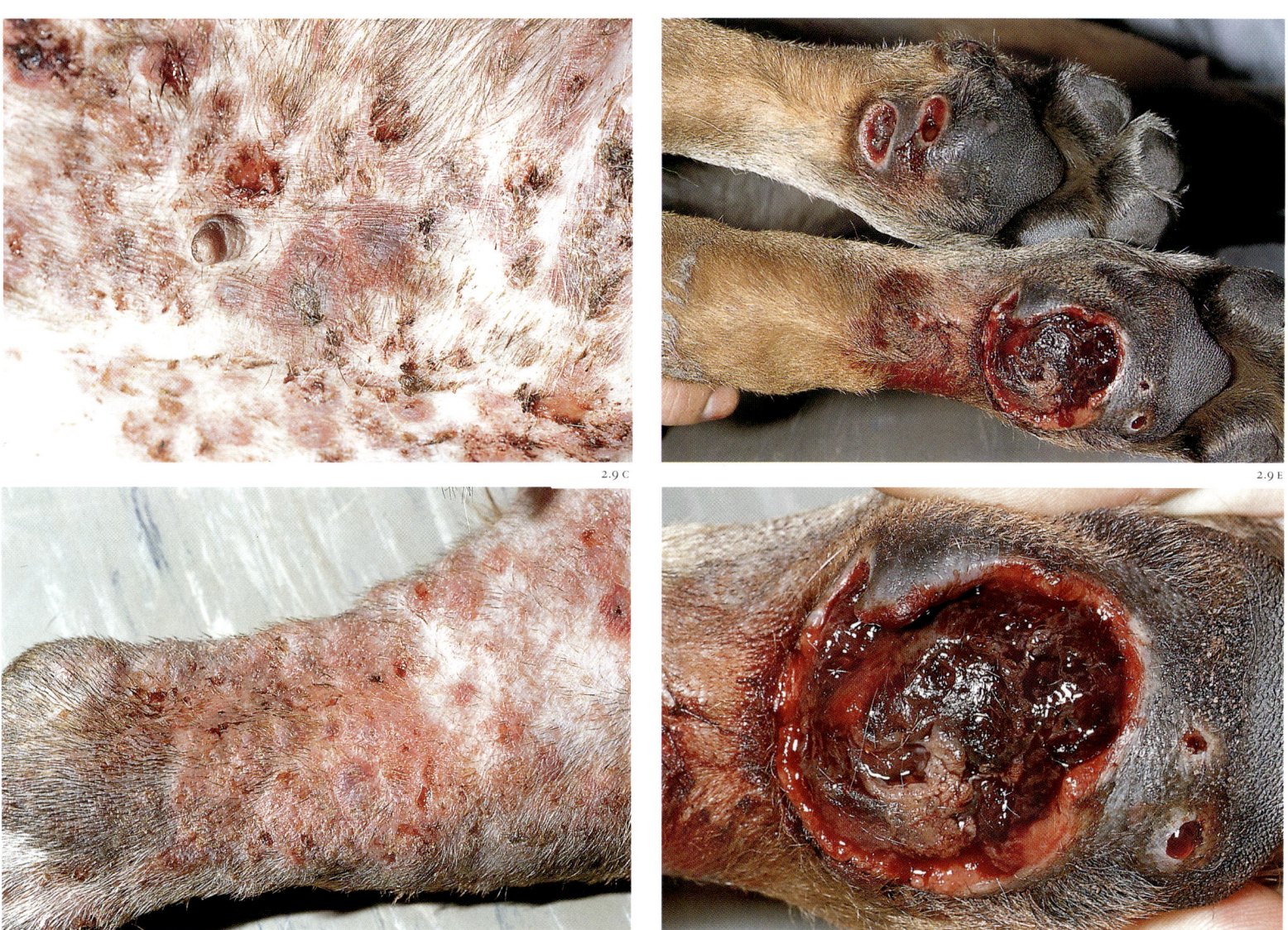

2.10 Kalluspyodermie

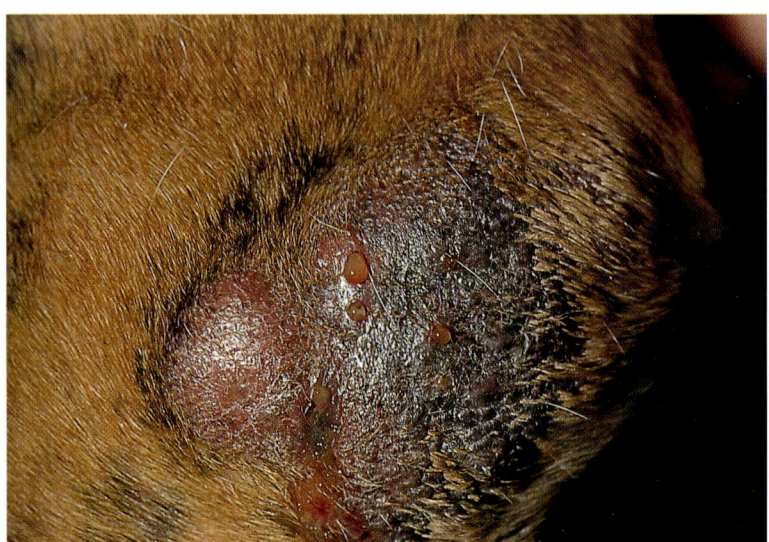

2.10 A Diffuse, exsudative Entzündung der Haut über dem lateralen Ellenbogen.

2.10 B Druckpunktpyodermie auf der lateralen Oberfläche des Tarsalgelenkes.

Allgemeines
Eine Kalluspyodermie oder Druckpunktpyodermie der Haut entsteht über knochigen Erhebungen nach wiederholten Traumen. Dies sieht man besonders bei großen Rassen, wenn diese Hunde auf harten Oberflächen wie Beton, Steinen oder Holz schlafen.

Klinisches Bild
Zuerst entsteht eine hyperkeratotische Plaque an der Lateralseite des Ellenbogens, am Sprunggelenk, dem Knie oder Brustbein. Sekundäre Veränderungen sind Fisteln, Ulzerationen und eine Zellulitis.

Diagnose
Die Lokalisation und das Aussehen der Veränderungen sowie Informationen über die Haltung des Tieres und die Rasse geben entscheidende Hinweise auf die Diagnose.

Therapie
Um eine fortgesetzte Traumatisierung des Hundes zu vermeiden, muß der Hund auf einer mit Luft oder mit Wasser gefüllten Matratze, einem Läufer oder einer Couch gebettet werden. Zusätzlich werden für 4 bis 6 Wochen Antibiotika gegeben (Dosierung siehe Therapie der Akne) und die Veränderungen täglich mit Chlorhexidin oder Povidonjod eingeweicht. Die Prognose ist unsicher. Manche Hunde sind so empfindlich, daß die beschriebenen Maßnahmen nicht ausreichen, um das Problem in den Griff zu bekommen.

Diagnostische Parameter
Pusteln; Ulzera; Fisteln; Zellulitis.

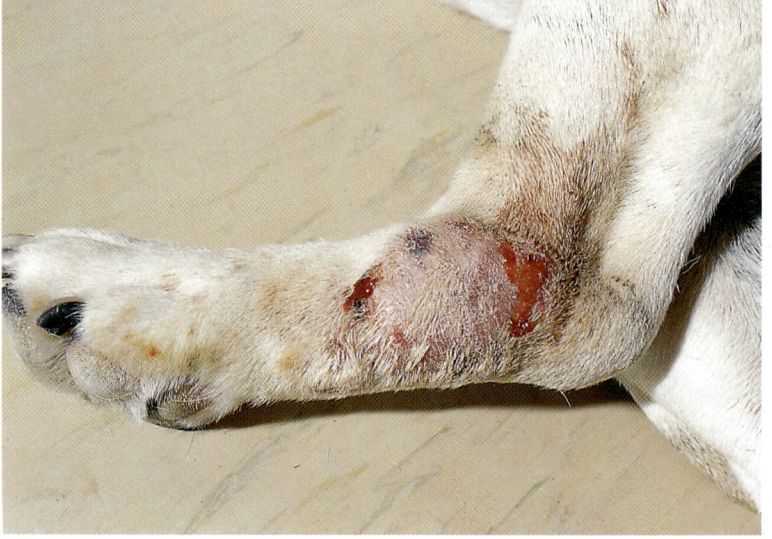

2.11 Traumatischer und iatrogener subkutaner Abszeß

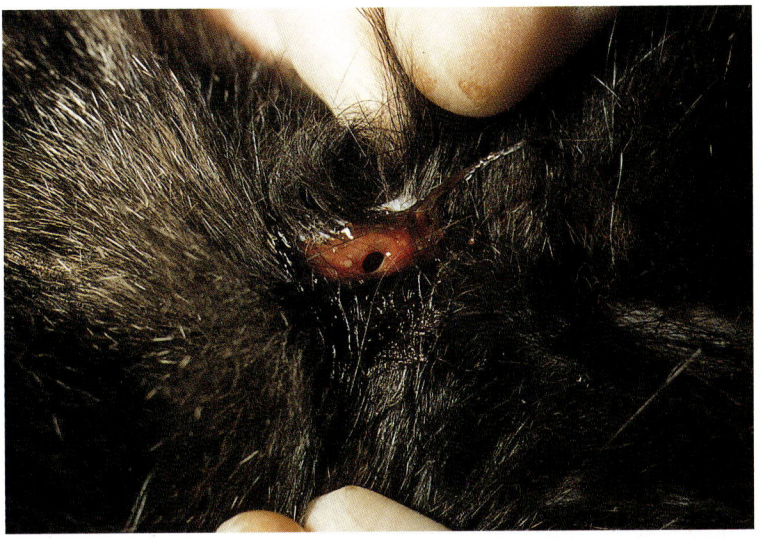

2.11 A Punktförmige Wunde am Hals einer Katze.

2.11 B Subkutaner Abszeß infolge einer unsterilen Injektion.

Allgemeines
Bei Katzen werden subkutane Abszesse sehr häufig nach einem Biß oder einem Kratzer nach einem Kampf gesehen. Kulturen solcher Abszesse zeigen Organismen, die normalerweise in der Mundhöhle der Katze vorkommen, nämlich *Pasteurella multocida*, β-hämolysierende Streptokokken und *Bacteroides* spp. Außerdem sieht man gelegentlich Abszesse nach unsterilen Injektionen.

Klinisches Bild
Eine punktförmige Wunde der Haut an der Schwanzbasis, dem Hals oder der Schulter ist die erste Veränderung, die sich aber schnell schließt. Normalerweise sind die ersten klinischen Symptome eine Anorexie und Lethargie. Innerhalb weniger Tage entwickelt sich ein Abszeß mit einem hämopurulenten Exsudat.

Diagnose
Die Vorgeschichte und die punktförmigen Wunden geben deutliche Hinweise auf die Diagnose.

Therapie
Eine chirurgische Drainage und ein Spülen des Prozesses mit physiologischer Kochsalzlösung zusammen mit der systemischen Gabe von Ampicillin (20 mg/kg dreimal täglich) oder Penicillin (70 000 I.E./kg einmal täglich) über 7 Tage werden therapeutisch erfolgreich sein. Bei Rezidiven oder schlecht heilenden Abszessen muß an eine Immunsuppression oder eine Infektion mit dem felinen Leukosevirus, Mykobakterien oder mykotischen Organismen gedacht werden.

Diagnostische Parameter
Abszesse; Fisteln.

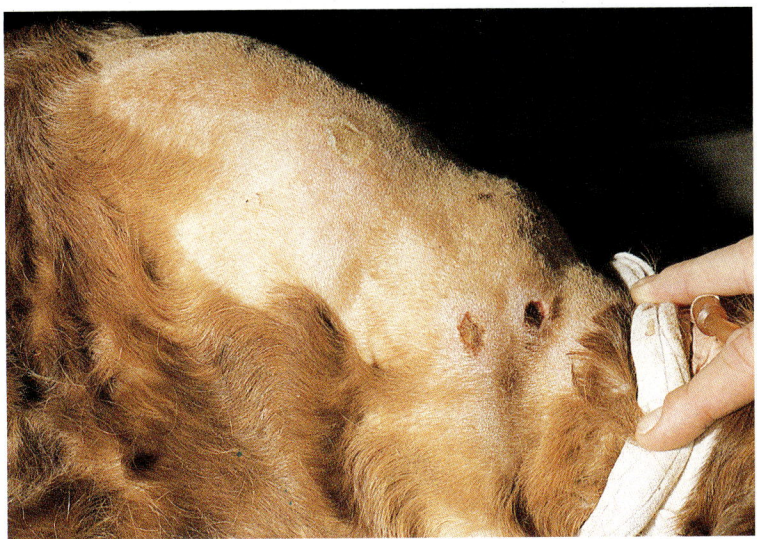

2.12 Nocardiose

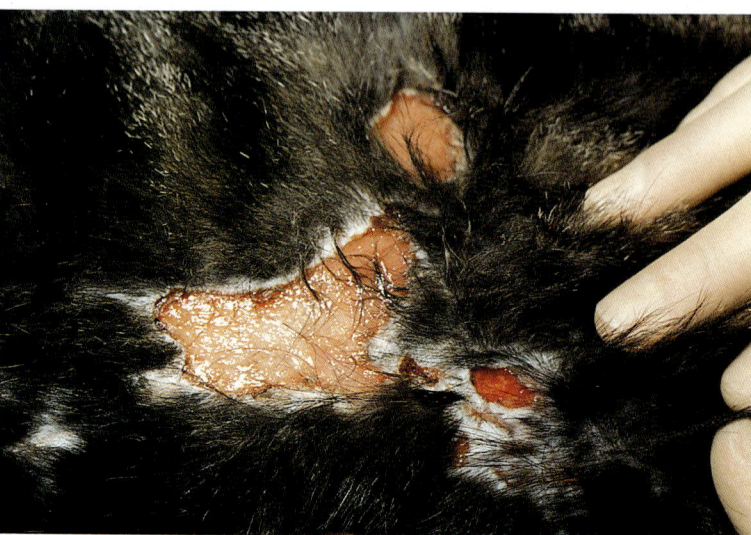

2.12 A Ausgeprägte Fistelbildung und Ulzera auf der Haut einer Katze aufgrund einer Nocardiose.

2.12 B Knötchen unter der Zunge einer Katze mit einer Nocardiose.

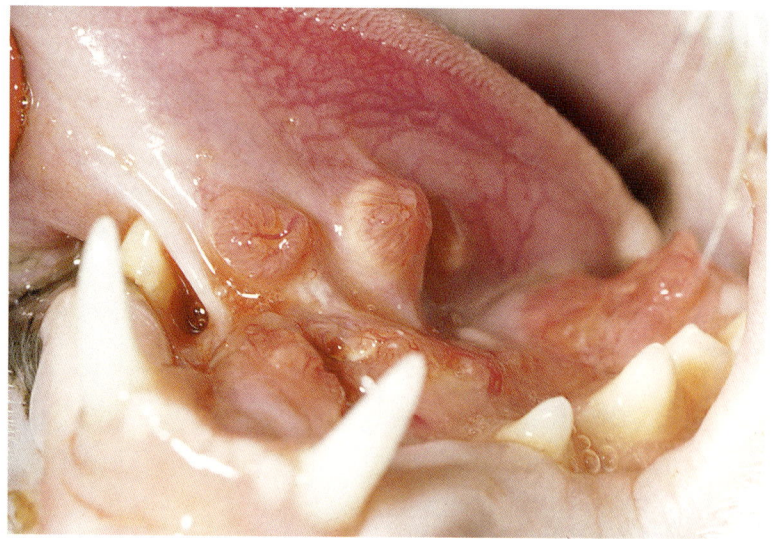

Allgemeines
Die Nocardiose ist eine seltene Krankheit, die durch *Nocardia* spp. verursacht wird. Obwohl bei Hunden und Katzen beschrieben, kommt sie nach Ansicht des Autors häufiger bei Katzen vor. Bei dieser Tierart kann die Krankheit die Haut und/oder die Lunge betreffen. Es wurde berichtet, daß eine Immunsuppression für die Krankheit prädisponiert.

Klinisches Bild
Normalerweise generalisiert die kutane Nocardiose, insbesondere die Gliedmaßen und der Rumpf sind betroffen. Die primären Veränderungen sind in der Regel Knötchen, gleichzeitig können aber Ulzera, Fistelkanäle und Abszesse entstehen. Das Exsudat hat eine rotbraune Farbe. Abhängig von der Ausbreitung der Krankheit können Schwäche, Fieber, Depression, Dyspnoe und ein Pyothorax vorkommen.

Diagnose
Die Diagnose wird mit Hilfe eines Direktausstrichs und aeroben Kulturen des Exsudats gestellt. Auf Röntgenaufnahmen stellt sich u. U. ein Pyothorax dar.

Therapie
Eine Behandlung mit Penicillin (50000 I.E./kg einmal täglich), Sulfadiazin (100 mg/kg zweimal täglich) oder gleiche Mengen Trimethoprim und Sulfadiazin (je 5 mg/kg zweimal täglich) über 4 bis 6 Wochen ist normalerweise effektiv. Die chirurgische Drainage des infizierten Gewebes unterstützt die Heilung. Die Prognose ist unsicher, wenn andere Gewebe als die Haut betroffen sind. In solchen Fällen beträgt die Behandlungsdauer oft mehrere Monate.

Diagnostische Parameter
Knötchen; Ulzera; Fisteln; Abszesse.

2.13 Aktinomykose

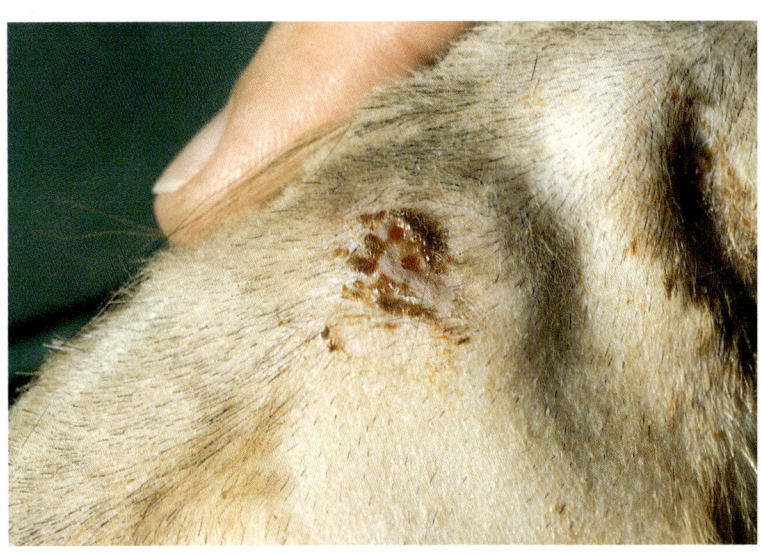

2.13 A Knötchenförmige Läsion mit einem kleinen Fistelkanal und hämopurulentem Ausfluß.

Allgemeines

Verglichen mit rezidivierenden Abszessen im Nacken und am Hals, verursacht durch perforierende Fremdkörper im Maul, und mit Fistelkanälen, die durch wandernde Grannen des Fuchsschwanzes entstehen, ist die Aktinomykose eine seltene Erkrankung. Sie wird durch verschiedene *Actinomyces* spp. hervorgerufen. Häufiger sind die unteren Extremitäten betroffen. Dies kann ein Zeichen dafür sein, daß kleinere Traumen für diese Krankheit prädisponieren, wie das bei Jagd- und Sporthunden der Fall ist.

Klinisches Bild

Es entstehen subkutane Knötchen in einem aufsteigenden Muster, die fluktuierend werden und aus denen ein gelbliches oder hämopurulentes Exsudat entweicht. Der eitrige Ausfluß kann gelbe Schwefelkörner enthalten.
Gelegentlich können strangartige Veränderungen zwischen den Knötchen fühlbar sein, die eine sklerosierende Lymphangitis repräsentieren. Selten entsteht eine disseminierte Erkrankung.

Diagnose

Die Diagnose wird aufgrund der Direktausstriche der Granula, aerober Kulturen und der Hautbiopsien zum Nachweis der granulären Strukturen und des kausalen Organismus gestellt. Für diesen Nachweis sind spezielle Färbemethoden (nach Gram oder mit Gomori-Silber) anzuwenden.

Therapie

Penicillin (100 000 I.E./kg und Tag) oder Trimethoprim-Sulfadiazin (25 mg/kg zweimal täglich) sollten bis zum Verschwinden der klinischen Symptome gegeben werden. Die lokale Behandlung besteht in einer chirurgischen Drainage oder einer radikalen chirurgischen Entfernung der Veränderung, wenn nur ein einziger, nicht zu großer Prozeß vorliegt. Die Prognose ist unsicher.

Diagnostische Parameter

Knötchen; Abszesse; Fisteln.

2.14 Nichttuberkulöse mykobakterielle Granulome

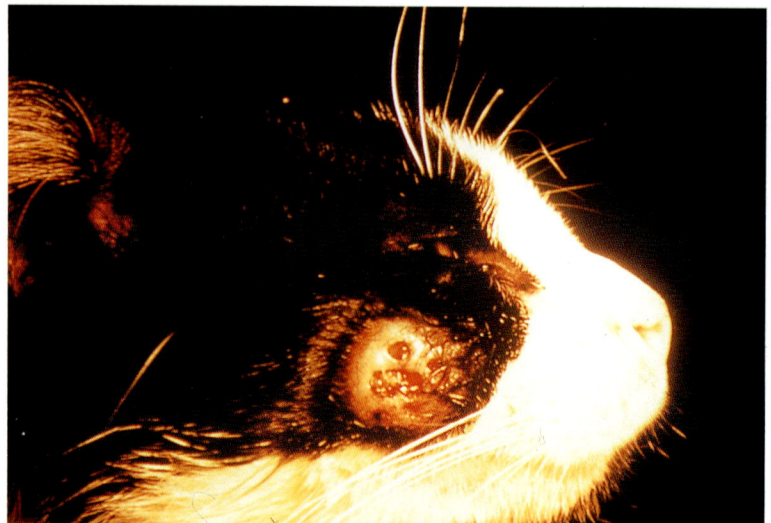

2.14 A Knötchen mit Ulzeration auf der Backe einer Katze mit Lepra (mit freundlicher Genehmigung von Dr. G. Wilkinson, University of Queensland, Australia).

2.14 B Multiple noduläre Läsionen und fluktuierende Abszesse auf dem Rücken einer Katze mit einer *Mycobacterium thermoresistibile*-Infektion.

Allgemeines
Nichttuberkulöse mykobakterielle Granulome kommen hauptsächlich bei Katzen vor. Sie können in die feline Lepra und die atypische Mykobakteriose eingeteilt werden. Das auslösende Agens der Lepra ist unbekannt, wobei die Rolle von *M. lepraemurium* noch ungeklärt ist. Die atypische Mykobakteriose ist mit *M. fortuitum, M. cheloni, M. xenopi, M. thermoresistibile, M. smegmatis* und *M. phlei* assoziiert. Diese Mykobakterien findet man häufig in der Natur. Eine Verletzung oder ein anderes kleines Trauma kann die Eintrittspforte bei einem immunologisch geschwächten Tier darstellen. Es gibt keine konkreten Hinweise dafür, daß die feline Lepra oder die atypische Mykobakteriose auf den Menschen oder andere Katzen übertragen werden kann.

Klinisches Bild
Sowohl bei der felinen Lepra als auch bei der atypischen Mykobakteriose entstehen die Läsionen in einem Zeitraum von mehreren Wochen oder sogar Monaten. Einzelne oder multiple Knötchen oder Abszesse sind normalerweise die ersten Veränderungen, die an verschiedenen Stellen des Körpers auftreten. Die Knötchen können ulzerieren, und gelegentlich treten auch Fistelkanäle auf. Oft enthüllt die Vorgeschichte nicht heilende Wunden. Bei der **felinen Lepra** können die Nasen- und Mundschleimhaut mit betroffen sein. Eine regionale Lymphadenopathie kommt häufig vor, eine systemische Erkrankung selten.

Diagnose
Die Diagnose wird auf der Basis der Vorgeschichte, der klinischen Untersuchung und dem Nachweis von säurefesten Stäbchen im Direktausstrich oder in einer Nadelaspirationsbiopsie, gefärbt nach Ziehl-Neelson, gestellt. Die Diagnose wird durch eine histologische Untersuchung der Hautbiopsien und eine Kultur in Löwenstein-Jensen-Medium abgesichert. Die säurefesten Bazillen der **felinen Lepra** können nicht angezüchtet werden. Die Histopathologie ist auch wichtig für die Abgrenzung anderer Krankheiten wie der tiefgreifenden Mykose, der Tuberkulose, von Neoplasien, der Nocardiose, Aktinomykose, der nodulären Pannikulitis und des eosinophilen Granuloms.

Therapie
Eine großzügige chirurgische Exzision ist die Therapie der Wahl. Eine erfolgreiche systemische Behandlung der atypischen Mykobakteriose gibt es nicht. Bei der felinen Lepra wird Dapson (1,0 mg/kg zweimal täglich) mit wechselndem Erfolg eingesetzt. Die Prognose ist unsicher.

Diagnostische Parameter
Knötchen; Abszesse; Fisteln; Ulzera.

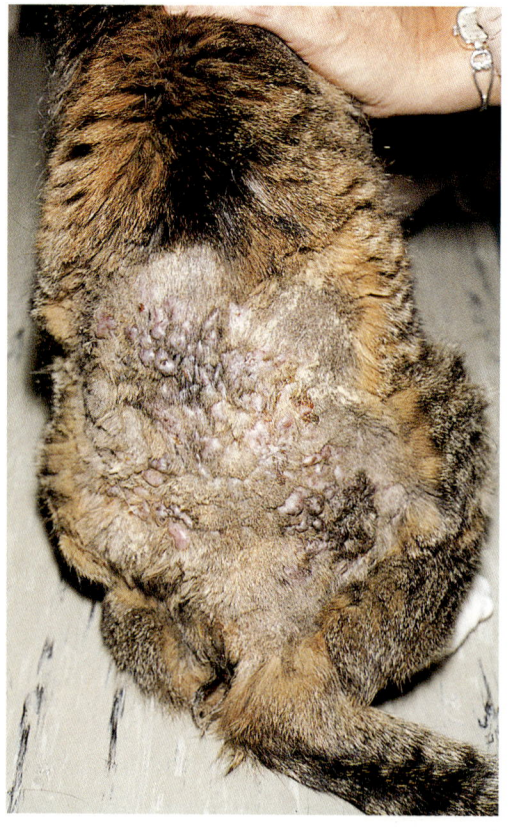

3. Pilzkrankheiten

3.1 Candidosis

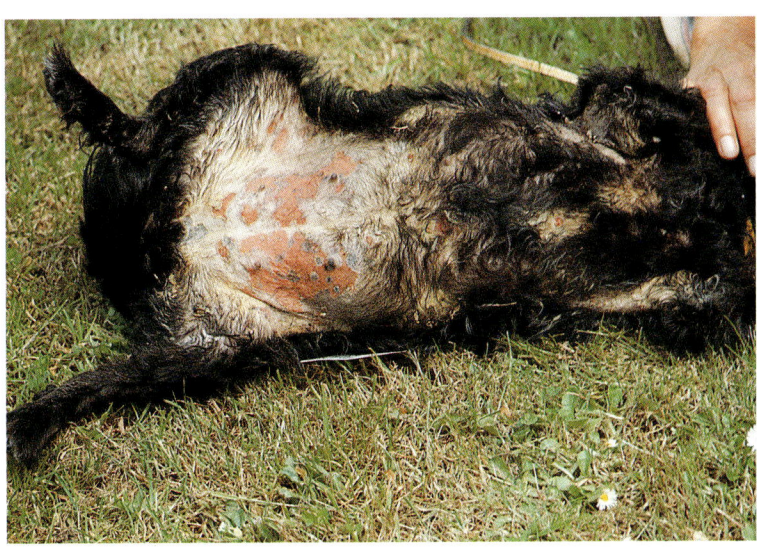

3.1 A Candidosis auf der Bauchhaut eines Hundes.

3.1 B Vergrößerung von Bild 3.1 A, eine ungleichmäßig geformte, feuchte, erythematöse Erosion zeigend.

Allgemeines

Die Candidosis ist normalerweise mit einer Schwächung des Immunsystems verbunden. Als eigenständige Erkrankung kommt die Candidosis sehr selten vor. Die isolierten Hefen gehören zu verschiedenen *Candida* spp.
Candidainfektionen können auch in Verbindung mit tumorösen Erkrankungen, Immunkrankheiten und langdauernden Kortikosteroid-, Antibiotika- oder Zytostatikagaben auftreten.

Klinisches Bild

Die Candidosis kann die Schleimhäute, mukokutanen Übergänge und verschiedenen Hautbezirke wie die Bauchhaut, Skrotum, Perineum, Nagelbett, Nasenflügel, die Ohren und das Planum nasale betreffen. Die oralen Läsionen bestehen aus weißlichen Plaques mit einem erythematösen Rand, während die Hautläsionen feuchte, erythematöse Erosionen darstellen. Abhängig von der Ursache tritt die Erkrankung systemisch auf.

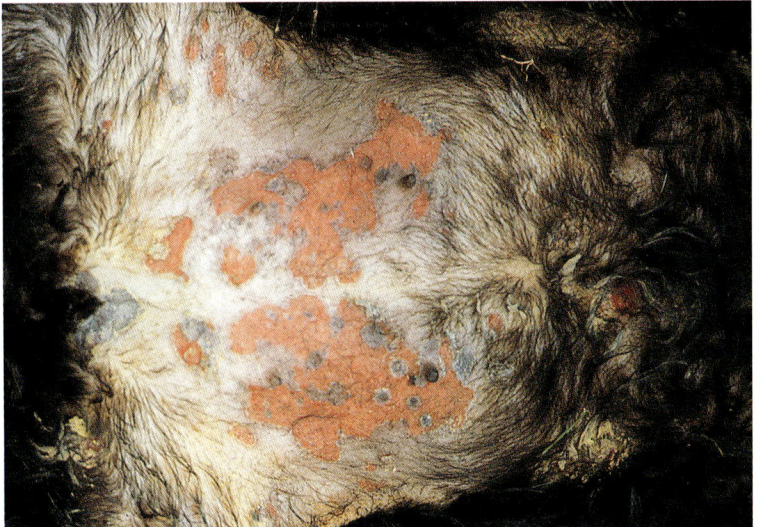

Diagnose

Die Diagnose basiert auf der Vorgeschichte, einer gründlichen klinischen Untersuchung und dem Nachweis von Candidahefen im Direktausstrich. Die Anzüchtung bei 30 und bei 37 °C ist wichtig, um eine Candidosis von einer *Malassezia-pachydermatis*-Infektion abzugrenzen. Der histologische Nachweis der Candida-Organismen, die in das Gewebe eindringen, bestätigt die Diagnose.

Therapie

Es ist wichtig, die Grundursache der Candidosis zu behandeln, und/oder zu eliminieren. Haut- und Ohrinfektionen sollten lokal mit Nystatin (100 000 I.E./ml) oder Miconazol (2%ig) 10 Tage über die klinische Heilung hinaus behandelt werden. Diese Therapie kann durch eine orale Gabe von Ketoconazol (10–15 mg/kg täglich, verteilt auf 2 Dosen) unterstützt werden. Die orale Candidosis kann mit einer lokalen Applikation von Kaliumpermanganat (1:3000 mit Wasser verdünnt einmal täglich) oder einer Nystatinsuspension (100 000 I.E./ml) viermal täglich therapiert werden.
Wegen einer stark nephrotoxischen Nebenwirkung sollte Amphotericin B nicht verwendet werden.

Diagnostische Parameter

Erosionen.

3.2 Dermatophytose

Allgemeines

Eine Dermatophytose ist eine Infektion der verhornten Strukturen einschließlich der Nägel, Haare und der verhornten Schichten der Haut, verursacht durch *Microsporum* und *Trichophyton* spp.
Bei Hunden und Katzen sind die zoophilen Dermatophyten wie *Microsporum canis* und *Trichophyton mentagrophytes* und geophile Dermatophyten wie *Microsporum gypseum* die häufigsten Erreger. Bei Katzen ist *M. canis* für fast 98% aller Dermatophyteninfektionen verantwortlich. Langhaarige Perserkatzen scheinen für diese Erkrankung besonders prädisponiert zu sein. Bei Hunden wird *M. canis* in 70% der Fälle isoliert, *M. gypseum* und *T. mentagrophytes* jeweils in 8 bis 10% der Fälle. Eine Dermatophytose ist eine sehr ansteckende Krankheit, und zwar nicht nur für Tiere untereinander, sondern auch für den Menschen. Der direkte Kontakt mit den Arthrosporen und Hyphen ist der Übertragungsmodus. Diese befinden sich auf dem Tier oder in der Umgebung (Haare und Schuppen), aber auch auf Bürsten, Kämmen und im Lager des Tieres. Es ist wichtig zu wissen, daß sich Dermatophyten unter trockenen Umweltbedingungen für mehrere Jahre halten können. Neben dem direkten Kontakt sind bedeutende Infektionsquellen die sogenannten Träger, nämlich Tiere, die selbst keine sichtbaren Läsionen aufweisen, aber trotzdem das infektiöse Material übertragen. 5 bis 35% der Katzen und etwa 5% der Hunde sind Träger von *M. canis*. *Alternaria* sp., *Mucor* sp., *Aspergillus* sp. und *Penicillium* sp. können bei gesunden Katzen, sowohl bei Dermatophytenträgern als auch bei dermatophytenfreien Tieren, isoliert werden. Diese Spezies sind nur bei einer Immunsuppression potentiell pathogen (siehe 3.3).

Klinisches Bild

Die Symptome der Dermatophyteninfektion sind sehr unterschiedlich. Ein Pruritus kann auftreten, ist aber in der Mehrzahl der Fälle nur schwach ausgeprägt oder fehlt ganz.
Bei **Hunden** sieht man normalerweise eine unspezifische Dermatitis mit Krusten und Schuppen, und in der Mehrzahl der Fälle sind die Follikel mit involviert. Die ringförmigen, sich schnell ausbreitenden squamösen Stellen mit Haarausfall, die als Glatzflechte bekannt sind, treten nur gelegentlich auf. Prädilektionsstellen für Dermatophyteninfektionen sind der Kopf und die Extremitäten. Eine Generalisierung kann vorkommen, ist aber selten und wird dann normalerweise von *M. gypseum* oder *Tr. mentagrophytes* verursacht.
Bei Perserkatzen findet sich eine knotige Veränderung von Haut und Unterhaut mit Infiltration des intermuskulären kollagenen Bindegewebes. Aus diesen Pseudomyzetomen läßt sich *M. canis* isolieren.
Ein Kerion ist ein umschriebenes Gebiet der Haut mit einer Follikulitis und Furunkulose, das akut entzündet ist, hervorgerufen durch Bakterien oder Pilze. Derartige Läsionen oder eine Ausbreitung auf die Subkutis sind sehr selten.
Eine Onychomykose bezeichnet eine Dermatophyteninfektion der Krallen und wird häufig durch *Tr. mentagrophytes* ausgelöst. Sie verursacht trockene, brüchige und deformierte Krallen. Manchmal ist auch das Krallenbett mit involviert, was zu einer Paronychia führt.
Bei **Katzen** ist die häufigste klinische Manifestation einer Dermatophyteninfektion eine fleckenförmige Alopezie (ein mottenfraßähnliches Aussehen) mit abgebrochenen Haaren, die wie kurze Stoppeln aussehen. Kleine Läsionen, leicht pulvrige Schuppen und Erytheme können gleichzeitig beobachtet werden.

3.2 A Runde Flecken mit Alopezie (vereinzelt und konfluierend) mit oberflächlichen Schuppen und Erythem (*M. canis*).

3.2 B Mehrere papuläre Läsionen follikulären Ursprungs aufgrund einer *M. canis*-Infektion.

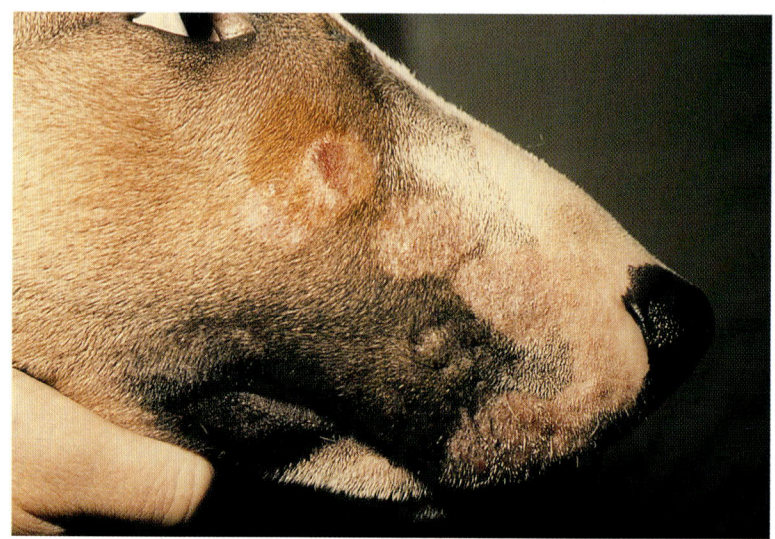

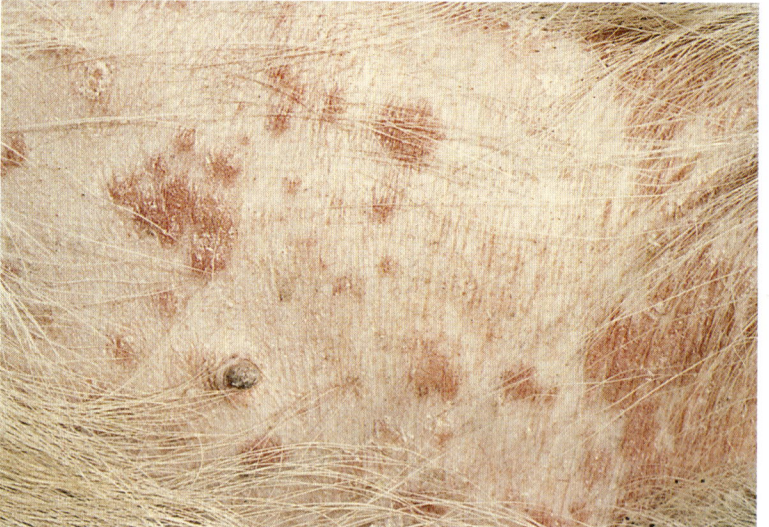

Neben dem klinischen Bild, welches bereits für Hunde beschrieben wurde, entwickeln Katzen gelegentlich eine miliare Dermatitis mit zahlreichen kleinen Krusten oder eine zeruminöse Otitis.

Diagnose

Bei der Untersuchung mit der Woodschen Lampe zeigen nur die Hälfte der *M. canis*-Infektionen eine positive grüngelbliche Fluoreszenz. Die anderen Dermatophyten von Hund und Katze fluoreszieren nicht. Die keratinisierten Strukturen der Arthrosporen und/oder Hyphen kann man im Mikroskop sehen. Dafür müssen abgebrochene Haare, Schuppen von frischen Läsionen oder Krallenteile (in Fällen einer Onychomykose) in Mineralöl, 20%iger Kalilauge oder Chlorphenol präpariert werden. Eine ektothrixe Infektion ist typisch für Dermatophyten. Für die Absicherung der endgültigen Diagnose kann eine Pilzkultur erforderlich sein, und sie ist die einzige Möglichkeit, Träger von Dermatophyteninfektionen zu finden. Dafür ist die MacKenzie-Zahnbürstentechnik am besten geeignet. Das Pilzwachstum auf einem Dermatophyten-Testmedium muß täglich über 10 Tage beobachtet werden. Nach dieser Zeit können auch Saprophyten eine Änderung der Farbe ins Rote bewirken, so daß eine mikroskopische Untersuchung der Kultur notwendig wird.

Therapie

Die Therapie der Dermatophyteninfektion muß sich auf die Eliminierung des infektiösen Materials der Träger und aus der Umgebung konzentrieren. Deshalb sind Scheren, eine geeignete Isolierung, Hygiene, die lokale Therapie und die systemische Gabe von fungiziden oder fungistatischen Medikamenten angezeigt.

Für die lokale Therapie ist die Verwendung von Povidonjod oder Chlorhexidin-Shampoos oder Bäder in Natamycin (0,01%ig), Enilconazol (0,2%ig) oder Thiabendazol (13%ig) sehr wirkungsvoll. Eine lokale Behandlung mit Imidazol-haltigen Cremes ist nur gelegentlich angebracht. Für die systemische Therapie können Griseofulvin (mikrofeine Form: 60 mg/kg, ultramikrofeine Form: 25 mg/kg täglich), Ketoconazol (10–15 mg/kg täglich) oder Itraconazol (5 mg/kg zweimal täglich) verwendet werden. Es empfiehlt sich, Griseofulvin zusammen mit einer Mahlzeit zu verabreichen, um ein Erbrechen zu verhindern, und die Nahrung sollte einen hohen Fettgehalt haben, um die Resorption zu steigern. Wegen der teratogenen Eigenschaften darf das Präparat nicht während der Trächtigkeit gegeben werden. Zellwandvakzinen erwiesen sich sowohl therapeutisch als auch präventiv als unwirksam.

Ketoconazol sollte ebenfalls mit der Nahrung gegeben werden. Die wichtigsten Nebenwirkungen sind Magenirritationen, Lebertoxizität und Anorexie. Ketoconazol wird nicht für Zuchttiere empfohlen.

Die Therapie muß so lange durchgeführt werden, bis die Pilzkultur negativ ist. Normalerweise benötigt eine Dermatophyteninfektion der Haut eine 4- bis 8wöchige Therapiedauer, während eine Onychomykose 6 Monate lang behandelt werden muß.

Die Umgebung des Tieres kann alle 14 Tage mit den oben für die lokale Therapie angeführten Präparaten behandelt werden, aber auch Chlorlösungen und Enilconazol-Sprays sind wirksam.

Zusätzlich kann Griseofulvin (50 mg/kg täglich) für 14 Tage bei exponierten Tieren auch prophylaktisch gegeben werden.

Die teratogene und hepatotoxische Wirkung von Itraconazol wird als wesentlich geringer eingeschätzt, weshalb sein Einsatz bei trächtigen und jungen Tieren in Betracht gezogen werden kann. Da Itraconazol in der Epidermis akkumuliert, ist eine Behandlung nach dem Schema »2 Wochen Therapie, 2 Wochen therapiefrei« zu erwägen, doch wurde dieses Konzept bei Tieren bisher nicht erprobt. In jedem Fall sollten die im eigenen Land gültigen gesetzlichen Regelungen beachtet werden. Bei einem Pseudomyzetom empfiehlt sich die chirurgische Entfernung und kombinierte systemische Behandlung mit Itraconazol.

Diagnostische Parameter

Schuppen; Krusten; Alopezie.

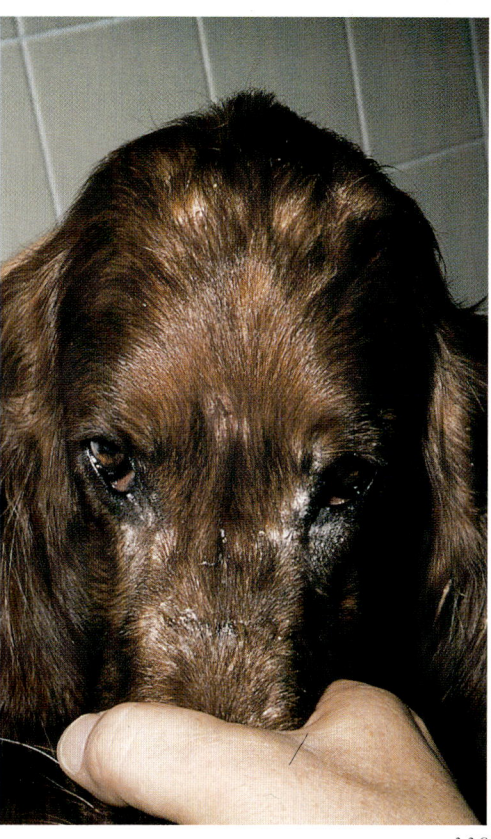

3.2 C Wenig umschriebene Dermatitis mit Krustenbildung bei einem Irischen Setter (*M. canis*).

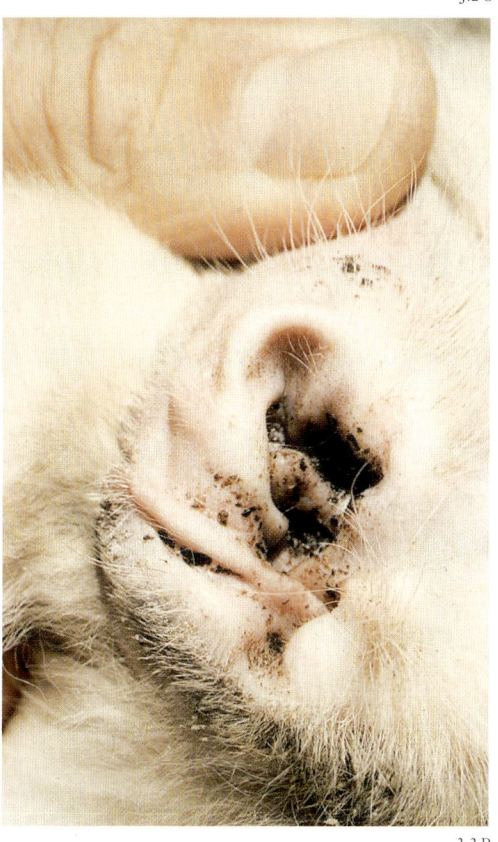

3.2 D Zeruminöse Otitis, bei der nur *M. canis* nachgewiesen werden konnte.

Kapitel 3 Pilzkrankheiten / Dermatophytose 3.2

3.2 E Durch *M. canis* verursachtes Pseudomyzetom: knotige, ulzerative Läsion.

3.2 F Fokale Alopezie mit einem geringgradig ausgeprägten Erythem am Bein und einige Schuppen sowie kleine Krusten am Kopf einer Katze mit einer *M. canis*-Infektion.

3.2 G Haarausfall und Krustenbildung verursacht durch *M. canis* entlang des Ohrrandes einer Katze.

3.2 H Abgebrochene und deformierte Krallen bei einem Hund durch eine *Tr. mentagrophytes*-Infektion.

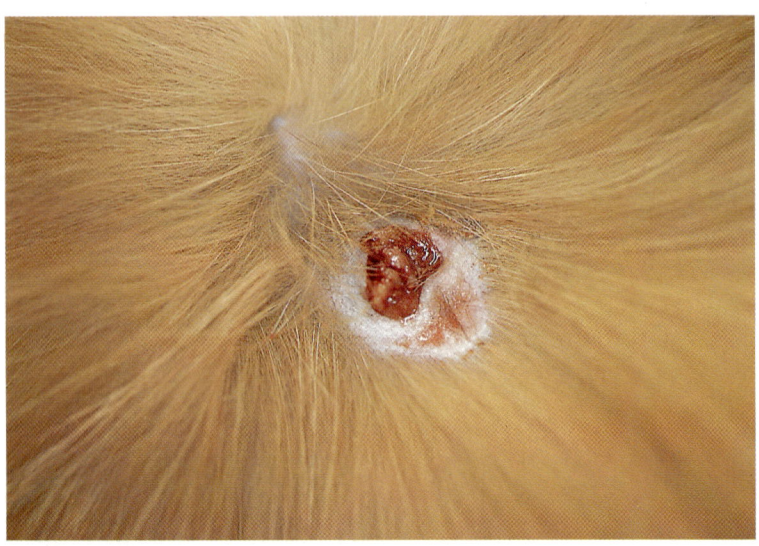

3.2 E

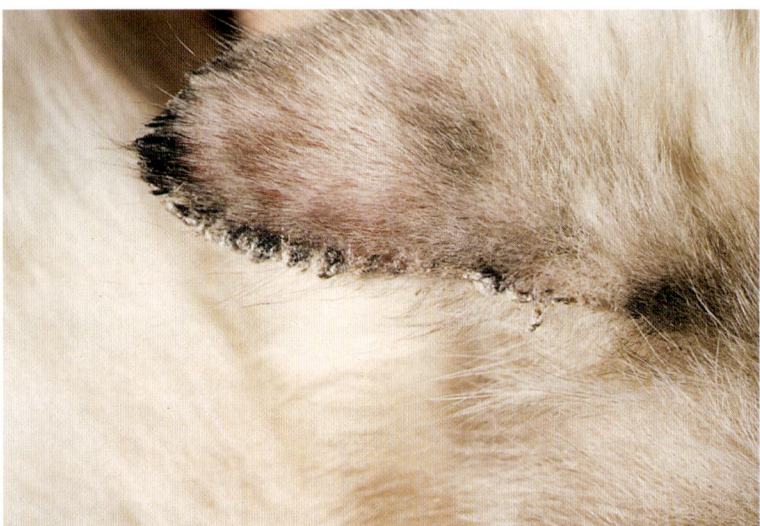

3.2 G

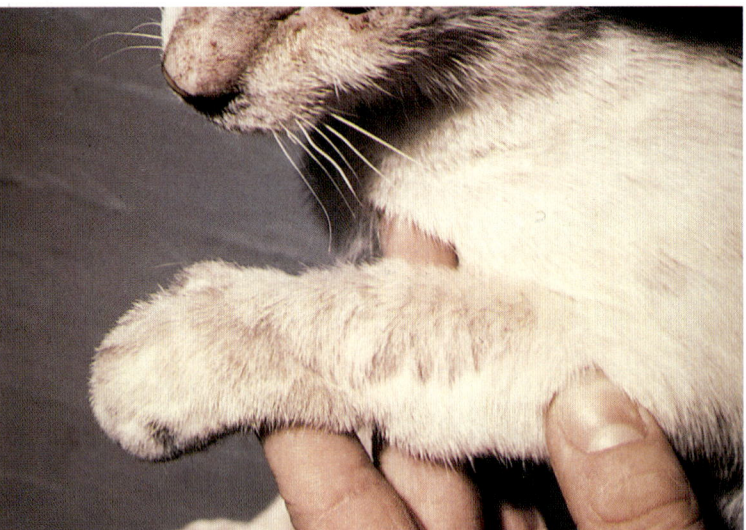

3.2 F

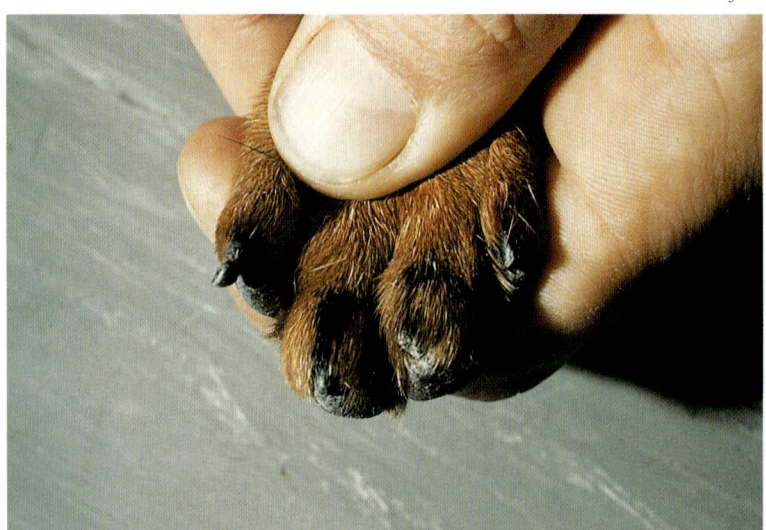

3.2 H

Kapitel 3 Pilzkrankheiten / Dermatophytose 3.2

3.2 I Katze mit einer miliaren Dermatitis durch *M. canis*.

3.2 J Ausgedehnte Krustenbildung auf dem Kopf *(M. canis)*.

3.2 K Generalisierte squamöse Dermatitis bei einer Katze durch eine *M. gypseum*-Infektion.

3.2 L Unregelmäßig gebildetes Haar mit einer ektothrixen Infektion durch *M. canis*. Man beachte die vielen Arthrosporen um das Haar herum.

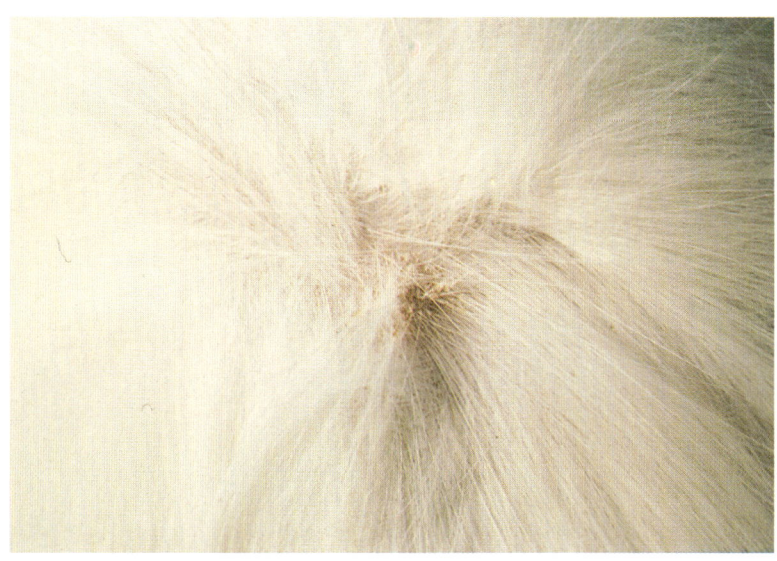

3.2 I

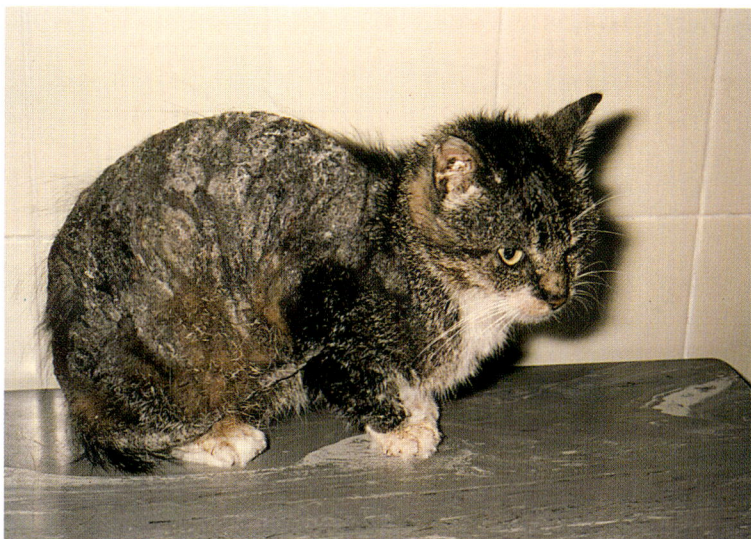

3.2 K

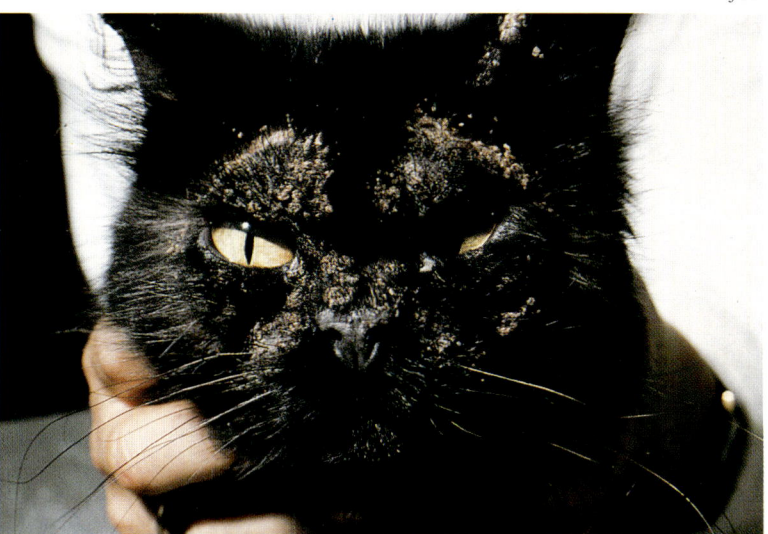

3.2 J

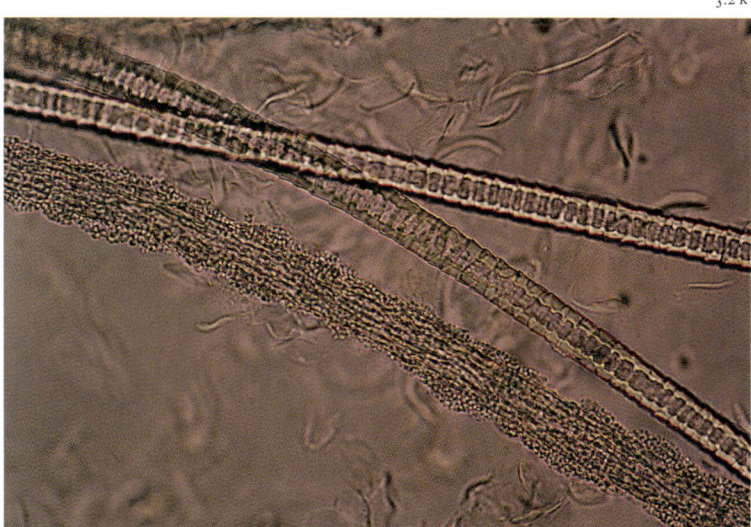

3.2 L

3.3 Kryptokokkose und Phäohyphomykose

Allgemeines
Die Kryptokokkose wird durch einen ubiquitär vorkommenden, hefeähnlichen Pilz, *Cryptococcus neoformans,* hervorgerufen, der sich im Boden und im Taubenkot anreichert. Die Kryptokokkose ist die bei Katzen am häufigsten vorkommende systemische Mykose, und sie tritt vor allem in geographischen Regionen mit warmem, feuchtem Klima auf. Eine Infektion mit diesem Pilz ist häufig mit einer Immunschwäche, hervorgerufen durch Medikamente und Infektionskrankheiten wie der FeLV-Infektion, und Lymphosarkomen verbunden.
Die Phäohyphomykose ist eine subkutane Mykose, die durch Kontamination einer Wunde mit ubiquitären Pilzspezies wie *Alternaria, Cladosporium, Exophiala* und *Stemphylium* verursacht wird.

Klinisches Bild
Die Primärläsionen bestehen aus Papeln und Knötchen, die normalerweise am Kopf auftreten, aber auch am ganzen Körper gefunden werden können. Die Veränderungen sind vereinzelt oder multipel und können ulzerieren oder Abszesse bilden. Eine Vergrößerung der regionären Lymphknoten ist bei beiden Erkrankungen häufig. Die Beteiligung des Respirationstraktes tritt nur bei der Kryptokokkose auf.

Diagnose
Die Diagnose der Kryptokokkose wird gestellt, wenn man in mit Tusche oder neuem Methylenblau gefärbten Ausstrichen des Exsudats runde oder ovale dünnwandige Organismen findet, die von einem Ring umgeben sind. Der Erreger kann auch auf Sabouraud-Agar kultiviert werden oder im Gewebeschnitt von Hautbiopsien nachgewiesen werden. Charakteristisch für die Phäohyphomykose sind septierte (un)verzweigte Hyphen und hefeartige Formen in Abstrichen oder Gewebeproben. Die Pilze können auf Sabouraud-Agar bei 25 bis 35°C kultiviert werden.

Therapie
Bei solitären Läsionen ist die chirurgische Exzision die Therapie der Wahl. Die übrigen Fälle sollten mit Ketoconazol (10mg/kg zweimal täglich) oder Itraconazol (5 mg/kg zweimal täglich) über 2 bis 8 Monate behandelt werden. Die Prognose ist unsicher.

Diagnostische Parameter
Papeln; Knötchen; Ulzera; Abszesse.

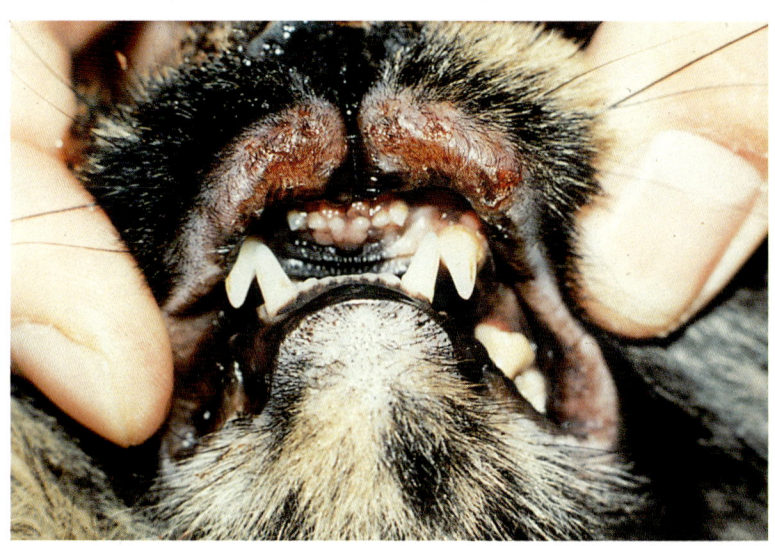

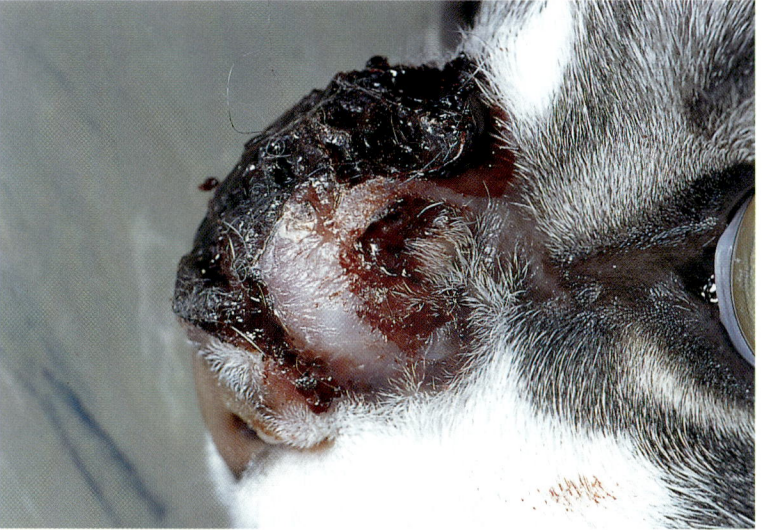

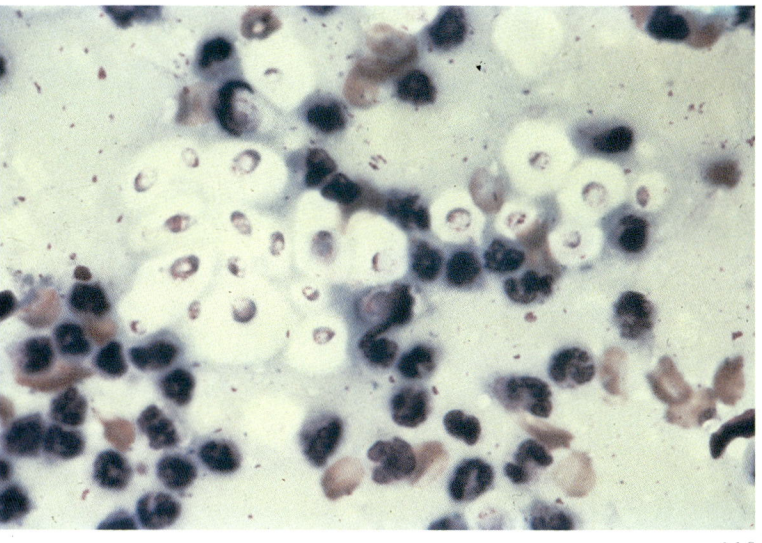

3.3 A Knötchenförmige Läsionen mit einer Ulzeration an der Oberlippe einer Katze mit einer Kryptokokkose (mit freundlicher Genehmigung von Dr. D. W. Scott, Cornell University, USA).

3.3 B Knotige Veränderung bei Phäohyphomykose aufgrund von *Alternaria alternata*.

3.3 C Abstrich eines Exsudats, das zahlreiche dünnwandige, von einem Ring umgebene Organismen enthält (*Cryptococcus* sp.) (mit freundlicher Genehmigung von Dr. D. W. Scott, Cornell University, USA).

4. Parasitäre Erkrankungen

4.1 Cheyletiellose

Allgemeines

In den meisten Fällen sind Milben wirtsspezifisch. So tritt *Cheyletiella yasguri* in erster Linie bei Hunden auf, während *Cheyletiella blakei* normalerweise bei langhaarigen Katzen vorkommt. Die Erkrankung ist hochkontagiös, besonders für Jungtiere. Die Übertragung erfolgt über direkten Kontakt, obwohl die Milben auch durch Läuse, Flöhe oder Fliegen übertragen werden können. Papuläre Läsionen zeigen sich bei 20 bis 40% der Personen, die Kontakt zu infizierten Tieren haben. Träger der *Cheyletiella*-Milben sind 10 bis 20% der klinisch unauffälligen Langhaarkatzen.

Klinisches Bild

Die Krankheit manifestiert sich auf verschiedene Weise. Bei **Katzen** zeigt sich normalerweise eine verstärkte Schuppenbildung am Rumpf und dem Rücken. Viele kleine Krusten und papuläre Reaktionen können auf dem Rücken und dem Nacken auftreten. Ein Juckreiz ist unterschiedlich stark ausgeprägt.
Bei **Hunden** ist ein schuppiges und stumpfes Fell das erste Zeichen einer Cheyletiellose. Gelegentlich treten papuläre Veränderungen am Bauch auf. Der Juckreiz ist unterschiedlich stark ausgeprägt. Sowohl beim Hund als auch bei der Katze kann die Cheyletiellose auch einen Juckreiz ohne ersichtliche Läsionen verursachen.

Diagnose

Bei einer sorgfältigen Inspektion des Fells mit einem Vergrößerungsglas sieht man möglicherweise die langbeinigen Milben mit dem charakteristischen Haken des akzessorischen Mundwerkzeugs. Die Milben können auch mit Hilfe eines Klebebandabdrucks, durch oberflächliche Hautgeschabsel oder durch ein Absaugen des Fells gesammelt werden. Die Parasiten werden durch eine Flotationsmethode entfernt (siehe Current Veterinary Therapy VII, 1980, Seite 471) und mittels einer mikroskopischen Untersuchung identifiziert. Es ist wichtig, auch symptomlose Tiere zu untersuchen, um die Träger zu erkennen.

Therapie

Alle Tiere müssen mit antiparasitär wirkenden Lösungen, die Permethrin, Deltamethrin, Amitraz oder Carbaryl enthalten, dreimal in wöchentlichen Intervallen gebadet werden. Die Umgebung des Tieres muß gesäubert und am besten einmal mit einem antiparasitären Präparat ausgesprüht werden. Ivermectin soll ebenfalls wirksam sein (siehe Therapie der Skabiose). Die Prognose ist günstig. Die Läsionen beim Menschen verschwinden spontan, sobald das Tier behandelt wird.

Diagnostische Parameter

Papeln; Schuppen; Krusten.

4.1 A Schuppenbildung und stumpfes Fell bei einer Dänischen Dogge.

4.1 B Erythem und papuläre Läsionen am Abdomen.

4.1 C Schuppiges Fell einer Katze.

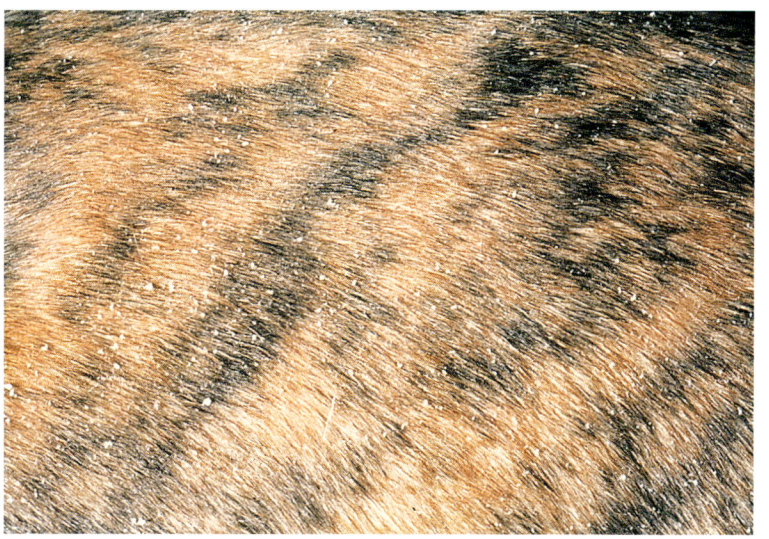

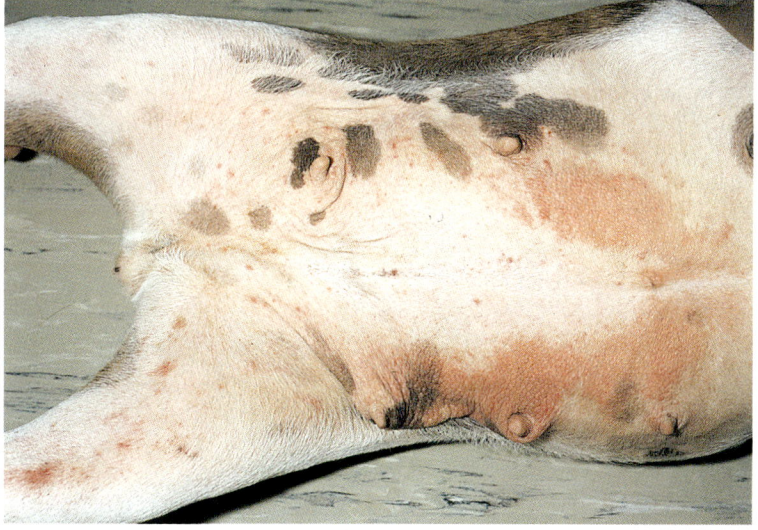

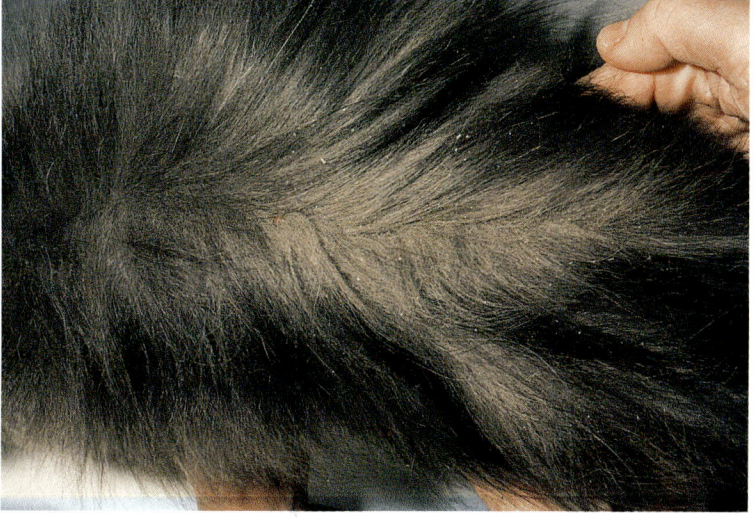

4.2 *Otodectes-cynotis*-Infektion

4.2 A   Krustöse Dermatitis mit Erosionen am Kopf aufgrund einer Ohrmilbeninfektion.

4.2 B   *Otodectes cynotis* im Hautgeschabsel.

Allgemeines
Die Ohrmilbeninfektion durch *Otodectes cynotis* tritt bei Hunden und bei Katzen auf. *O. cynotis* wird durch direkten Kontakt übertragen und ist für Tiere hochkontagiös. Die Infestation mit den langbeinigen Milben kann zu einer Überempfindlichkeitsreaktion vom Typ I gegenüber den Sekreten oder ihrem Kot führen, was einen intensiven Juckreiz erzeugt.

Klinisches Bild
Akute Ohrmilbeninfektionen sind mit Kopfschütteln und Kratzen verbunden. Zusätzlich zu einer Otitis externa mit einer dunkelbraunen Ohrenschmalzbildung kann ein selbsterzeugtes Trauma eine squamöse Dermatitis um das Ohr herum verursachen, die sich auf den Nacken und den Kopf ausdehnen kann. Gelegentlich sieht man eine generalisierte Infestation.

Diagnose
Bei der Untersuchung mit dem Otoskop sieht man die Milben. Tiefgreifende Hautgeschabsel und eine mikroskopische Untersuchung sind notwendig, um die Diagnose zu sichern, wenn eine ausgedehnte Beteiligung der Haut vorliegt.

Therapie
Das Ohr muß gespült und der gesamte Schmutz entfernt werden. Zusätzlich beseitigt eine einzige Ivermectin-Injektion (0,2–0,4 mg/kg) die Milben. Amitraz-Ohrentropfen (1 ml der Stammlösung auf 33 ml Mineralöl) zweimal wöchentlich angewendet, sind ebenfalls wirkungsvoll. Trotz der Entfernung der Milben kann der Pruritus aufgrund einer Überempfindlichkeitsreaktion für mehrere Monate bestehenbleiben. In diesen Fällen ist die systemische Gabe von Prednison oder Prednisolon (1 mg/kg einmal täglich über 5 Tage, danach reduziert auf eine Erhaltungsdosis jeden 2. Tag) angezeigt.

Diagnostische Parameter
Krusten; Schuppen; Erosionen.

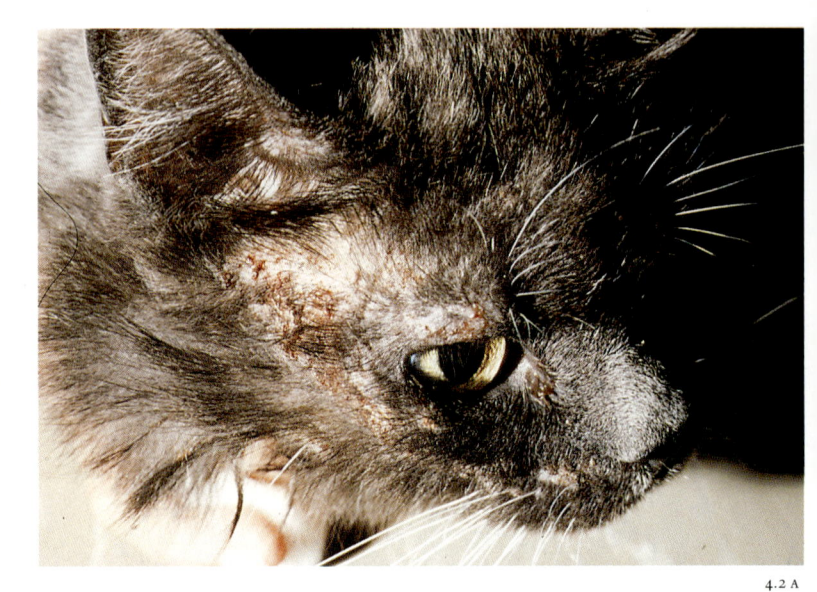

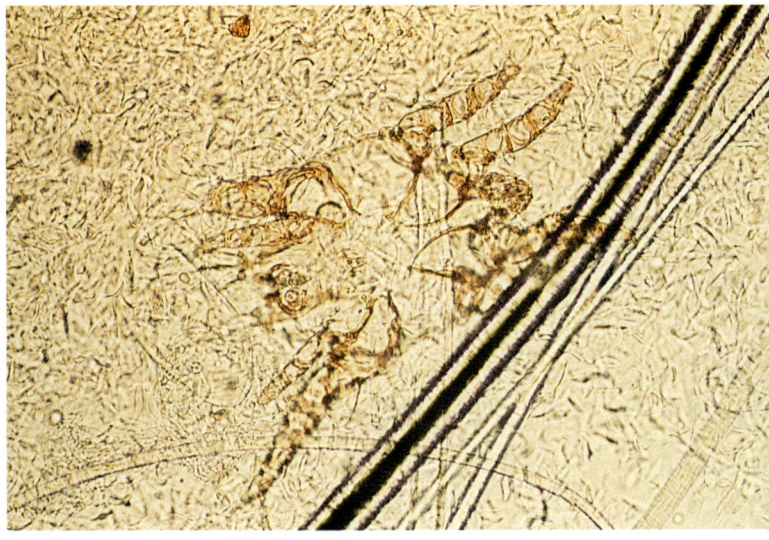

4.3 Notoedresräude (feline Skabiose)

4.3 A   Fokale Alopezie und Krusten am Ohr einer Katze.

4.3 B   Sekundäre Beteiligung des Vorderbeins mit Alopezie, Krusten und Erythem.

Allgemeines
Die feline Skabiose wird durch die Grabmilbe *Notoedres cati* verursacht. Die Erkrankung ist unter Katzen sehr ansteckend und wird oft bei Würfen, die unter schlechten hygienischen Bedingungen gehalten werden, gesehen. Sie kann Tiere jeden Alters befallen. Die feline Skabiose wird nur selten auf den Menschen, Hunde oder Kaninchen übertragen.

Klinisches Bild
Die Notoedresräude beginnt normalerweise mit kleinen papulären, stark juckenden Läsionen an den Ohrrändern. Typisch ist eine rasche Ausbreitung zu den Ohrmuscheln, Kopf und Nacken. Häufig sind das Perineum und die Extremitäten sekundär involviert. Gelegentlich tritt eine Generalisation auf. Krusten, Schuppen und eine Alopezie können als Folge des starken Juckreizes und des Kratzens entstehen.

Diagnose
Die Diagnose wird mittels der mikroskopischen Untersuchung von tiefgreifenden Hautgeschabseln gestellt, in denen die kurzbeinigen, runden Milben oder die Milbeneier leicht gefunden werden können.

Therapie
Die Behandlung der felinen Skabiose besteht in 1 oder 2 Injektionen von Ivermectin (0,2 mg/kg s.c.) in wöchentlichen Intervallen. Auf die Injektion kann eine kurzzeitige Somnolenz folgen. Die Anwendung von Ivermectin bei Katzen unter 4 Monaten wird nicht empfohlen. Statt dessen sollten 2 lokale Applikationen einer 2,5%igen Kalk-Schwefel-Lösung in 14tätigen Intervallen oder einer 0,025%igen Amitrazlösung verwendet werden. Die Prognose ist sehr gut.

Diagnostische Parameter
Papeln; Schuppen; Krusten; Exkoriationen.

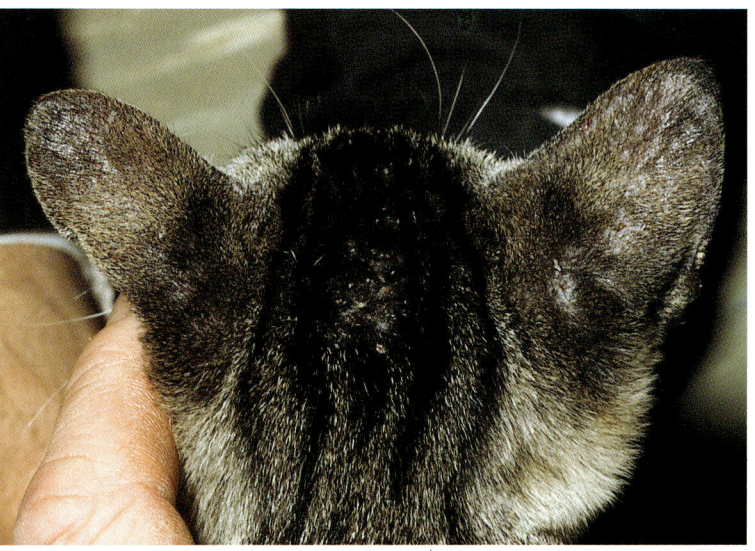

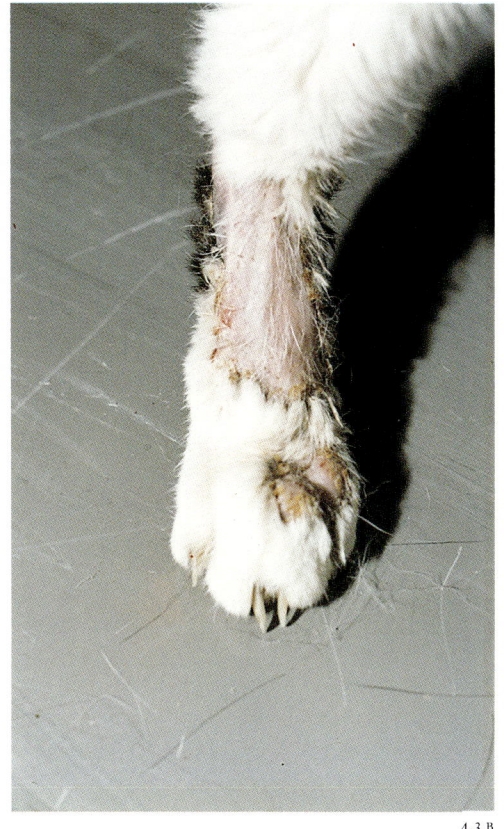

4.4 Sarkoptesräude (canine Skabiose)

Allgemeines
Die canine Skabiose ist eine stark juckende, durch *Sarcoptes canis* verursachte Krankheit, die durch direkten Kontakt übertragen wird. Die kurzbeinigen Grabmilben befallen in erster Linie den Hund, aber hin und wieder können auch Katzen betroffen sein. Ungefähr 60% der Menschen, die einen engen Kontakt zu einem befallenen Tier haben, bilden juckende Papeln an den Armen und am Rumpf. Diese Läsionen verschwinden spontan innerhalb von 4 Wochen, nachdem das Tier adäquat behandelt wurde.

Klinisches Bild
Die Primärläsionen der caninen Skabiose sind Papeln, die sich rasch ausbreiten und aus denen durch das intensive Kratzen Krusten und Exkoriationen entstehen. Die Erkrankung beginnt oft am Kopf (Ohrrand), dem Bauch und den Beinen. Die Läsionen entstehen, kurz nachdem ein Kontakt zu einem befallenen Tier bestand. Oft tritt eine generalisierte Infektion auf. In älteren Fällen können die Primärläsionen von einer fortschreitenden chronischen Dermatitis mit Krustenbildung überlagert werden. Der Juckreiz kann so stark sein, daß er zu einem Gewichtsverlust führt.

Diagnose
Die mikroskopische Untersuchung multipler tiefgreifender Hautgeschabsel ist der beste Weg, um die Diagnose zu sichern. Jedoch ist die Zahl der Milben meistens sehr gering, da der Juckreiz vor allem durch eine Überempfindlichkeit gegenüber dem Milbenkot entsteht. Der Fund einer einzigen Milbe reicht aus, um die Diagnose Skabiose zu bestätigen. Wenn keine Milben gefunden werden, aber das Tier höchstwahrscheinlich an einer Skabiose leidet, sollte eine diagnostische Therapie erwogen werden. Bei Hunden mit Skabies ist ein erhöhter Serumspiegel an *Sarcoptes-canis*-spezifischem IgG nachweisbar.

Therapie
Die Behandlung muß die Eradikation der Milben auf dem Tier zum Ziel haben. Obwohl die Milben ohne einen Wirt in trockener Umgebung nicht überleben können, sollten die vom Tier häufig benutzten Plätze mit antiparasitären Lösungen oder Sprays behandelt werden. Alle Kontakttiere sollten mitbehandelt werden. Der gesamte Hund muß geschoren und dann der gesamte Körper in einer antiparasitären Lösung gebadet werden. Wirkungsvolle Akarizide sind Amitraz (dreimal in zweiwöchigen Abständen) und Lindan (wöchentliche Intervalle für mindestens 4 bis 6 Wochen). Die Prognose ist sehr gut.
Bei unter 4 Monaten alten Hunden sind die Akarizide möglicherweise toxisch. Daher sollte zunächst nur die Hälfte der Körperoberfläche auf einmal behandelt werden.

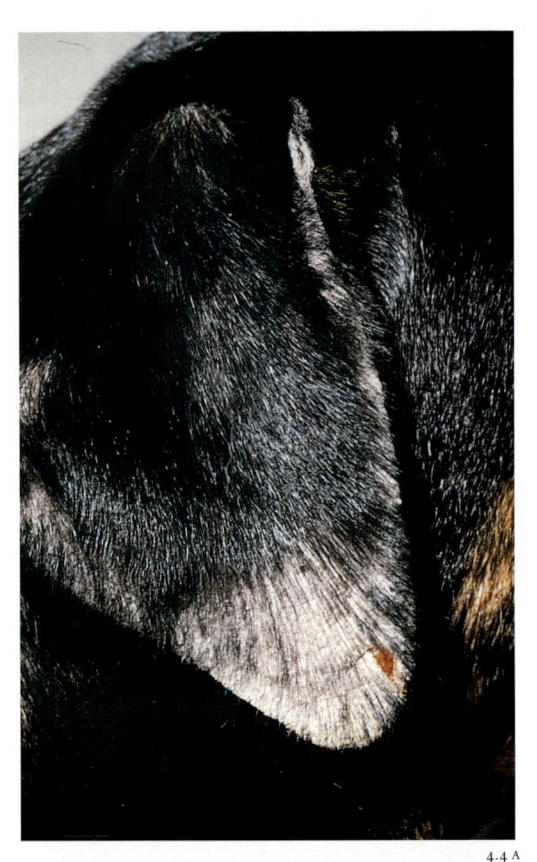

4.4 A Ohrränder mit Alopezie, Schuppen und Hyperkeratose, ein charakteristisches Bild der Sarkoptesräude.

4.4 B Mit Skabiose befallener Hinterlauf eines Hundes; ähnliche Veränderungen befanden sich auf dem Kopf, den Ohren und den Vorderläufen und zeigten das typische Verteilungsmuster.

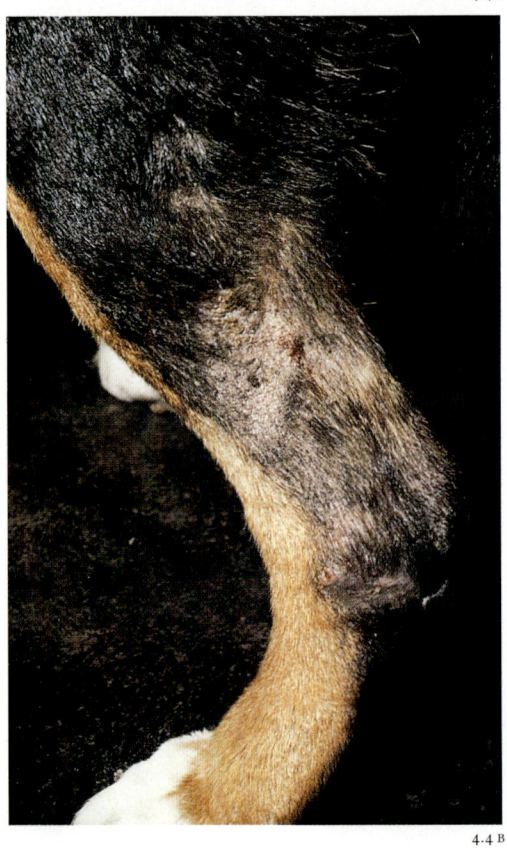

Um den intensiven Juckreiz zu lindern, ist die Gabe von Prednison (1 mg/kg täglich über 3 bis 5 Tage) angezeigt. Die Skabiose kann wirkungsvoll mit Ivermectin (0,2 mg/kg s.c.) behandelt werden. Normalerweise sind drei Injektionen mit 7 bis 10 Tagen Abstand ausreichend. Ivermectin sollte nie bei Schottischen Schäferhunden, Collies, Australischen Schäferhunden oder Bobtails verwendet werden, weil bei diesen Rassen dieses Präparat hoch neurotoxisch ist. Die Anwendung von Ivermectin bei der caninen Skabiose ist in den USA durch die FDA nicht zugelassen.

Diagnostische Parameter
Papeln; Krusten.

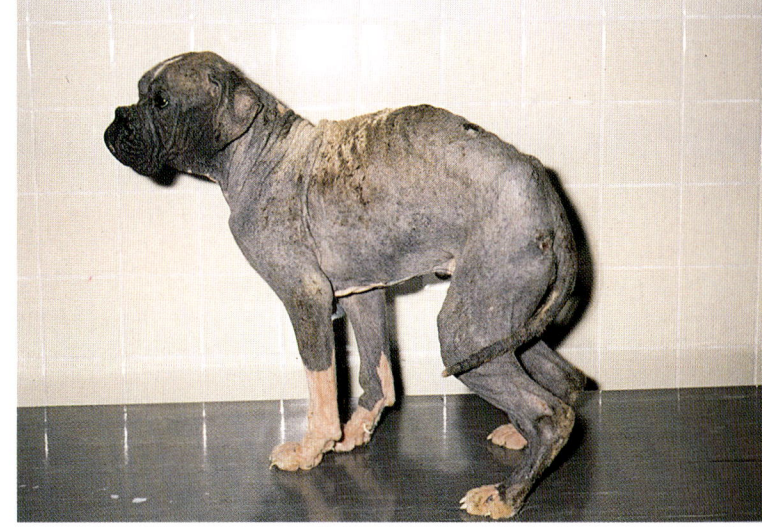

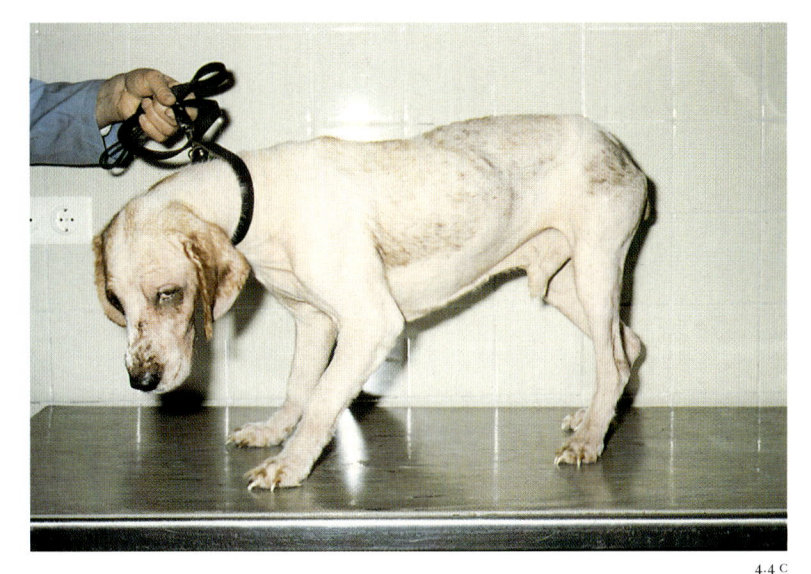

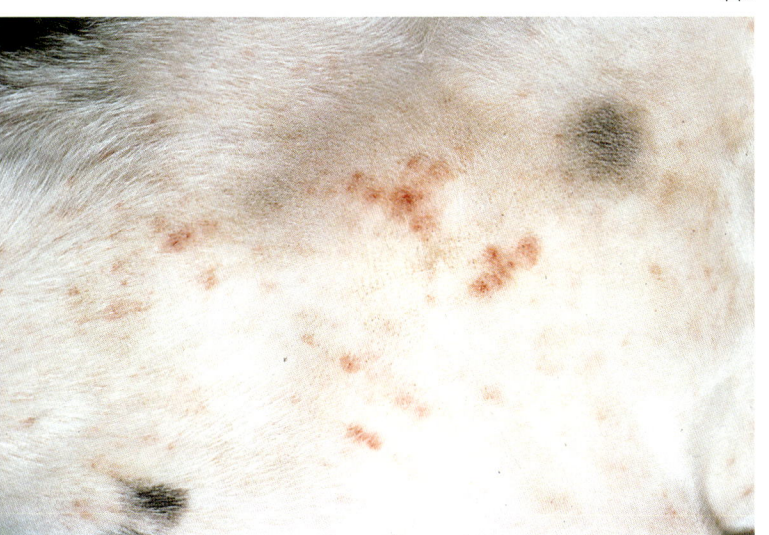

4.4 C Generalisiertes Erythem und Krusten, fokale Alopezie und offensichtlicher Gewichtsverlust bei einem Hund mit ausgeprägter Skabiose.

4.4 D Primäre papulöse Veränderungen bei der Skabiose.

4.4 E Generalisierte Skabiose bei einem Boxer mit ausgedehnter Hyperkeratose, Alopezie und Krustenbildung.

4.4 F Kurzbeinige *Sarcoptes-canis*-Milbe in einem Hautgeschabsel.

4.5 Demodikose

Allgemeines
Die Demodikose ist eine der häufigsten parasitären Erkrankungen beim Hund, aber selten bei der Katze. Demodex-Milben sind wirtspezifisch, deshalb kommen *Demodex canis* und *Demodex cati* nur beim Hund bzw. bei der Katze vor. Bei der Katze wurde eine zweite Milbenart (kurz mit stumpfem, abgerundetem Abdomen) nachgewiesen. Die Übertragung durch direkten Kontakt, so nimmt man an, erfolgt fast ausschließlich während der ersten Lebenstage und ist sehr selten beim erwachsenen Hund. Eine sekundäre T-Zell-Suppression wird bei generalisierter Demodikose in Verbindung mit einer Pyodermie beobachtet. Der generalisierten Demodikose der Katze können Hyperadrenokortizismus, FIV- oder FeLV-Infektion zugrunde liegen.
Obwohl die Krankheit in jedem Alter auftreten kann, sind Jungtiere empfänglicher, besonders Dobermannpinscher und Shar Peis. Insbesondere bei älteren Hunden können Immunschwäche oder eine Hypothyreose die Anfälligkeit erhöhen. Da es eine erbliche Prädisposition für die Erkrankung gibt, sollten Hündinnen, die einen befallenen Wurf hatten, von der Zucht ausgeschlossen werden.

Klinisches Bild
Bei **Hunden** tritt die lokale Form der Demodikose normalerweise als runder Fleck mit Alopezie und leichter Schuppenbildung sowie einem Erythem oder als erythematöser Fleck auf. In der Regel sind der Kopf und die Extremitäten betroffen. Der Juckreiz ist mild oder fehlt. Die generalisierte Form zeigt sich gewöhnlich als eine chronische Dermatitis mit Lichenifikation, Schuppen, Krusten und Hyperpigmentierung. Die Alopezie kann durch einen mäßigen bis starken Juckreiz und das dadurch bedingte Kratzen entstehen oder durch eine sekundäre Pyodermie in Form einer Follikulitis, Furunkulose oder Zellulitis. Eine sekundäre Seborrhö und eine Lymphadenopathie sind typisch für die generalisierte Demodikose.
Soweit bekannt, ist das klinische Bild der Demodikose der **Katze** ähnlich der des Hundes.

Diagnose
Die definitive Diagnose der Demodikose wird mittels tiefgreifender Hautgeschabsel und einer mikroskopischen Untersuchung gestellt. Eine kleine Zahl erwachsener Milben, Larven, Nymphen oder von Eiern sind eindeutig. Bei einer bestehenden Pyodermie sollte eine Bakterienkultur angelegt werden. Wenn eine Immunschwäche oder eine Hypothyreose vermutet werden, sind weitergehende Labortests angezeigt.

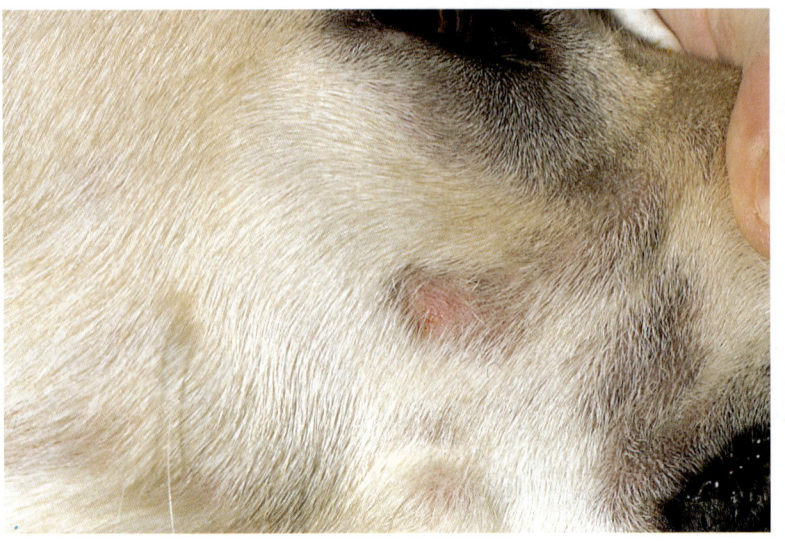

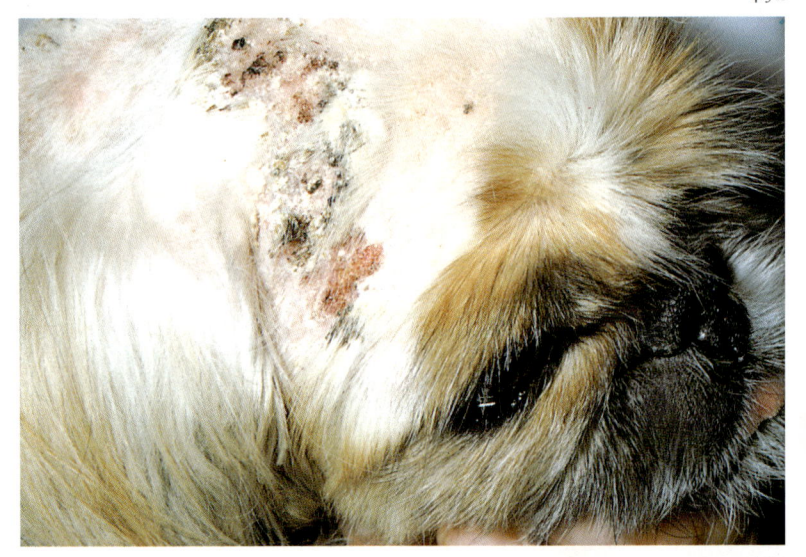

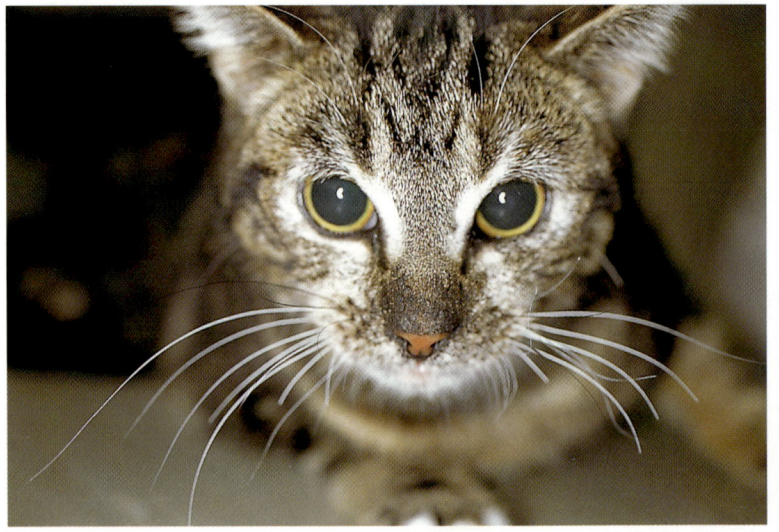

Therapie

Bei der generalisierten Demodikose werden die Tiere geschoren. Die sekundäre Pyodermie behandelt man wöchentlich mit antiseborrhoischen Shampoos, und entsprechend der Ergebnisse des Resistenztests werden für mindestens 4 Wochen Antibiotika verabreicht.

Die Milben werden durch Amitrazbehandlungen (10 ml auf eine 12,5%ige Stammlösung in 1 l Wasser), täglich auf eine Körperhälfte aufgetragen, abgetötet. Die Behandlung muß so lange durchgeführt werden, bis 2 Wochen lang keine Milben mehr nachgewiesen werden können. Die Prognose der generalisierten Demodikose ist mäßig, da mit dieser Behandlung nur ca. 70% der Hunde geheilt werden können. Obwohl bei 80% der lokalen Demodikosefälle im Verlauf eines Jahres eine spontane Remission auftritt, sollte diese Form behandelt werden, um eine Ausbreitung der Krankheit zu verhindern. Die betroffenen Stellen werden großzügig geschoren und täglich mit einer Amitraz-Lösung behandelt.

Eine persistierende Demodikose beim Hund läßt sich in 50% der Fälle erfolgreich therapieren durch die mehrmonatige orale Gabe von Milbemycin (0,5 mg/kg einmal oder zweimal täglich) oder Ivermectin (0,4–0,6 mg/kg einmal täglich). Vorübergehende neurologische Symptome (Lethargie, Ataxie) können dabei auftreten. Ivermectin ist kontraindiziert beim Collie, Shetland Sheepdog und Bobtail.

Bei der Katze spricht die Demodikose in der Regel auf 4 bis 6 Bäder im Abstand von einer Woche mit Amitraz (0,125%) oder Schwefelkalkbrühe an.

Diagnostische Parameter

Pusteln; Schuppen; Krusten; Flecken.

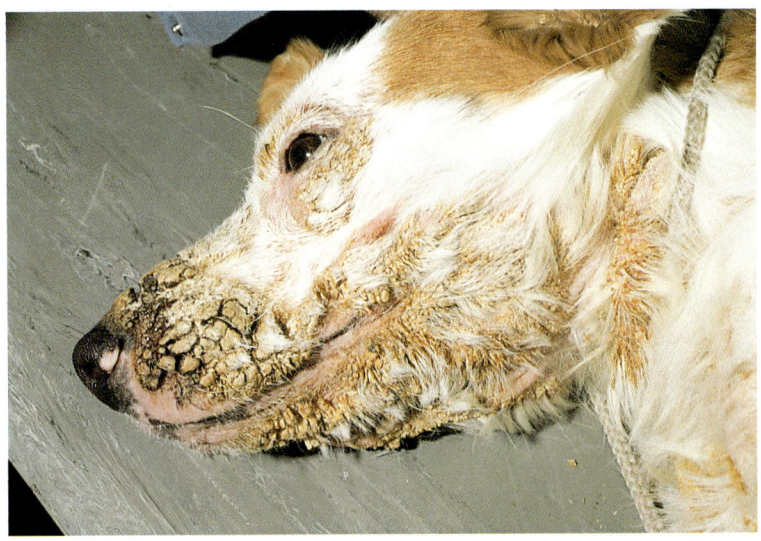

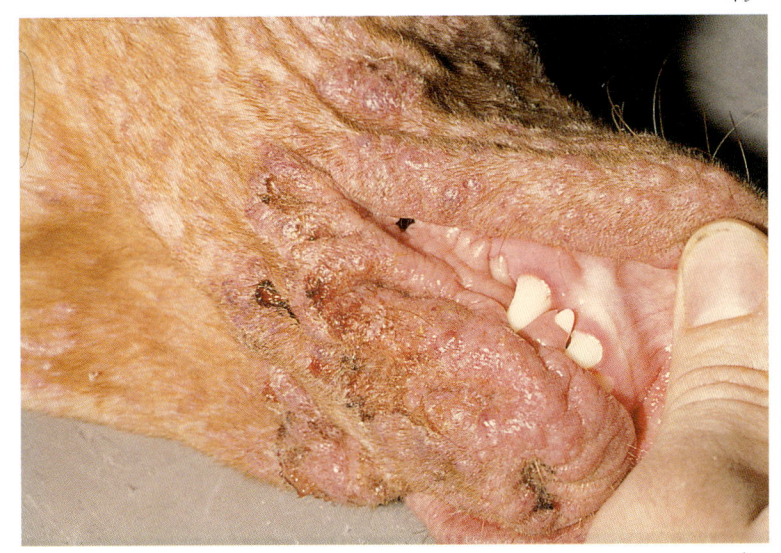

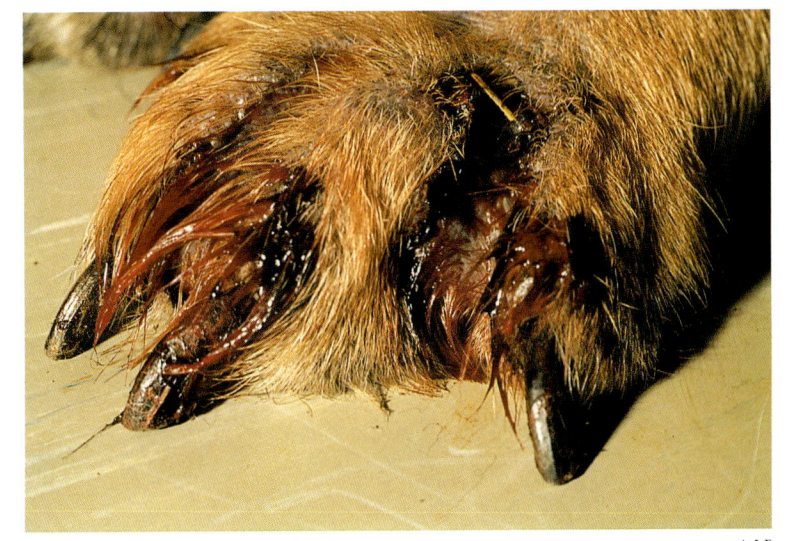

4.5 A   Fleckige Alopezie mit Hyperpigmentierung auf der Gesichtshaut (rechtes Auge im oberen Teil des Bildes).

4.5 B   Unregelmäßige Krusten am Kopf eines Pekinesen.

4.5 C   Hyperkeratose an Kinn und Maul einer Katze mit Demodikose.

4.5 D   Schwere Hyperkeratose am Kopf eines Hundes mit Demodikose.

4.5 E   Demodikose mit sekundärer Pyodermie. Man beachte die Follikulitis am Rand der oberen Lefze.

4.5 F   Pododermatitis, verursacht durch Demodikose.

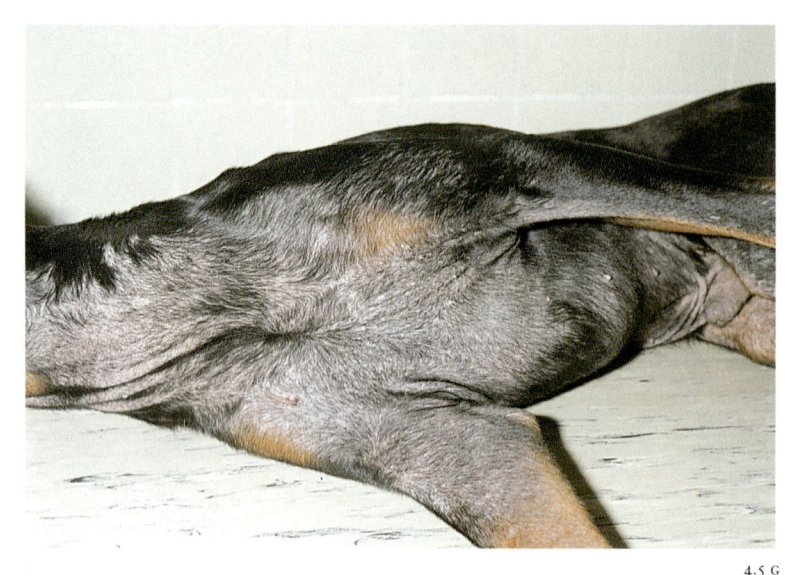

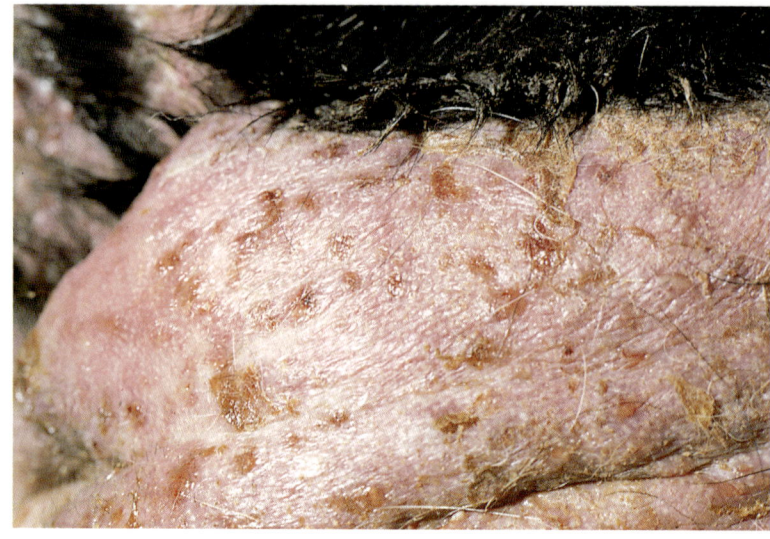

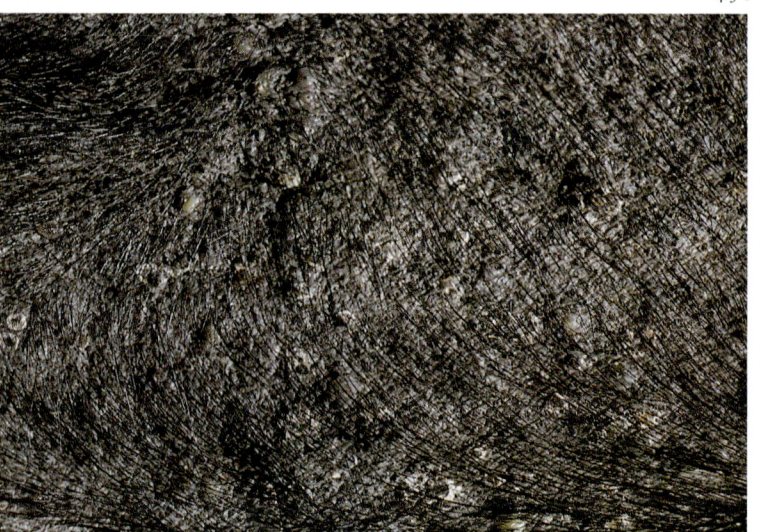

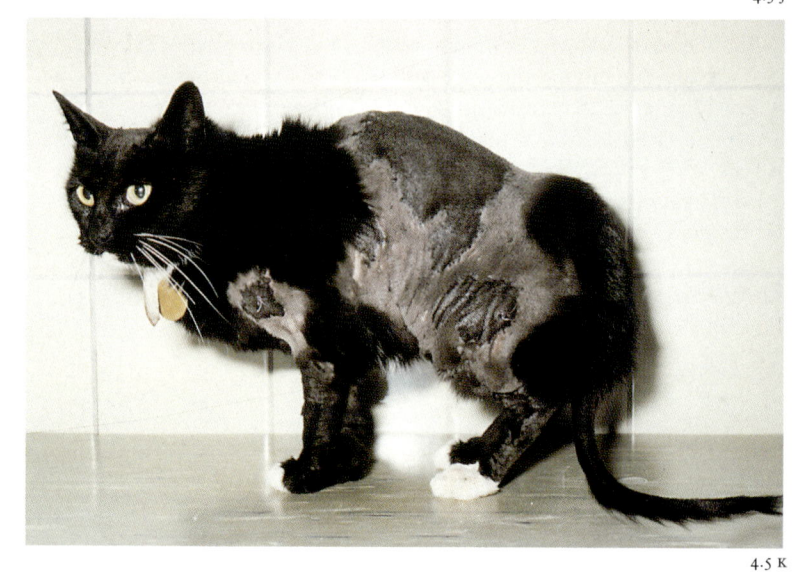

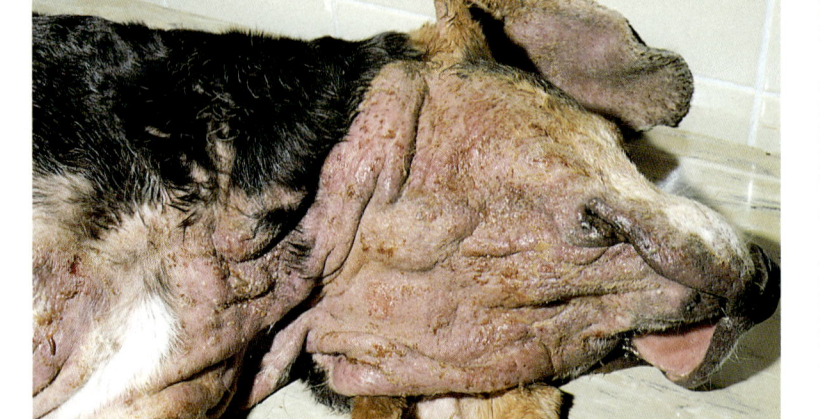

Kapitel 4   Parasitäre Erkrankungen / Demodikose   4.5

4.5 G   Genralisierte Demodikose bei einem Dobermannpinscher.

4.5 H   Ausschnitt aus Bild 4.5 G mit vielen Papeln und kleinen Pusteln, die von den betroffenen Haarfollikeln ausgehen.

4.5 I   Generalisierte Demodikose mit heftiger akuter Entzündung und einer Pyodermie.

4.5 J   Ausschnitt aus Bild 4.5 I, eine diffuse Entzündung mit Erythem, Papeln und Pusteln.

4.5 K   Fleckige Alopezie und eine geringgradige Dermatitis bei einer Katze mit Demodikose.

4.6 Zeckenbißinfektionen

4.6 A Zecke *(Ixodes ricinus)* auf leicht erythematöser Haut.

4.6 B Erythematöse, fleckige Veränderung durch eine Überempfindlichkeitsreaktion gegenüber einem Zeckenbiß (mit freundlicher Genehmigung von Dr. B. Ohlén, Schweden).

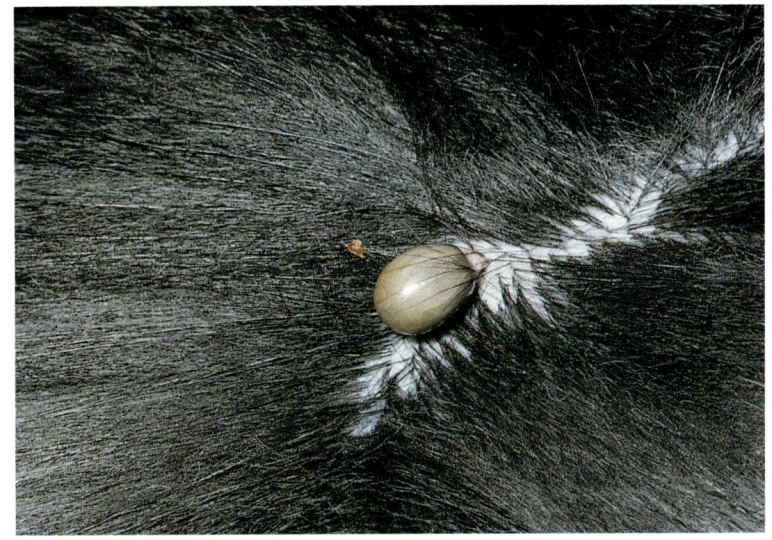

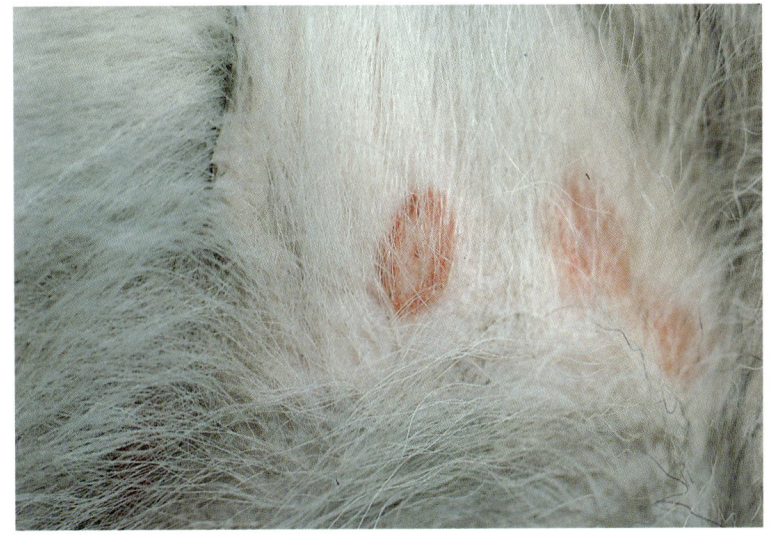

Allgemeines
Die wichtigsten Zeckenarten bei Hund und Katze sind *Rhipicephalus sanguineus, Ixodes ricinus* und *Dermacentor variabilis*. Die erstgenannten Arten kommen weltweit vor, während *Dermacentor variabilis* vor allem in Nordamerika, insbesondere an der Atlantikküste auftritt. Die Häufigkeit der Zeckeninfestation ist abhängig von der Temperatur, der Feuchtigkeit und der Verfügbarkeit eines Wirtes. *Rh. sanguineus* und *D. variabilis* können eine Babesiose, Ehrlichiose, Tularämie und Anaplasmose übertragen sowie die Zeckenparalyse verursachen.

Klinisches Bild
Die Zecken sitzen in ihren verschiedenen Entwicklungsstadien normalerweise am Hals, an den Ohren, dem Kopf und den Pfoten, aber sie können auch an anderen Körperteilen gefunden werden. Der Pruritus ist in der Regel nur minimal. Um die Zecke herum entsteht eine erythematöse Reaktion, aus der sich eine feste noduläre Läsion mit einer zentralen Pore aufgrund des Zeckenbisses entwickeln kann. Überempfindlichkeitsreaktionen gegenüber den Zeckenmetaboliten sind sehr selten. Die Veränderungen können wandernde, erythematöse, fleckige Reaktionen verschiedener Größe darstellen.

Diagnose
Die Diagnose ist mit dem Fund einer Zecke eindeutig. Die Vorgeschichte über eine Zeckeninfestation, Informationen über die Vegetation des Gebietes, wo der Hund normalerweise ausgeführt wird, und die Anwesenheit der Knötchen geben weitere Hinweise. Treten andere Hautveränderungen auf, sollten eine genaue klinische Untersuchung und zusätzlich eine Blutuntersuchung durchgeführt werden, um eine mögliche systemische Erkrankung, die durch Zecken übertragen werden kann, auszuschließen.

Therapie
Die Zecken werden in Äther, Alkohol oder Mineralöl eingeweicht und dann entfernt. Das Tier sollte in antiparasitären Lösungen, die Carbamat, Lindan (nur Hunde) oder Organophosphate enthalten, gebadet werden. Wenn es nötig ist, sollten sie mit den erwähnten Lösungen besprüht werden. Um eine Reinfestation mit Zecken zu vermeiden, sollten Büsche gemieden werden. Zusätzlich wirkt die lokale Applikation von Fenthiontropfen (20%ige Lösung für Hunde, 10%ige Lösung für Katzen alle 3 Wochen), die orale Gabe von Cythioat einmal wöchentlich oder ein Amitraz-Halsband (9%) in einigen Fällen vorbeugend.

Diagnostische Parameter
Knötchen; Flecken; Erytheme.

Kapitel 4   Parasitäre Erkrankungen / Pedikulose   4.7

4.7 Pedikulose

Allgemeines
Die beiden Läusearten, die Hunde befallen, sind *Trichodectes canis* (beißende Laus) und *Linognathus setosus* (blutsaugende Laus), während bei der Katze nur die beißende Laus *Felicola subrostratus* von Bedeutung ist. Läuse können ohne ihren Wirt kaum überleben. Ihr gesamter Lebenszyklus dauert 2 bis 3 Wochen. Die Übertragung erfolgt durch direkten Kontakt oder über kontaminierte Bürsten und Kämme. Normalerweise treten Läuse bei Jungtieren auf, die unter schlechten hygienischen Verhältnissen gehalten werden.
T. canis ist der Zwischenwirt für *Dipylidium caninum*.

Klinisches Bild
Der Juckreiz ist das wichtigste klinische Symptom. Papuläre Läsionen sind selten. Ein scharfer Geruch, Schuppen und an den Haaren klebende Nissen sind die deutlichsten zusätzlichen Symptome. Das Kratzen kann die Bildung von Exkoriationen und Krusten bewirken. Bei Jungtieren kann durch die Infestation mit blutsaugenden Läusen eine Anämie entstehen.

Diagnose
Die Läuse und die Nissen können mit dem bloßen Auge oder mit einem Vergrößerungsglas leicht gesehen werden.

Therapie
Alle Tiere sollten mit antiparasitären Lösungen, die z.B. Carbamat, Pyrethrumderivate, Organophosphate oder Lindan (nur Hunde) enthalten, zwei- oder dreimal in wöchentlichen Intervallen gebadet werden. Die Umgebung des Tieres sollte gesäubert und hygienische Maßnahmen getroffen werden, um eine Reinfestation zu verhindern.

Diagnostische Parameter
Exkoriationen; Krusten; Schuppen.

4.7 A   Multiple, weißliche Nissen im Fell eines jungen Hundes.

4.7 B   Am Haar klebende Nissen.

4.7 C   Mikroskopisches Bild von *Trichodectes canis*.

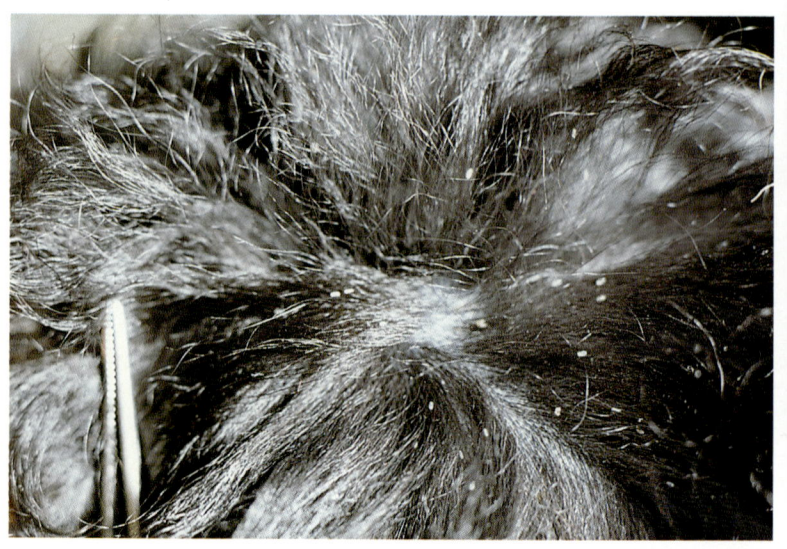

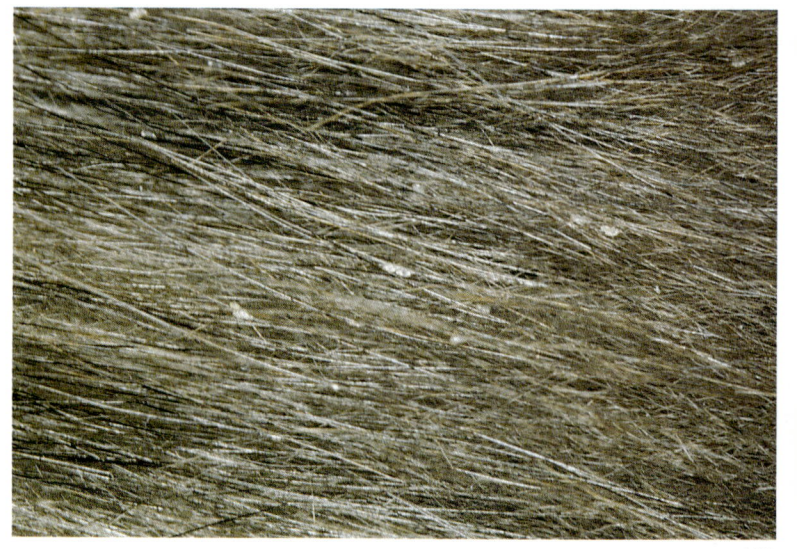

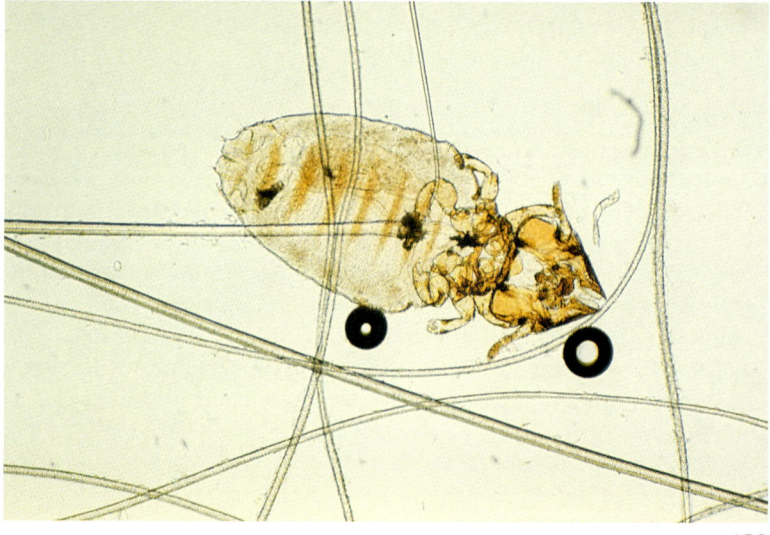

4.8 Myiasis

Allgemeines
Die Myiasis wird durch zwei Fliegenarten hervorgerufen. Die Calliphorae legen ihre Eier in feuchte Hautwunden, die Sarcophaginae deponieren die Eier direkt auf der Haut. Die Larven bewirken eine Zerstörung des Gewebes und schwere Sekundärinfektionen.

Klinisches Bild
Meistens ist eine offene Hautwunde vorhanden, da die Fliegen ihre Eier nur in feuchte Hautläsionen hineinlegen. Ein fauler Geruch ist typisch. Die Sekundärinfektionen sind durch mazeriertes Gewebe, Fisteln und Ulzera charakterisiert. Man sieht eine große Zahl von Larven. Die Tiere können aufgrund einer Toxämie eine Störung des Allgemeinbefindens zeigen.

Diagnose
Der Fund der Larven ist eindeutig.

Therapie
Das nekrotische Gewebe und die Larven sollten durch ein Spülen der Wunden mit Wasserstoffperoxid oder Povidonjodlösung zweimal täglich entfernt werden, bis das Problem gelöst ist. Eine lokale Wundbehandlung und systemische Antibiotikagaben können unterstützend wirken.

Diagnostische Parameter
Ulzera; Fisteln; Nekrosen.

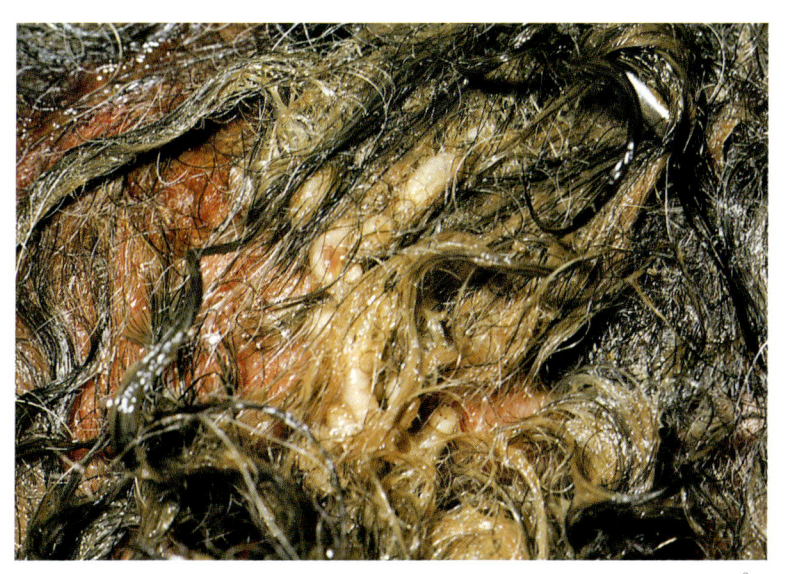

4.8 A Zahlreiche Larven im ulzerierenden Gewebe eines Lymphosarkoms.

4.9 Pulikose

Allgemeines
Die Flohart, der man bei Hund und Katze am häufigsten begegnet, ist *Ctenocephalides felis*. Andere Floharten, die gelegentlich gefunden werden, sind *Ct. canis* und *Pulex irritans*. Flöhe machen eine vollständige Metamorphose durch. Nur eine relativ kurze Zeit wird auf dem Tier zugebracht, der größte Teil des Zyklus findet in der Umgebung statt. Abhängig von der Temperatur, der Feuchtigkeit und der Anwesenheit eines Wirts beträgt der Lebenszyklus eines Flohs 3 Wochen bis zu 2 Jahre. *Ctenocephalides* spp. sind Zwischenwirte für *Dipylidium caninum*. Der Juckreiz wird durch den Flohbiß und die Freisetzung proteolytischer Enzyme, von Histamin und hyaluronidaseähnlichen Enzymen hervorgerufen.

Klinisches Bild
Die Symptome, die mit der Anwesenheit von Flöhen einhergehen, sind Anämie (besonders bei Hunde- und Katzenwelpen, wenn sie stark befallen sind), Verhaltensänderungen wie plötzliches Hochspringen und Rennen, Bandwurmbefall, Flohbißallergie (siehe 6.5) und Flohbißdermatitis.
Die primären Veränderungen einer Flohbißdermatitis sind Papeln, die sich in der Regel auf der Bauchhaut zeigen. Besonders bei **Katzen** entwickeln sich die Papeln schnell zu krustösen Veränderungen, die vor allem am Rücken, dem ventralen Abdomen und im Nacken auftreten. Durch Kratzen können sekundärer Haarausfall und Stellen mit abgebrochenem Haar verursacht werden.
Beim **Hund** entsteht eine ausgeprägte krustöse Dermatitis entlang des Rückens, besonders der lumbosakralen Region. Kleine Krusten und Papeln findet man normalerweise am Bauch und an den Hintergliedmaßen.
In schweren Fällen kommt es typischerweise zu einer Ausbreitung in die Achseln und den Nacken. Durch Flöhe kann auch eine pyotraumatische Dermatitis verursacht werden (siehe 2.1). Auch können eine sekundäre Seborrhö und Pyodermie entstehen. Eine Flohbißdermatitis kann sich in jedem Lebensalter entwickeln.

Diagnose
Die Anwesenheit der Flöhe oder von Flohkot auf dem Tier ist eindeutig. Zusätzlich geben ein Bandwurmbefall, papuläre Läsionen an den Beinen der Besitzer, sommerliche Exazerbationen und eine pyotraumatische Dermatitis weitere Hinweise.

Therapie
Wichtig für die Behandlung der Flohbißdermatitis ist die totale Ausrottung der adulten Flöhe, Larven, Puppen und Floheier am Tier und in seiner Umgebung. Deshalb sollte das folgende Flohkontrollprogramm durchgeführt werden:

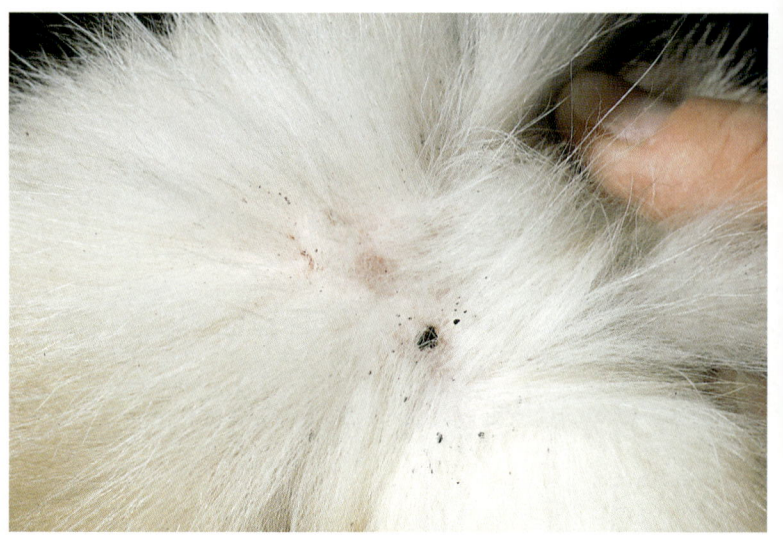

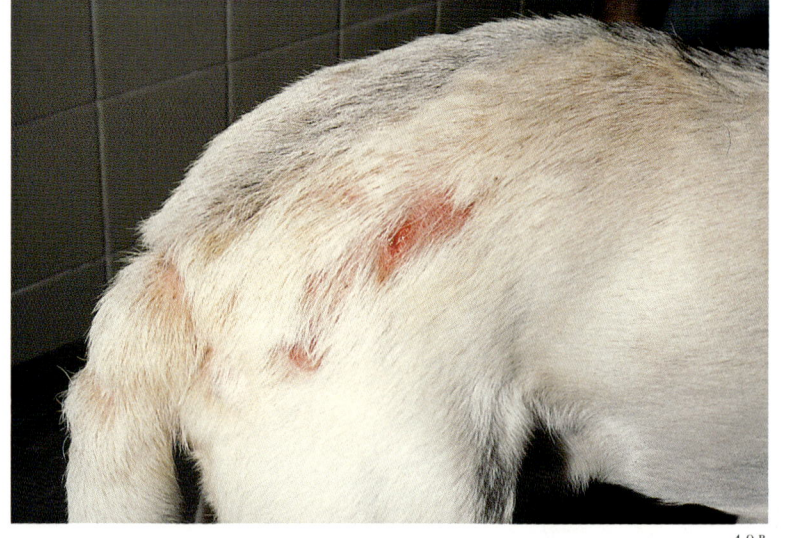

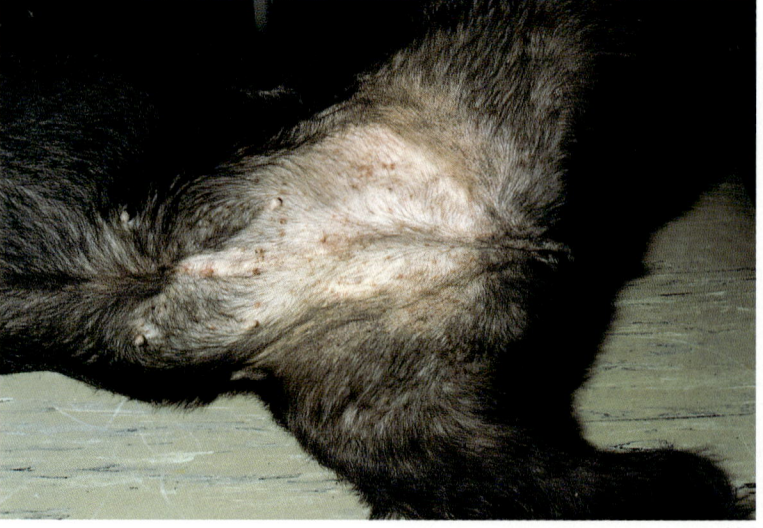

- Teppiche und Schlaf- und Liegeplätze des Tieres sollten häufig abgesaugt werden.
- Die Staubsaugerbeutel sollten fest verschlossen oder ein antiparasitäres Mittel hineingegeben werden.
- Decken und dergleichen im Lager des Tieres müssen gewaschen und mit antiparasitären Sprays, Aerosolen oder Pudern behandelt werden, die Fipronil oder Pyrethroide (natürlich oder synthetisch) sowie Wachstumsregulatoren enthalten.
- Die häusliche Umgebung des Kleintiers muß mit Pyrethroiden und Wachstumsregulatoren wie Methopren, Phenoxycarb oder Pyriproxifen behandelt werden, besonders gründlich Spalten, Risse und Winkel. Dies sollte in Abhängigkeit vom verwendeten Präparat alle 1 bis 3 Monate wiederholt werden. Die erneute Anwendung von Adultiziden kann nach 1 bis 2 Wochen notwendig werden, um die Population der aus den Kokons schlüpfenden Imagines klein zu halten.
- Die Umgebung des Tieres im Freien (Stellen ohne direkte Sonneneinstrahlung mit feuchtem Boden, Garagen, überdachte Plätze, im Bereich von Sträuchern) müssen alle 2 bis 3 Wochen mit Diazinon oder Chlorpyriphos besprüht werden.
- Die Tiere sollten mit antiparasitären Bädern oder Sprays behandelt werden, die natürliche oder synthetische Pyrethroide (z. B. Permethrin oder Deltamethrin), Fipronil oder Carbamate (z. B. Carbaryl, Propoxur) enthalten. Die Angaben der Hersteller sind dabei zu beachten. Zusätzlich sollte Lufenuron, ein Chitinsynthesehemmer, verabreicht werden. Nach 8 bis 12 Wochen wird der optimale Wirkungsgrad erreicht.

Eine erfolgreiche Flohbekämpfung umfaßt die gleichzeitige Behandlung betroffener Tiere, aller Kontakttiere sowie umfassende Bekämpfungsmaßnahmen in der Umgebung.

Eine sekundäre Pyodermie und Seborrhö müssen unabhängig davon mit Antibiotika sowie antiseborroischen und/oder juckreizstillenden (Hafermehl-)Shampoos behandelt werden.

Diagnostische Parameter
Papeln; Krusten.

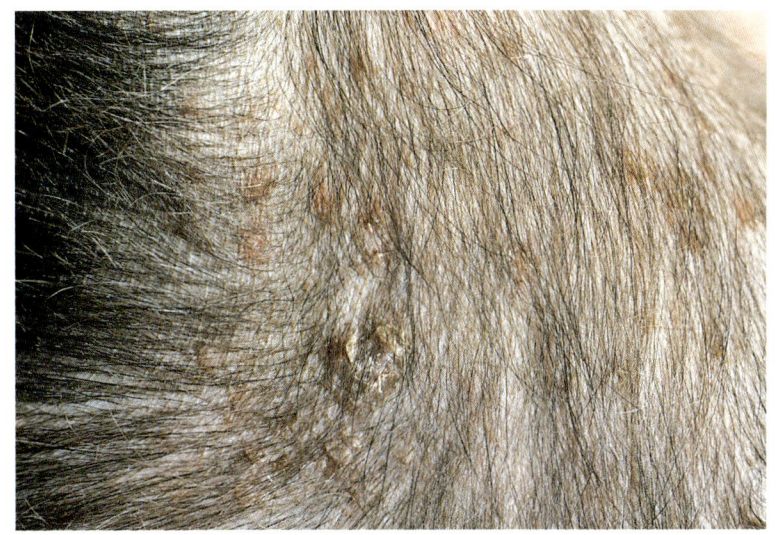

4.9 A   Flohkot und ein Floh im Fell einer Katze.

4.9 B   Dermatitis in der Lumbosakralregion eines Hundes mit Pulikose.

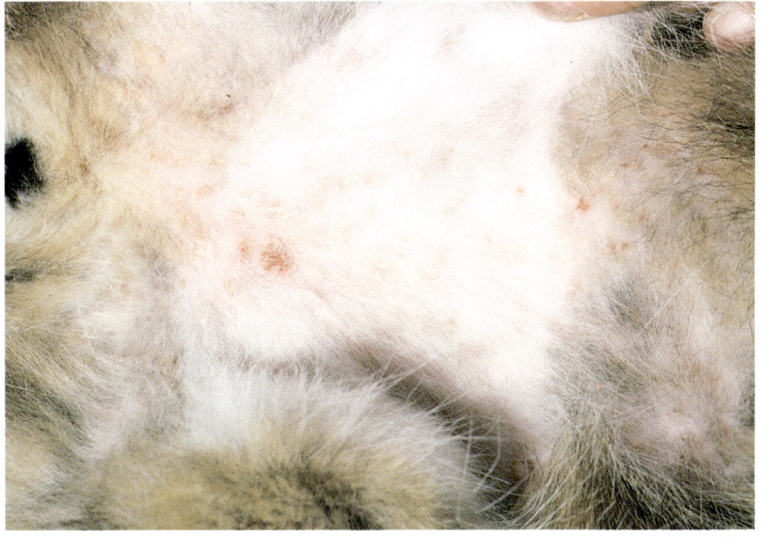

4.9 C   Multiple papuläre Reaktionen auf Flohbisse am Abdomen.

4.9 D   Ausschnitt aus Bild 4.9 C mit Papeln, Krusten und Erythem.

4.9 E   Papuläre Läsionen und miliare Krusten am Bauch einer Katze auf Grund einer Pulikose.

4.9 F   Ausgedehnte Krustenbildung auf dem Rücken einer Katze.

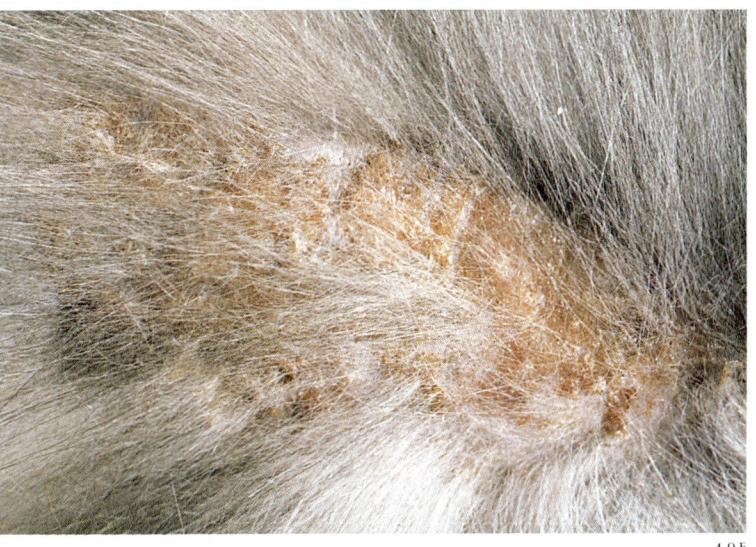

5. Virus- und Protozoeninfektionen

5.1 Feline Kuhpockeninfektion

5.1 A Katze mit Kuhpockenvirusinfektion mit erythematösen, krustigen Läsionen an Nase und Maul.

5.1 B Runde Flecken mit Alopezie und Krusten am Ohr.

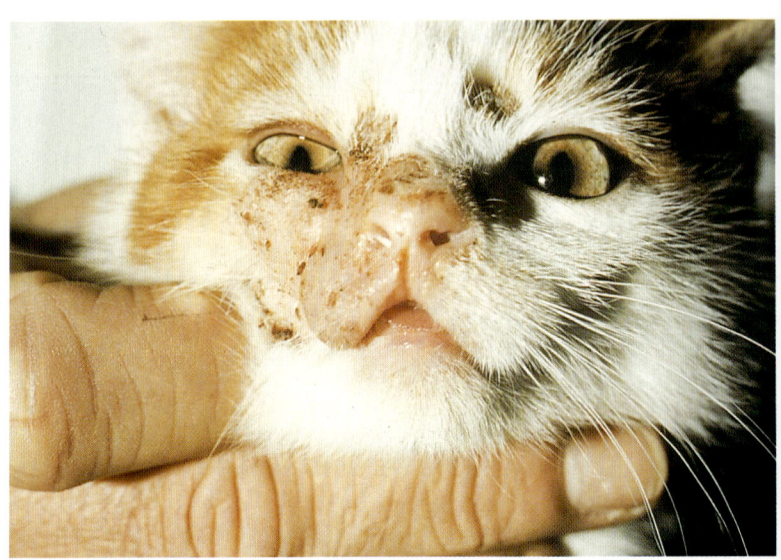

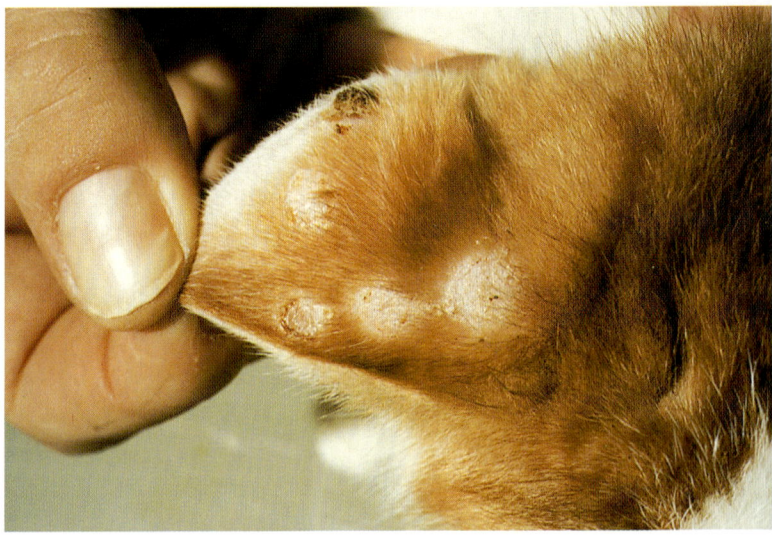

Allgemeines
Orthopoxvirus-Infektionen sind im allgemeinen selten bei der Katze. Es wurden jedoch Kuhpockenvirusinfektionen beschrieben, und auch eine spezifische feline Pockenvirusinfektion wurde in Betracht gezogen. Infizierte Kühe, Milch und kleine Nager sind das potentielle Virusreservoir.
Gelegentlich kann eine Pockenvirusinfektion von der Katze auf den Menschen übertragen werden. Es gibt keine bekannte Alters-, Rassen- oder Geschlechtsprädisposition für diese Krankheit.

Klinisches Bild
Hautveränderungen treten meistens am Gesicht, an den Ohren, Gliedmaßen und den Pfoten auf. Die Art der Läsionen variiert von Papeln über Vesikel, Plaques oder Krusten bis hin zu multiplen, runden, fleckigen Ulzerationen. Eine Beteiligung der oralen Mukosa wurde ebenfalls beobachtet. Systemische Krankheitserscheinungen können Fieber, Lethargie, Diarrhö und respiratorische Symptome einschließen. Letale Infektionen sind sehr selten.

Diagnose
Eine definitive Diagnose wird aufgrund der Pathohistologie, der serologischen Tests auf virusneutralisierende Antikörper und der Virusanzüchtung von frischem, schorfigem Material auf der Chorioallantoismembran von embryonierten Hühnereiern gestellt.
Ein charakteristischer histopathologischer Befund ist der Nachweis eosinophiler Einschlußkörperchen in den Keratinozyten. Die spezifischen Viruspartikel können elektronenmikroskopisch identifiziert werden.

Therapie
Die meisten Katzen genesen spontan innerhalb von 1 bis 2 Monaten. Nur gelegentlich ist eine zusätzliche Therapie nötig. Die Anwendung von Glukokortikoiden ist kontraindiziert.

Diagnostische Parameter
Papeln; Vesikel; Plaques; Ulzera.

Kapitel 5 Virus- und Protozoeninfektionen / Feline Kuhpockeninfektion 5.1   41

5.1 C Papeln und papulöse Krusten am Ohr bei feliner Kuhpockeninfektion.

5.1 D Ulzerationen an den Ballen und der Haut (Tarsus).

5.1 E Vesikelbildung an der Zunge bei feliner Kuhpockeninfektion.

5.1 F Ausgeprägte Beteiligung der oralen Mukosa mit Bläschenbildung, Erosionen und Ulzerationen.

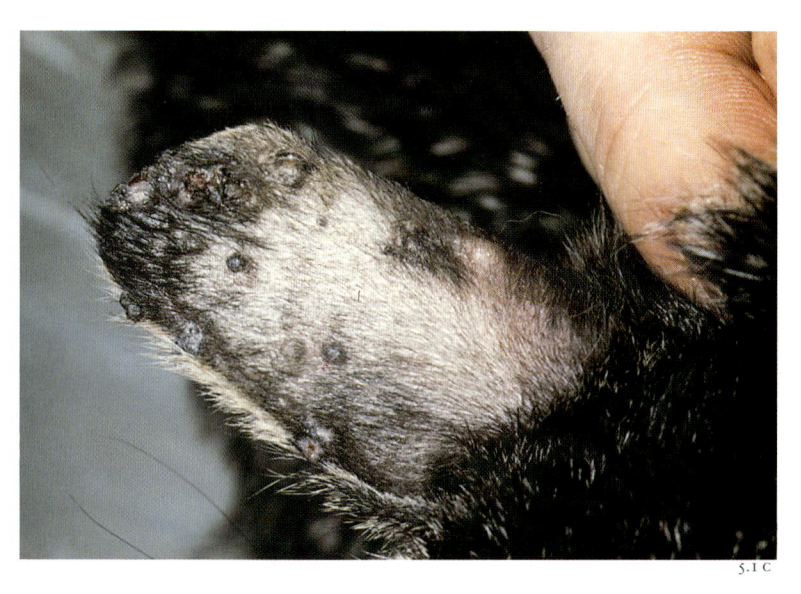

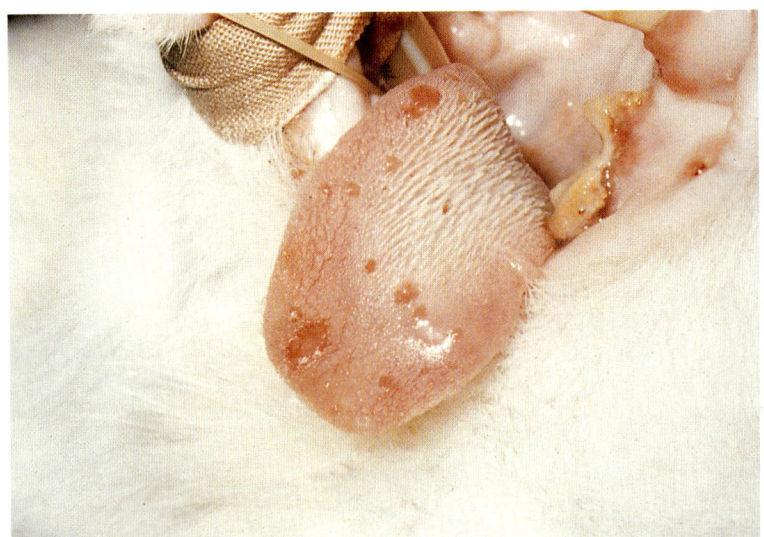

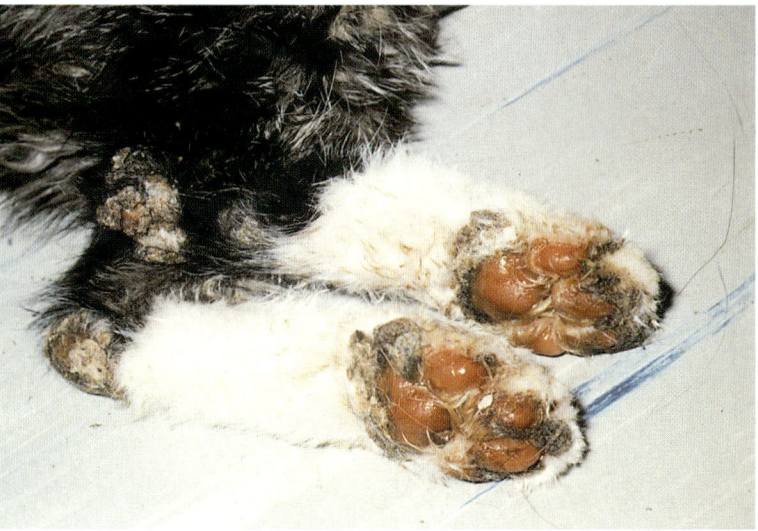

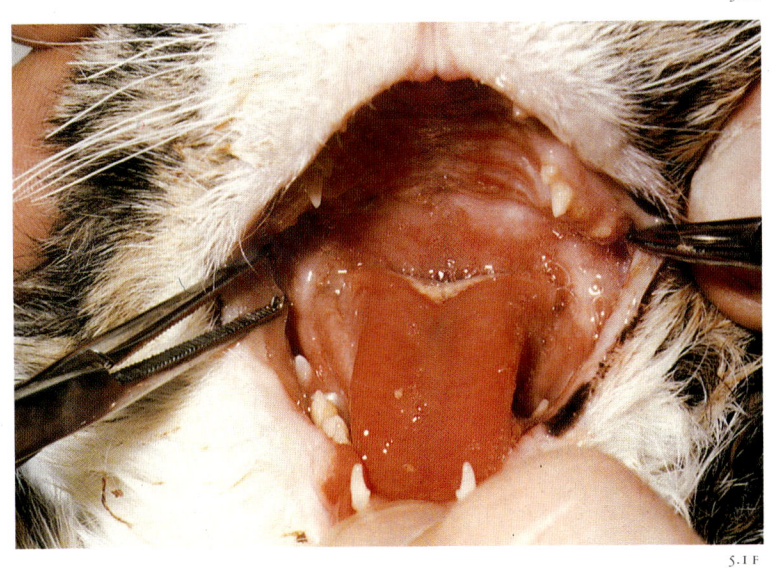

Kapitel 5   Virus- und Protozoeninfektionen / Leishmaniose   5.2

5.2 Leishmaniose

Allgemeines

Die Leishmaniose ist eine endemisch vorkommende Krankheit im Mittelmeerraum, Portugal, Südamerika, dem Mittleren Osten, dem Fernen Osten und einigen Teilen Nordamerikas (Texas und Oklahoma). Besonders Hunde sind betroffen. Die Krankheit wird durch verschiedene *Leishmania*-Arten verursacht, von denen *Leishmania donovani* die wichtigste ist. Die Leishmaniose wird durch blutsaugende Sandfliegen übertragen. Die Inkubationszeit beträgt mehrere Monate bis Jahre.

Klinisches Bild

Die Hautveränderungen der Leishmaniose sind sehr unterschiedlich. Eine nicht juckende exfoliative Dermatitis wird gewöhnlich an den Ohrmuscheln, dem Gesicht und den Pfoten gesehen. Auf der Haut können Knötchen, Erosionen und Geschwüre entstehen. Pustuläre Veränderungen sind die Ausnahme. Eine Ulzeration der Ohrspitzen, Depigmentierung, Erosion und Ulzeration auf der Nase, brüchige Nägel, Paronychia, Muskelatrophie und Lymphadenopathie werden häufig beobachtet. In den Bereichen mit einer Alopezie können große weißliche Schuppen vorhanden sein. Hunde, die an einer Leishmaniose leiden, können auch Gewichtsverlust, Leistungsverlust, Somnolenz und intermittierendes Fieber sowie gastrointestinale Symptome, Polyarthritis, Polydipsie, Glomerulonephritis, Keratokonjunktivitis und Anämie zeigen.

Diagnose

Wenn sich der Hund laut Vorgeschichte in einem der Endemiegebiete aufgehalten hat und er die charakteristischen Symptome zeigt, weist dies auf eine Leishmaniose hin. Ein positiver indirekter Immunfluoreszenztest auf Anti-*Leishmania*-Antikörper bei einem klinisch verdächtigen Hund ist eine wertvolle Hilfe bei der Diagnosestellung. Die Nadelaspirationsbiopsie von vergrößerten Lymphknoten oder Knochenmark zeigt u.U. die Amastigoten. Blutuntersuchungen und Urinanalysen sollten gleichfalls durchgeführt werden. Bei den meisten Leishmaniose-Fällen findet man eine Hypergammaglobulinämie. Die histopathologische Untersuchung der Hautbiopsien wird einen Pemphigus oder Lupus erythematosus ausschließen, aber zusätzlich sollte man immer Hautgeschabsel durchführen.

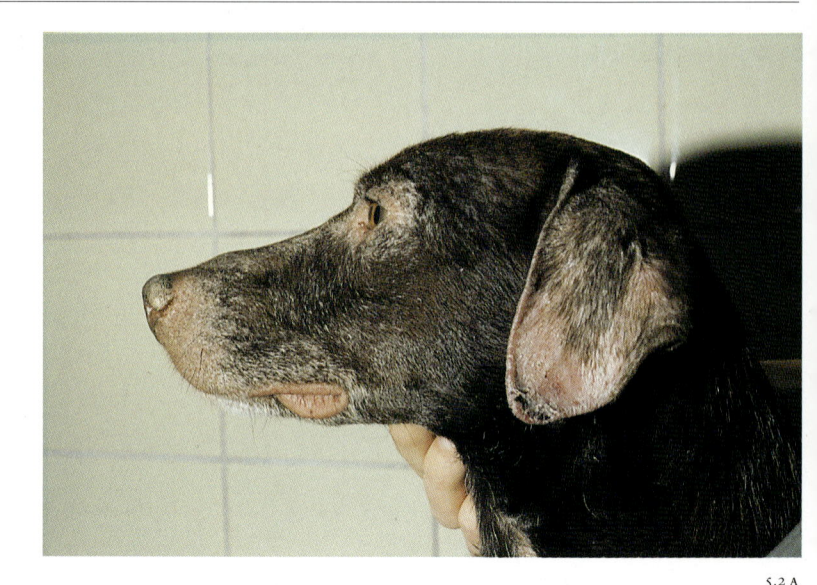

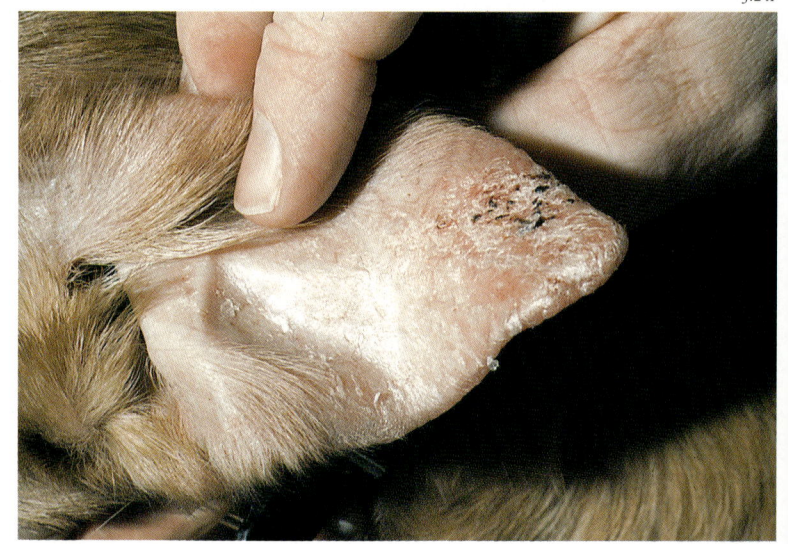

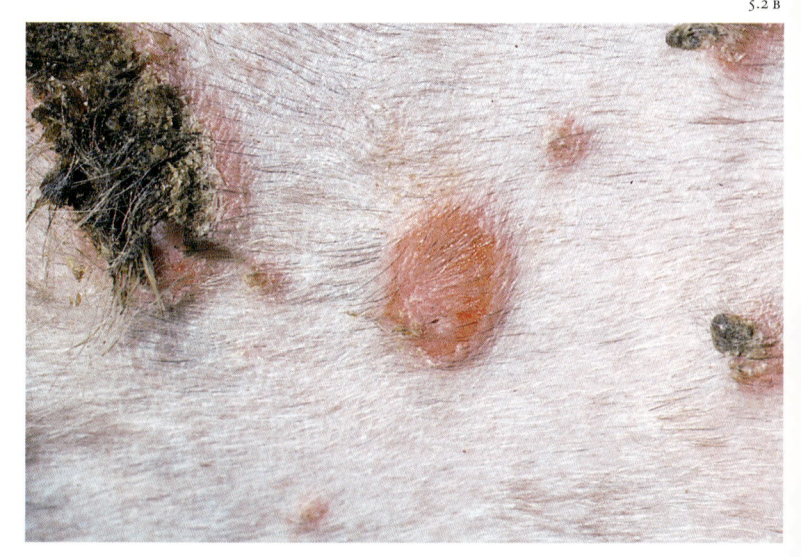

Therapie

Megluminantimonat ist das am häufigsten angewandte Medikament zur Behandlung der Leishmaniose. Tägliche Injektionen (100 mg/kg s.c.), über mindestens 3 bis 4 Wochen ununterbrochen verabreicht, sind normalerweise wirkungsvoll. Die Mehrzahl der Hunde zeigt eine bemerkenswerte klinische Besserung, vorausgesetzt, die glomeruläre Filtration ist nicht ernstlich herabgesetzt. Rezidive können jedoch nicht verhindert werden und eine wiederholte Behandlung kann nötig sein. Es können sich eine Therapieresistenz oder Komplikationen wie eine Iridozyklitis oder Nierenversagen einstellen.

Darüber hinaus hat sich bei vielen Hunden die Anwendung von Allopurinol (7 mg/kg dreimal täglich oral) als hilfreich erwiesen.

In Einzelfällen wurde eine Infektion des Menschen durch direkten Kontakt zu einem erkrankten Tier beschrieben. Deshalb sollte der direkte Kontakt mit Injektionsnadeln und organischem Material aus offenen Wunden leishmaniosekranker Hunde unbedingt vermieden werden.

Diagnostische Parameter

Schuppen; Knötchen; Ulzera; Krusten; Depigmentierung; Pusteln.

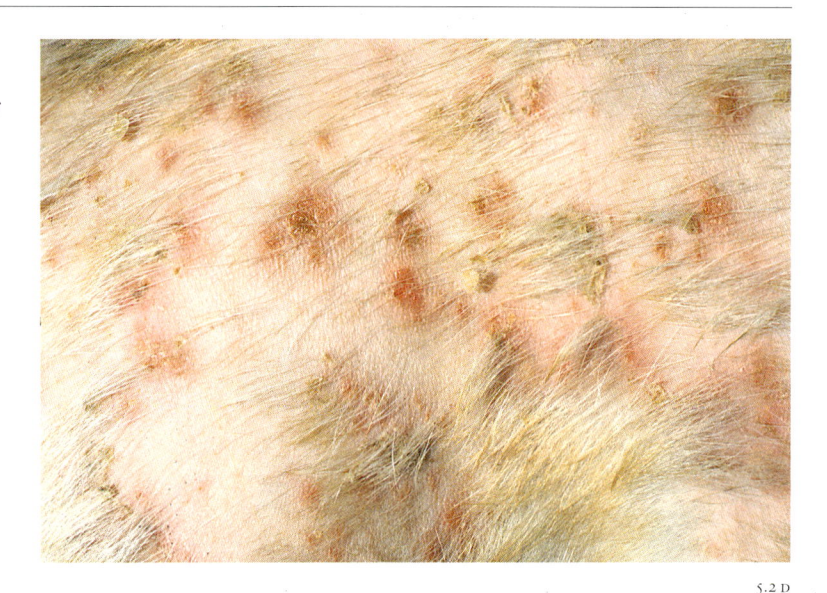

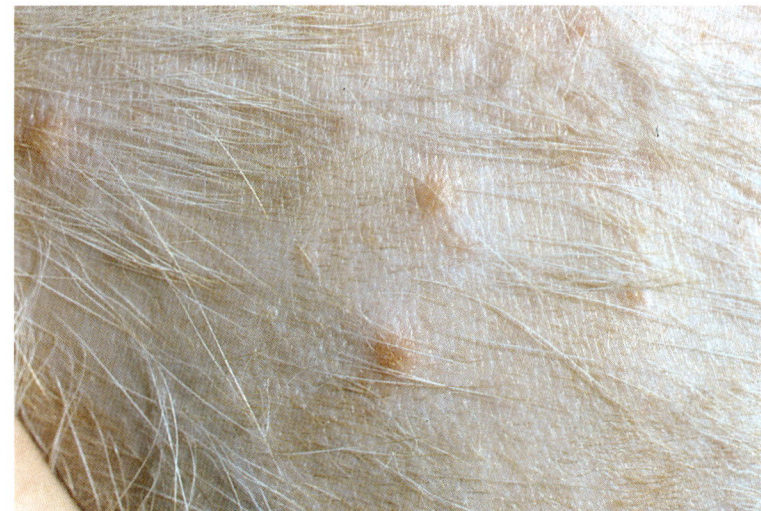

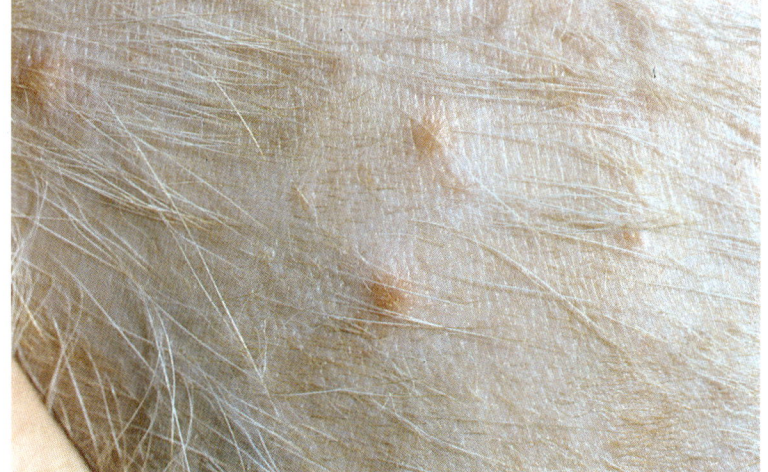

5.2 A   Leicht schuppendes Erythem und Alopezie bei caniner Leishmaniose.

5.2 B   Eine Krustenbildung an der Ohrspitze mündet oft in eine Nekrose und Ulzeration.

5.2 C   Multiple, unregelmäßig begrenzte Knötchen mit superfizieller Erosion und Krusten.

5.2 D   Pustuläre Läsionen und kleine Erosionen auf der Bauchhaut.

5.2 E   Pustuläre Follikulitis bei caniner Leishmaniose.

5.2 F   Knochenmarksausstrich mit zahlreichen Amastigoten.

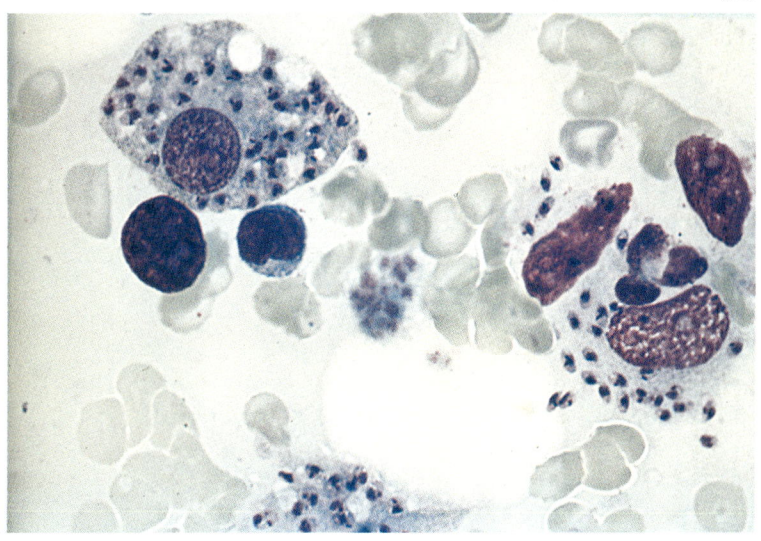

6. Immunologische Erkrankungen

6.1 Canine Atopie (atopische Dermatitis)

Allgemeines
Die canine Atopie (Syn. atopische Dermatitis oder canine Dermatitis durch Inhalationsallergene) ist eine erbliche Überempfindlichkeit gegenüber inhalierten Allergenen, die ca. 10% aller Hautveränderungen bei Hunden verursacht.
Die Allergie ist eine Überempfindlichkeitsreaktion vom Typ I, was bedeutet, daß viele verschiedene Allergene zur Bildung allergenspezifischer Antikörper (IgE und IgGd) führen können. Eine Reaktion dieser Antikörper, die an die Oberfläche von Mastzellen in der Haut gebunden sind, mit dem spezifischen Allergen induziert die Freisetzung von Mediatoren, die eine Entzündung und Juckreiz erzeugen. Proteolytische Enzyme, Histamin und Leukotriene sind die häufigsten Mediatoren.
Das Alter zu Beginn der Erkrankung liegt bei 75% der erkrankten Hunde zwischen ein und drei Jahren. Bestimmte Rassen sind dafür bekannt, eine Prädisposition für die Atopie zu besitzen, so der Deutsche Schäferhund, Boxer, Labrador Retriever, Golden Retriever, Cairn Terrier, West Highland White Terrier, Foxterrier, Irische Setter, Pudel und Zwergschnauzer. Abhängig von dem involvierten Allergen kann die Atopie saisonal auftreten oder ganzjährig vorhanden sein. 30% der nichtsaisonalen Allergien entwickeln sich zu einem das ganze Jahr über bestehenden Problem.

Klinisches Bild
Bei einer großen Zahl von Hunden zeigt sich der Juckreiz durch Lecken der Pfoten, Reiben des Kopfes und Scharren. Die dadurch entstehende Dermatitis beginnt mit einem Erythem, aus dem sich eine unspezifische Dermatitis mit Lichenifikation, Krusten, Alopezie und/oder sekundärer Pyodermie und Seborrhö entwickeln kann. Die Pfoten, das Gebiet um die Augen, Schnauze, Achseln, Flexor- und Extensorseite der Gliedmaßen und die Leisten sind in der Regel betroffen.
Andere Symptome bei atopischen Hunden können wiederholtes Niesen, Tränenfluß aufgrund einer allergischen Konjunktivitis, Otitis externa und eine Verfärbung des Fells durch den Speichel sein.
Eine Hyperhydrose tritt bei 10 bis 20% der atopischen Hunde auf. Asthma ist eine seltene Manifestation der Krankheit.

Diagnose
Eine definitive Diagnose der Atopie kann auf der Basis der unten aufgelisteten Kriterien gestellt werden, jedoch ist die einzige Methode, das kausale Allergen zu finden, der Intradermaltest.
80% der aufgrund der klinischen Symptome atopieverdächtigen Hunde zeigen gegenüber Inhalationsallergenen eine Hautreaktion vom Soforttyp.

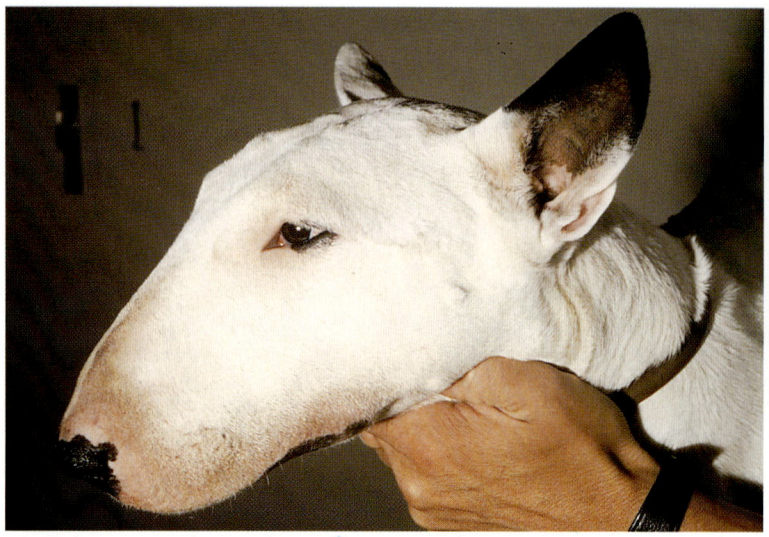

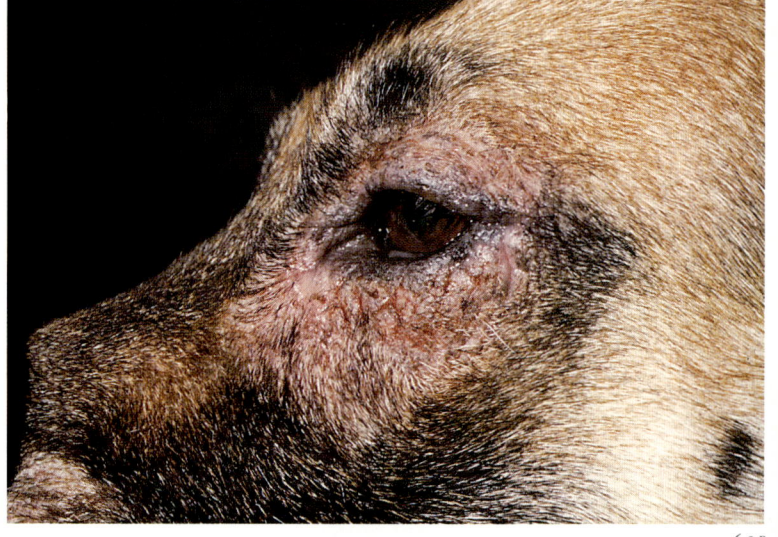

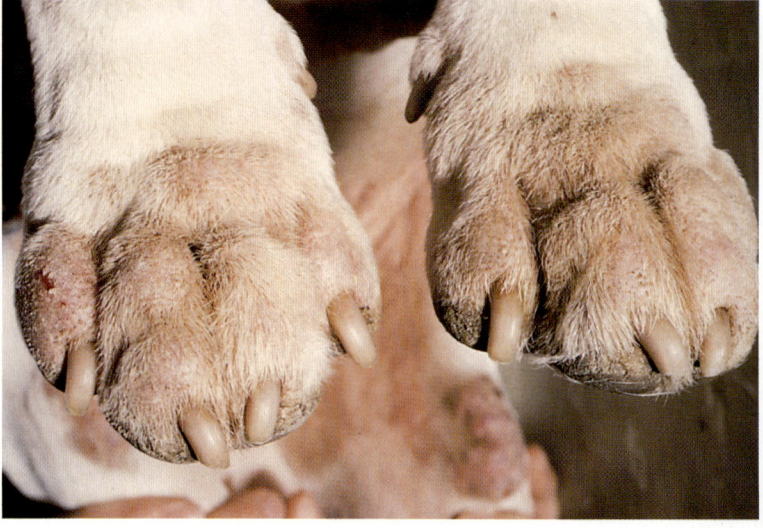

Es ist wichtig, den Hauttest mit für Hunde standardisierten Allergenen, einem Standardvolumen von 0,05 ml und mit für die geographische Lage repräsentativen Allergenen, soweit es die Pollen betrifft, durchzuführen. Allergene, die häufig eine Rolle spielen, sind Gräser-, Baum- und Kräuterpollen, Schuppenextrakte von Hunden, Katzen und Geflügel, menschliches Epithel, Pilze, Hausstaub, Hausstaubmilben und Futtermilben wie *Acarus siro* und *Tyrophagus putrescentiae*. Kochsalz- und Histamininjektionen müssen als negative und positive Kontrolle mitgeführt werden. Glukokortikoide, Tranquillizer und Sedativa können falsch-negative Testreaktionen zur Folge haben und sollten vor dem Test nicht angewendet werden; Xylazin, Ketamin, Diazepam und Medetomidin sollten nur in Ausnahmefällen gegeben werden.

Eine Hautreaktion wird als positiv angesehen, d.h. sie ist von Bedeutung, wenn die Schwellung einen Durchmesser aufweist, der gleich oder größer ist als der halbe Durchmesser der beiden Kontrollen zusammen. Die Übereinstimmung zwischen Hauttest und Allergietest in vitro (ELISA, RAST; IgE und IgGd) liegt zwischen 40 und 80% und hängt von den verwendeten Allergenen ab. Bei der Auswahl von Allergenen für eine Hyposensibilisierung sollten deshalb die Ergebnisse dieser Tests kombiniert werden.

Die folgenden diagnostischen Kriterien wurden vorgeschlagen:

A. Mindestens drei der folgenden Hauptsymptome sollten vorhanden sein:
1. Pruritus
2. Faziale und/oder digitale Beteiligung
3. Lichenifikationen der Beugeseiten des Tarsus oder der Streckseiten des Carpus
4. Chronische oder chronisch rezidivierende Dermatitis
5. Eine individuelle oder familiäre Prädisposition für eine Atopie
6. Eine Rassenprädisposition

B. Mindestens drei der folgenden Symptome untergeordneter Bedeutung sollten vorhanden sein:
1. Beginn der Erkrankung vor dem 3. Lebensjahr
2. Faziales Erythem und Cheilitis
3. Bilaterale follikuläre Konjunktivitis
4. Superfizielle Staphylokokkenpyodermie
5. Xerosis
6. Hyperhydrose
7. Sofortige Hauttestreaktion
8. Erhöhtes allergenspezifisches IgGd
9. Erhöhtes allergenspezifisches IgE

Therapie

Die Allergenvermeidung ist nur gelegentlich möglich (z.B. bei der Allergie auf Federn in einem Kissen). Häufiger kommen therapeutisch Glukokortikoide, Antihistaminika, essentielle Fettsäuren und eine Hyposensibilisierung zum Einsatz. Der Effekt von Antihistaminika und essentiellen Fettsäuren ist limitiert (durchschnittlich 20–25% bei Antihistaminika und 11% bei Eicosapentaensäure). Dennoch kann es sich lohnen, diese Medikamente in Kombination mit Glukokortikoiden einzusetzen, da sie im Gegensatz zu letzteren keine schwerwiegenden und lang dauernden Nebenwirkungen haben und mit ihnen teilweise die für die Kontrolle des Juckreizes notwendige Prednisondosis reduziert wer-

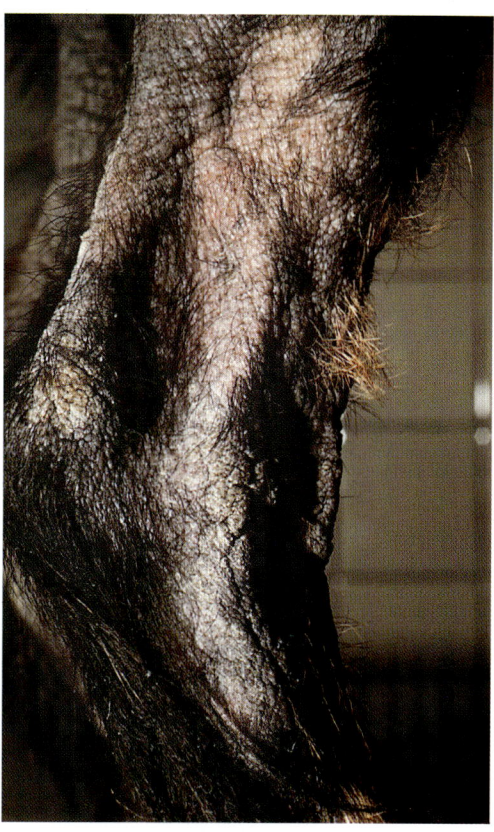

6.1 A Atopischer Bullterrier, Mitbeteiligung der Schnauze und der Lefze.

6.1 B Periokulare atopische Dermatitis mit Erythem und Lichenifikation bei einem Deutschen Schäferhund.

6.1 C Belecken der Pfoten eines atopischen Hundes kann zu einer digitalen Dermatitis führen.

6.1 D Lichenifikation der tarsalen Hautoberfläche.

6.1 E Beteiligung der Flexorseite der Ellenbogen.

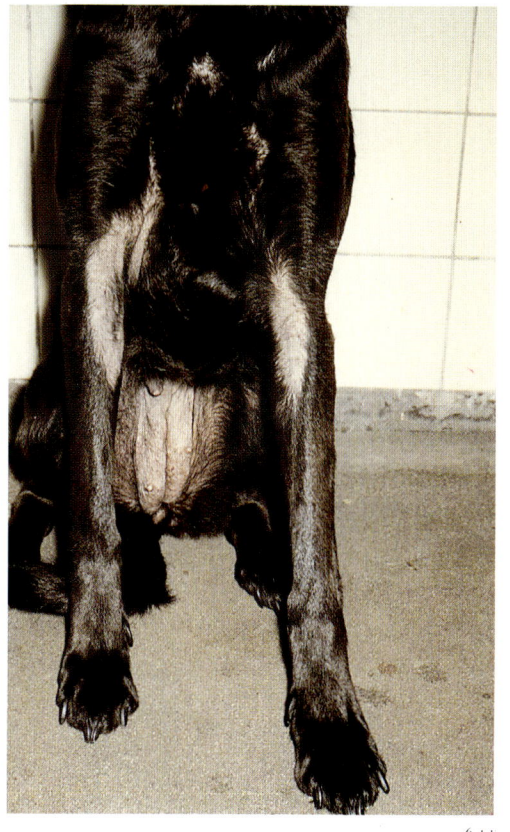

den kann. Die beim Hund am häufigsten angewandten Antihistaminika sind Hydroxyzin (2 mg/kg dreimal täglich) und Chlorpheniramin (0,4 mg/kg dreimal täglich).

Prednison ist bei Hunden mit einer kurzzeitigen, saisonalen Allergie angezeigt, bei Hunden, deren Allergie durch eine Hyposensibilisierung nicht unter Kontrolle gehalten werden kann und bei Hunden, die so alt sind, daß eine positive Wirkung durch eine Hyposensibilisierung über einen längeren Zeitraum nicht zu erwarten wäre. Prednison wird oral in einer Dosis von 1 mg/kg täglich für 7 bis 10 Tage verabreicht, danach wird diese Dosis nur noch jeden 2. Tag gegeben und dann auf die niedrigste, noch wirksame Erhaltungsdosis reduziert.

Die Hyposensibilisierung oder Immuntherapie ist bei ca. 70% der Hunde erfolgreich. Die Wirkung dieser Therapie sollte 6 bis 8 Monate nach ihrem Beginn beurteilt werden, um ihre Langzeitwirkung abschätzen zu können. Zu diesem Zeitpunkt muß mindestens eine 50%ige Besserung eingetreten sein. Wenn sich die Hyposensibilisierung als wirkungsvoll erweist, sind alle 2 bis 3 Monate Boosterinjektionen notwendig.

Diagnostische Parameter
Erytheme; Lichenifikation.

6.1 F Erythem und Lichenifikation der Achseln eines atopischen Hundes.

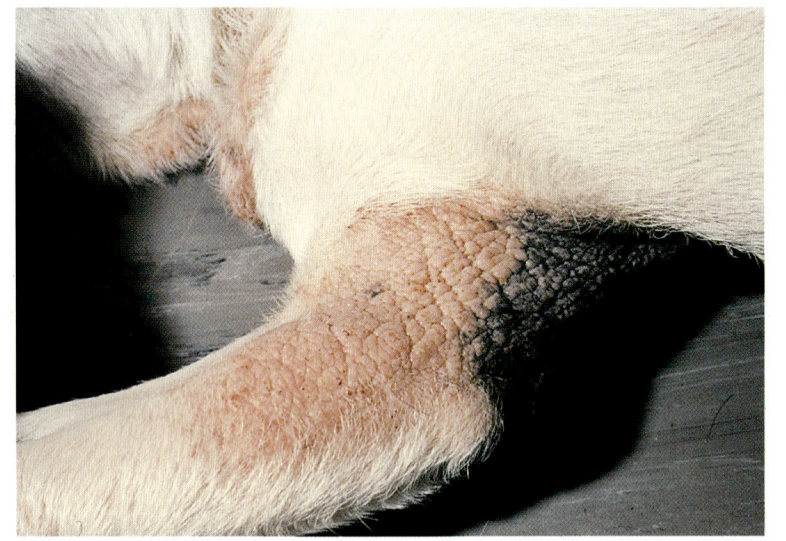

6.1 G Chronische atopische Dermatitis mit Hyperpigmentierung und Hyperkeratose des Abdomens.

6.1 H Chronische Otitis externa bei einem Dalmatiner mit atopischer Dermatitis.

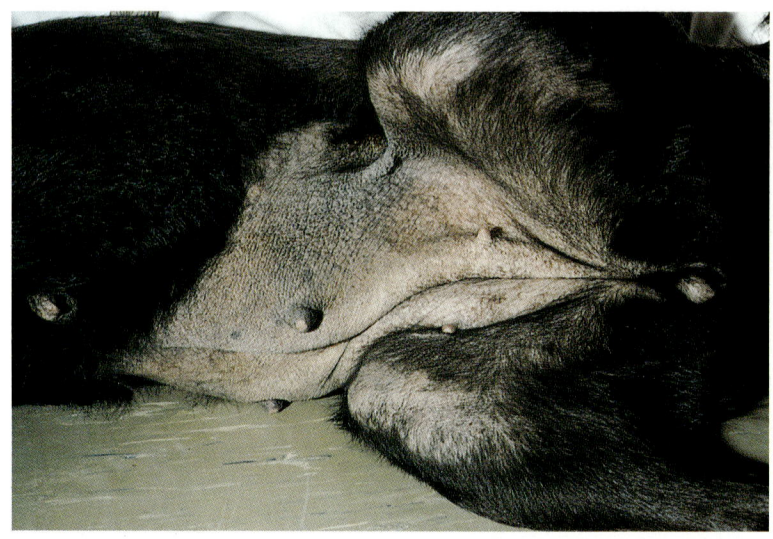

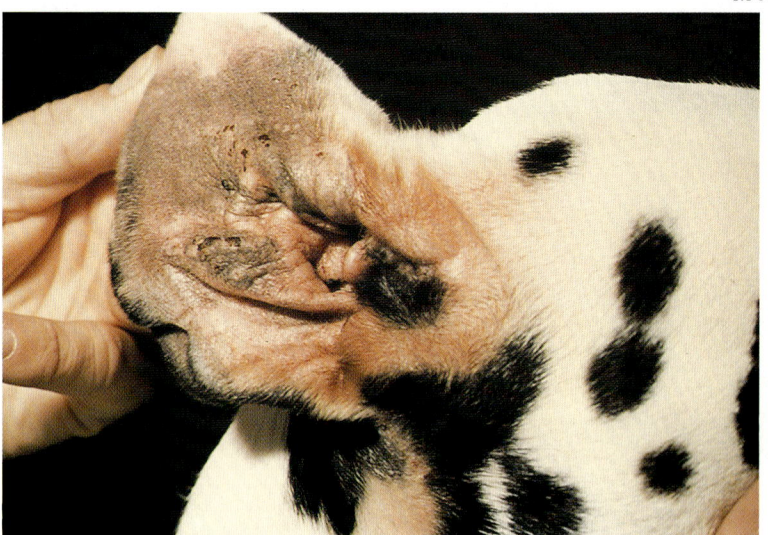

Kapitel 6   Immunologische Erkrankungen / Canine Atopie (atopische Dermatitis)   6.1   47

6.1 I   Sekundäre profunde Pyodermie am Knie durch Reiben desselben am Boden.

6.1 J   Sekundäre superfizielle Staphylokokkenpyodermie mit epidermaler Ringbildung.

6.1 K   Fellverfärbungen durch Speichel bei einem Dalmatiner mit Atopie.

6.1 L   Erythematöse Schwellung durch eine Sofortreaktion im Hauttest.

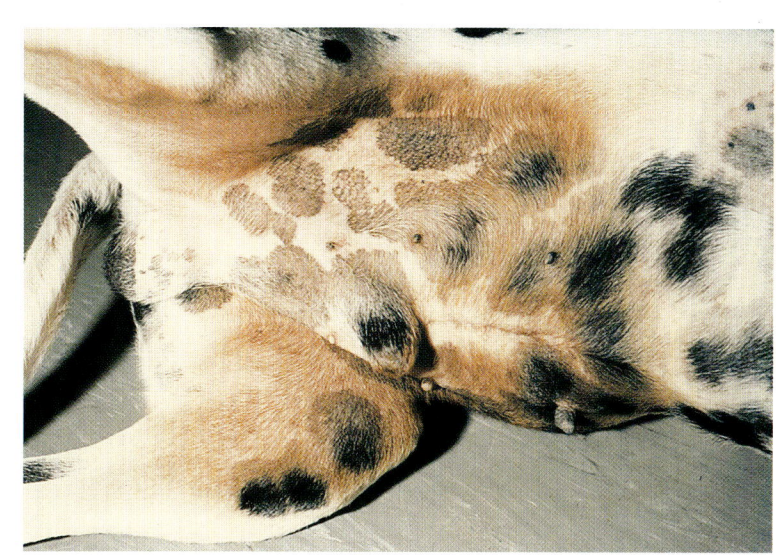

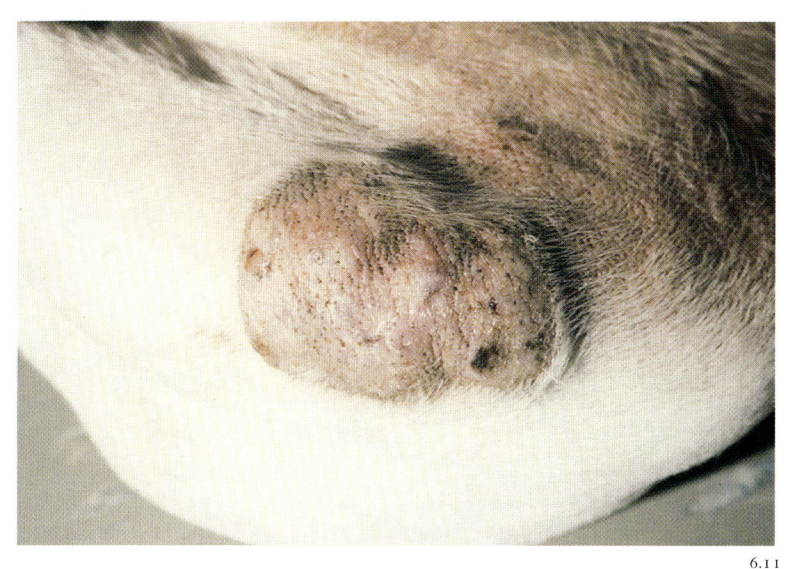

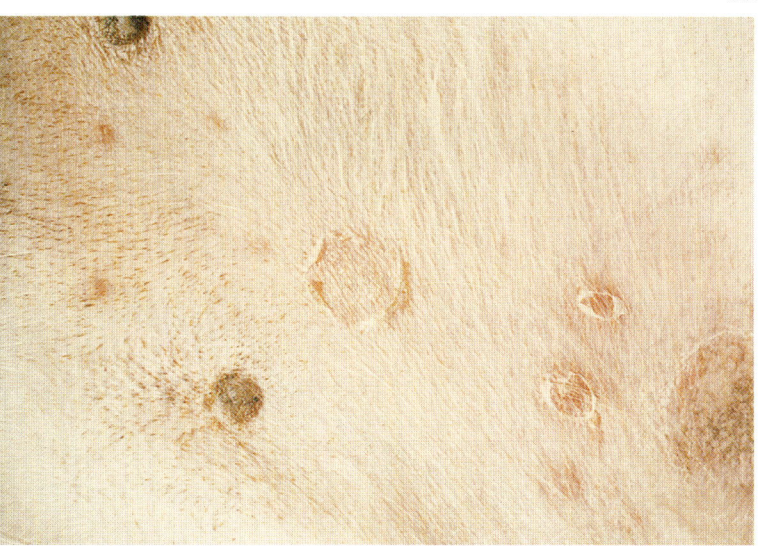

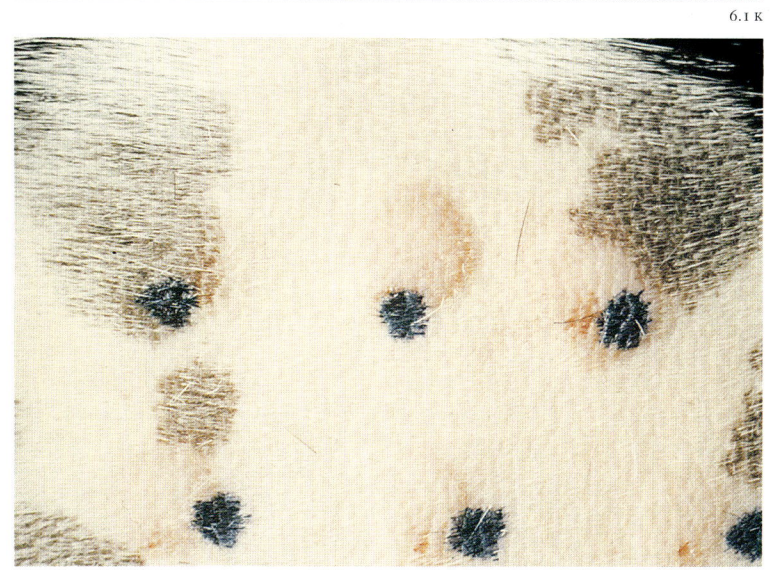

6.2 Feline atopische Dermatitis

Allgemeines
Es häufen sich Hinweise darauf, daß die Immunpathogenese der atopischen Dermatitis bei der Katze ähnlich ist wie die beim Hund: IgE-vermittelte Allergie, Antigenpräsentation durch Langerhans-Zellen sowie Zellen mit Ähnlichkeit zu T-Helferzellen Typ 2.

Klinisches Bild
Miliare Dermatitis und fazialer Pruritus sind die Charakteristika der atopischen Dermatitis der Katze. Manche Tiere lecken viel an den Pfoten, aber bei den meisten ist der Juckreiz auf Kopf und Nacken beschränkt. Durch das Kratzen entsteht eine unspezifische Dermatitis mit Krusten und Erosionen. Es gibt keine bekannte Alters- oder Geschlechtsprädisposition. Man vermutet, daß das eosinophile Granulom ebenfalls eine Manifestation der felinen Atopie darstellt, doch ist diese Hypothese noch nicht genügend belegt.

Diagnose
Die Diagnose der felinen atopischen Dermatitis kann nur im Ausschlußverfahren gestellt werden, da der für Hunde erhältliche Allergietest bei Katzen unzuverlässig ist. Hautgeschabsel, Pilzkulturen, hypoallergene Fütterung mit entsprechendem Provokationstest sollen die atopische Dermatitis von Parasitenbefall, Dermatophyteninfektionen und Futtermittelallergien abgrenzen. Die Diagnose wird durch den Nachweis zirkulierender Eosinophiler und den histologischen Befund einer perivaskulären Dermatitis mit einer geringgradigen Infiltration der Haut mit Mastzellen und Eosinophilen gesichert.

Therapie
Die Dermatitis sollte systemisch mit Prednison oder Prednisolon (1–3 mg/kg einmal täglich) über 7 bis 10 Tage behandelt werden. Dann sollte man die Dosis bis zur niedrigsten, noch wirksamen Erhaltungsdosis, jeden 2. Tag verabreicht, reduzieren; oder man verwendet Antihistaminika wie Chlorpheniraminmaleat (0,25–0,5 mg/kg zweimal täglich). Gelegentlich spricht ein Tier nur wenig auf Prednison oder Prednisolon an, während die äquivalente Dexamethasondosis sehr wirkungsvoll ist. Die Prognose ist gut, obwohl in der Regel eine lebenslange Therapie notwendig ist.

Diagnostische Parameter
Krusten; Erosionen.

6.2 A   Dermatitis in der Schläfenregion mit Erosionen, miliaren papulösen Veränderungen und Krusten.

6.2 B   Ausgeprägte Krustenbildung auf der Gesichtshaut bei einer Katze mit vermuteter atopischer Dermatitis.

6.2 C   Plaqueähnliche, exsudative und erythematöse Dermatitis.

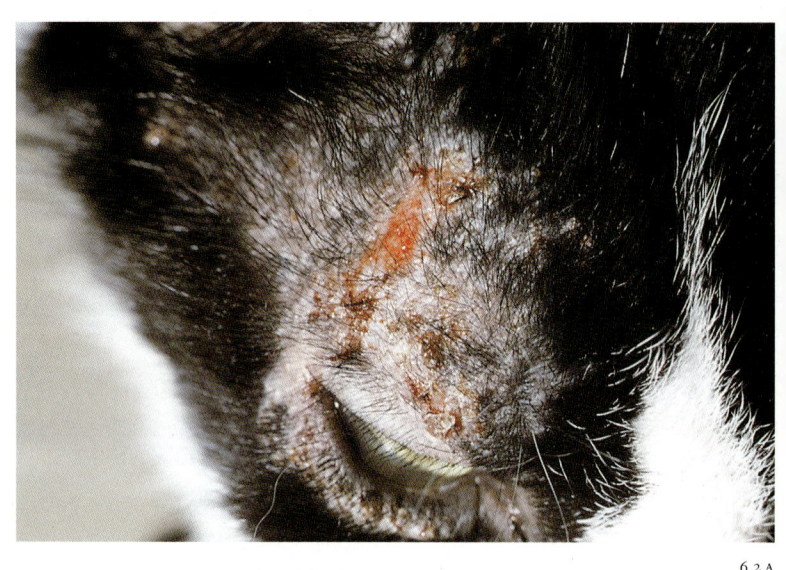

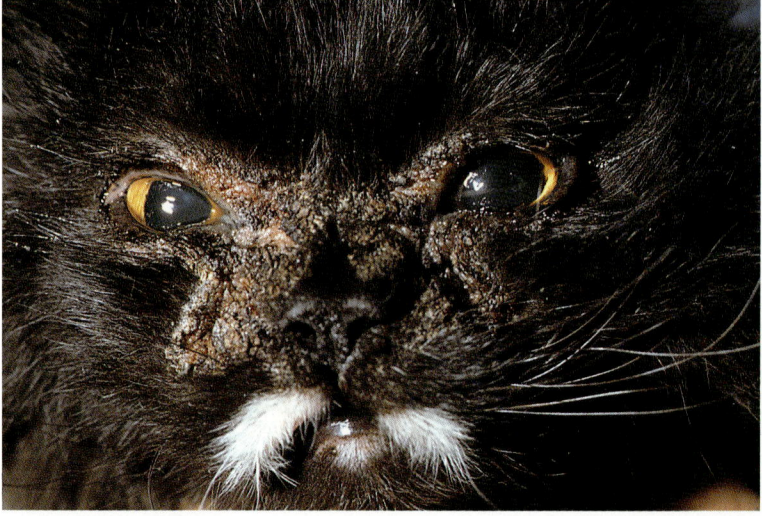

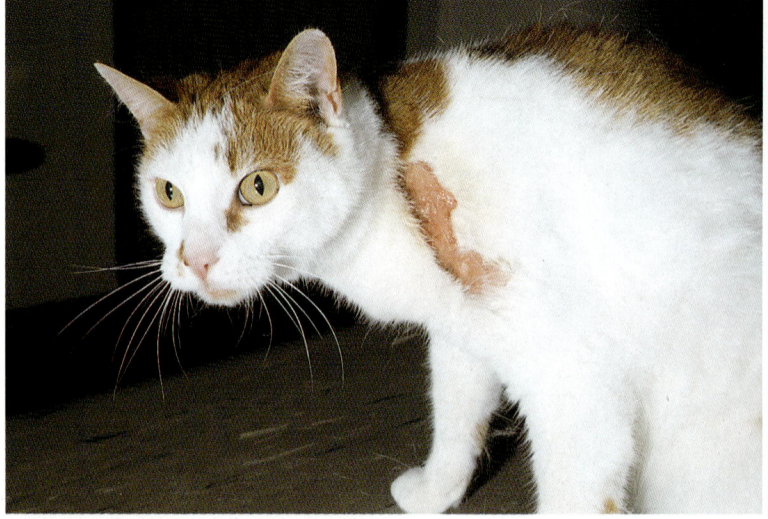

6.3 Urtikaria und Angioödem

Allgemeines
Urtikaria und Angioödem sind Überempfindlichkeitsreaktionen des Typs I gegenüber Substanzen wie Futter, Medikamente (z. B. Penicilline, Tetrazykline, Impfstoffe), Inhalate, Pflanzen und gegenüber Insektenstichen. Bei der Mehrzahl der Tiere kann eine spezifische Ursache für die Krankheit jedoch nicht gefunden werden.

Klinisches Bild
Die Urtikaria zeigt sich in Form multipler, gut umschriebener, fester Quaddeln in verschiedener Größe. Normalerweise sind sie mehr oder weniger oval, daneben treten aber auch unregelmäßig begrenzte Quaddeln in einer linearen, bogenförmigen oder geschwungenen Form auf. Ihr plötzliches Erscheinen (innerhalb von 30 Minuten) ist charakteristisch. Der Juckreiz ist in der Regel moderat.
Man spricht von einem Angioödem, wenn ein subkutanes Ödem vorhanden ist und sowohl die Haut als auch die Schleimhäute betroffen sind. Die Lefzen, Wangen und die Gegend um die Augen sind besonders betroffen. Eine diffuse Schwellung des Kopfes und des Nackens kann auftreten. Entstehung und Verlauf sind der Urtikaria sehr ähnlich. Seltene Komplikationen des Angioödems sind Atemnot und ein anaphylaktischer Schock.

Diagnose
Der plötzliche Beginn und die klinischen Symptome sind charakteristisch.
Die Vorgeschichte kann Hinweise auf die verursachenden Substanzen geben.

Therapie
Urtikaria und das Angioödem klingen normalerweise innerhalb von 24 Stunden ab. Daher ist eine unterstützende Therapie selten nötig. Wenn Komplikationen auftreten oder zur Beruhigung des Besitzers kann eine Behandlung mit Dexamethason (Hunde: 0,25–1 mg/kg i.v.; Katzen: 0,025–0,5 mg/kg i.v.), Prednisonnatriumsuccinat (Hunde: 5–10 mg/kg i.v.) oder Antihistaminika wie Clemastin (Hunde: 0,5–2 mg i.v. zweimal täglich) eingeleitet werden. Ein anaphylaktischer Schock sollte mit Epinephrin (0,1–0,5 ml auf eine 1:1000-Verdünnung i.v.) und mit Infusionen behandelt werden.

Diagnostische Parameter
Quaddeln; Ödeme.

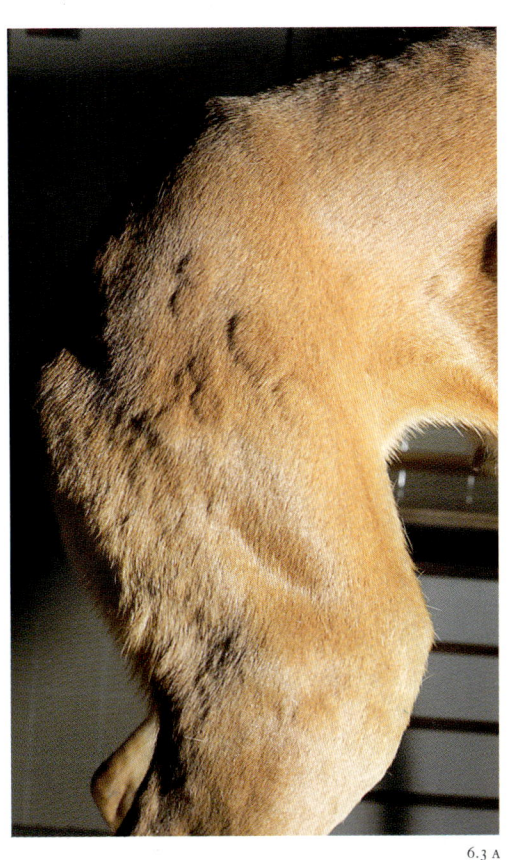

6.3 A Multiple, gut umschriebene Quaddeln am Hinterlauf.

6.3 B Faziales Angioödem bei einem Boxer.

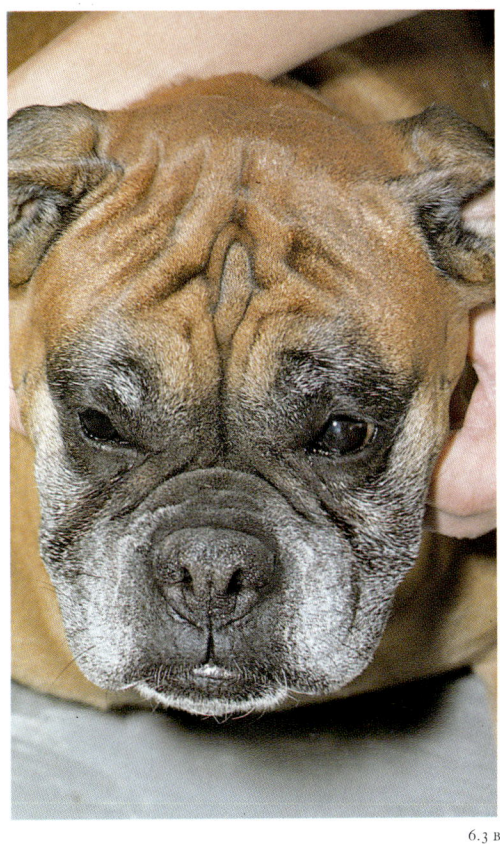

6.4 Futtermittelallergie

Allgemeines
Die Futtermittelallergie ist die Manifestation einer Überempfindlichkeitsreaktion des Typs I, II oder IV gegenüber einer oder mehrerer Komponenten eines Futtermittels, z.B. gegenüber Kohlenhydraten, Konservierungsstoffen, Farbstoffen, Geschmacksstoffen und Proteinen. Die antigenen Komponenten sind gewöhnlich in Rind-, Pferdefleisch, Milch, Fisch oder Fischprodukten, Dosenfutter und kommerziellem Trockenfutter enthalten. Bei Hunden wird eine Futtermittelallergie in der Regel vor dem 6. Lebensmonat bemerkt, bei Katzen kann sie jedoch in jedem Lebensalter auftreten.

Klinisches Bild
Der Juckreiz ist das Charakteristikum der Futtermittelallergie bei Hunden und Katzen. Die klinischen Symptome können stark variieren. Bei **Hunden** sieht man normalerweise papuläre Läsionen am Abdomen und den Achseln oder eine juckende, pustuläre Follikulitis mit oder ohne epidermale Ringbildung. Zusätzlich können als alleinige Symptome der Futtermittelallergie ein ausgeprägtes Erythem, Urtikaria, Seborrhö oder eine Otitis externa bestehen. Atopieähnliche Symptome können auftreten. Begleitende Darmerkrankungen finden sich bei 15% der Tiere mit Hautveränderungen aufgrund einer Futtermittelallergie. Bei **Katzen** entsteht gewöhnlich eine erosive, leicht exsudative Dermatitis mit einer Krustenbildung an Kopf und Hals. Auch der Lumbosakralbereich kann in Form einer miliaren Dermatitis mit papulären Krusten, Urtikaria, eosinophilen Plaques und einer partiellen Alopezie durch exzessives Lecken betroffen sein.

Diagnose
Die Diagnose wird aufgrund der Vorgeschichte (in der die häufig geringe Wirkung der Kortikosteroide auffällt) und des Ergebnisses eines Diättests gestellt. Abhängig von der bisherigen Fütterung wird eine hypoallergene Diät aus Reis mit gekochtem Lamm-, Ziegen- oder Putenfleisch oder Hüttenkäse für mindestens 6 Wochen gegeben. Falls das Tier die Diät nicht mag, kann sie durch lammfleischhaltige Babynahrung ersetzt werden. Jeder Zusatz, selbst eines Teelöffels voll Sahne oder Käse, ist verboten. Wenn der Pruritus deutlich vermindert ist, sollte ein 14tägiger Provokationstest mit den einzelnen Komponenten des Originalfutters folgen.

Therapie
Ein Absetzen des verursachenden Futtermittels ist essentiell. Selbstgekochte Diäten nach Kronfeld und kommerzielle hypoallergene Diätfutter decken in aller Regel auch bei lebenslanger Fütterung den Erhaltungsbedarf des Tieres.

Diagnostische Parameter
Papeln; Pusteln; epidermale Ringbildung; Krusten; Erosionen; Quaddeln.

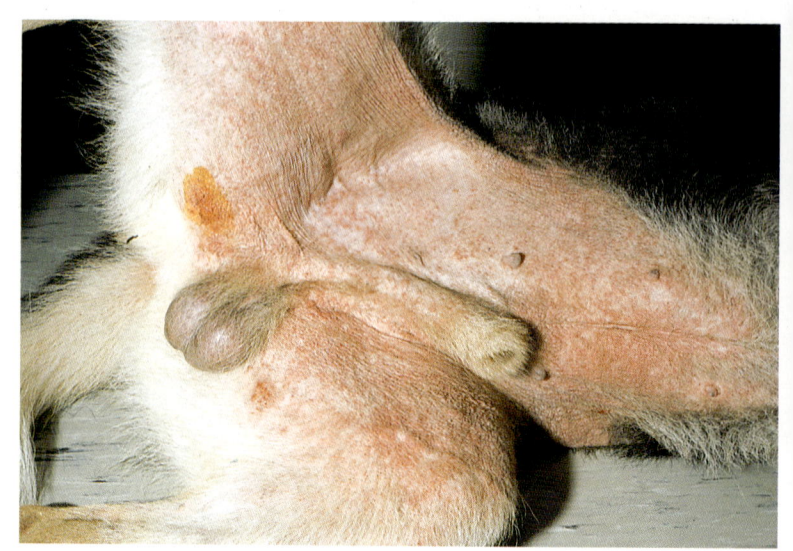

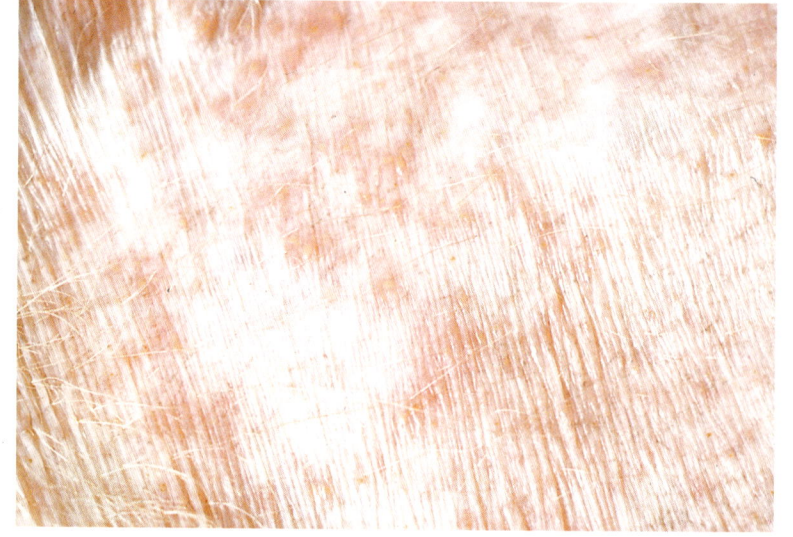

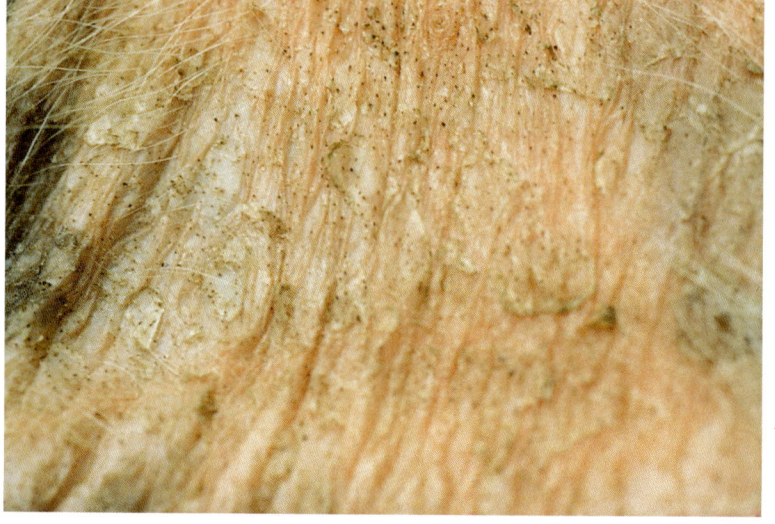

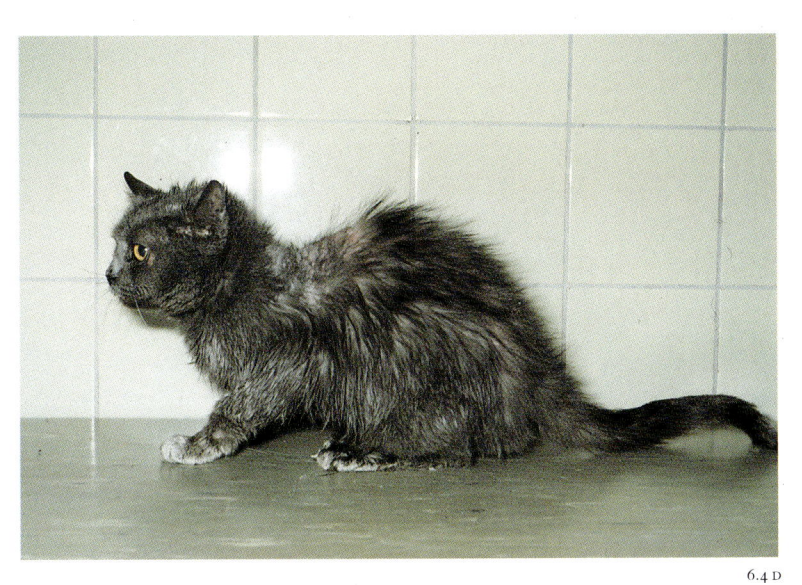

Kapitel 6   Immunologische Erkrankungen / Futtermittelallergie   6.4

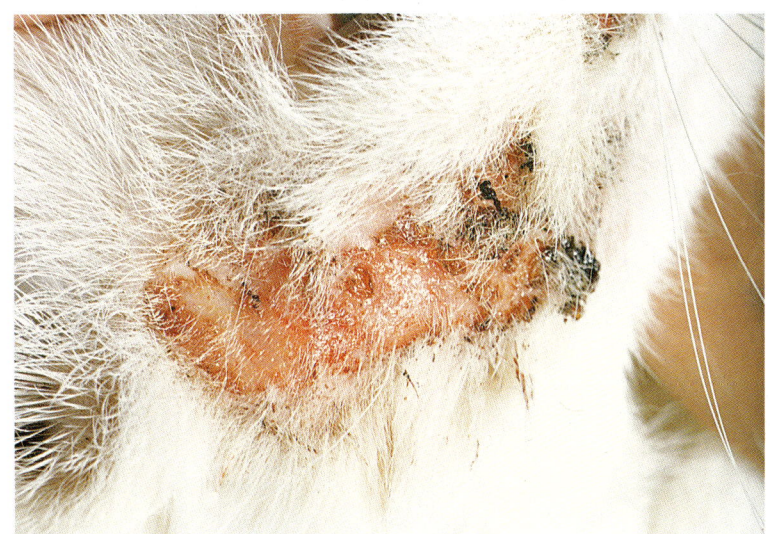

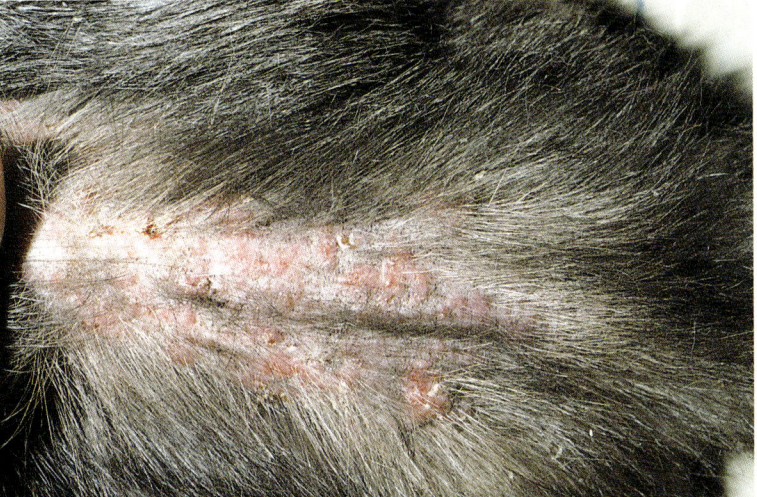

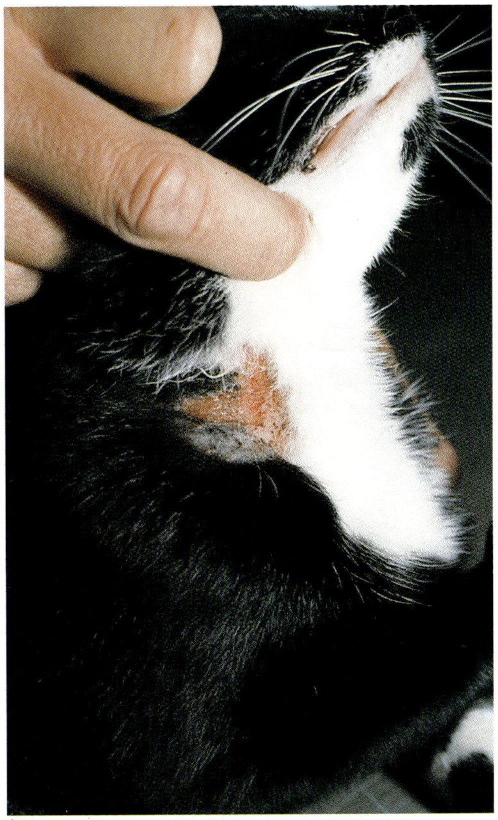

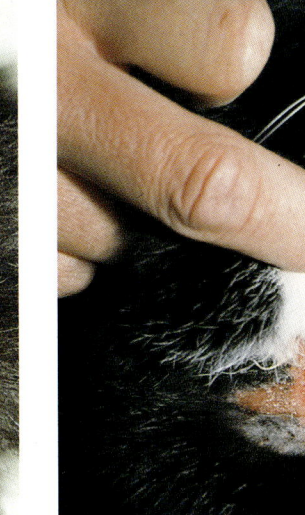

6.4 A   Diffuses Erythem am Bauch.

6.4 B   Ausschnitt aus Bild 6.4 A, erythematöse Flecken und Papeln.

6.4 C   Exfoliative Dermatitis aufgrund einer Futtermittelallergie.

6.4 D   Katze mit dorsaler Alopezie durch eine Reaktion auf Nahrungsbestandteile.

6.4 E   Ausschnitt aus Bild 6.4 D, Alopezie, Papeln und Krusten.

6.4 F   Periokulare krustöse Dermatitis bei einer Katze mit Futtermittelallergie.

6.4 G   Erosive Dermatitis am Hals.

6.4 H   Gut umschriebene, plaqueähnliche Läsion am Hals mit oberflächlicher Erosion.

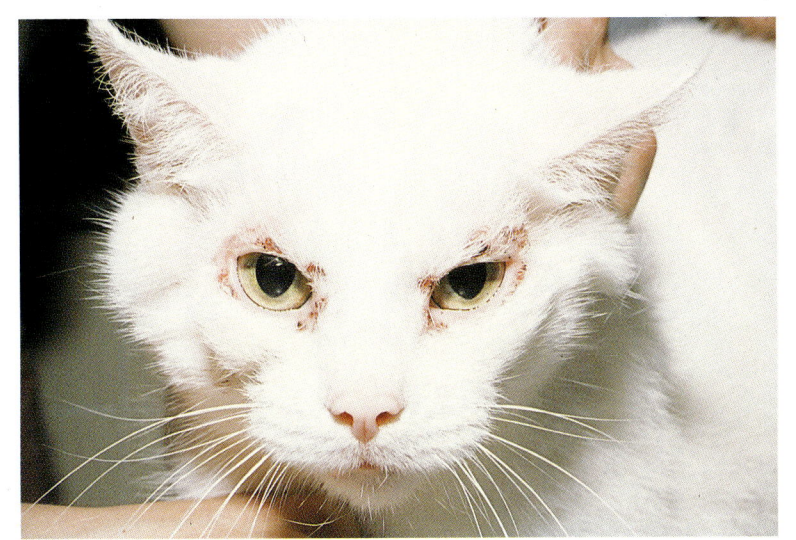

6.5 Flohbißallergie

Allgemeines
Die Flohbißallergie ist die häufigste Hautveränderung bei Hunden und Katzen in Teilen von Nordamerika mit warmem und feuchtem Klima, außerdem in Westeuropa und dem Mittelmeerraum.
Die Flohbißallergie ist eine gemischte Überempfindlichkeitsreaktion (Typ I und IV) auf die antigenen Komponenten des Flohspeichels. Obwohl die Flöhe gewöhnlich das ganze Jahr über anwesend sind, beginnt die Erkrankung meist im Sommer und entwickelt sich allmählich zu einem ganzjährig bestehenden Problem. Sobald sich die Allergie etabliert hat, genügt ein Flohbiß pro Woche, um sie aufrechtzuerhalten. Eine Flohbißallergie wird selten bei unter 6 Monate alten Tieren gesehen. Deutsche Schäferhunde und Bouvier des Flandres scheinen eine Prädisposition für die Allergie zu besitzen.

Klinisches Bild
Beim **Hund** entsteht in der Regel eine juckende Dermatitis mit Krusten und Schuppen in der lumbosakralen Region und an den Hinterläufen. Im Bereich des Abdomens befinden sich meist papuläre Läsionen. Nach einem Flohbiß sieht man eine Aktivierung der alten Bisse als papuläre Quaddeln. Das durch den Juckreiz verursachte Kratzen kann zur Alopezie führen. In schweren Fällen können die Achseln, die Leisten, der Hals und die Ohren betroffen sein. Eine sekundäre Seborrhö ist häufig.
Bei **Katzen** entstehen auf den dorsalen Körperteilen Papeln und Krusten. Der Prozeß breitet sich gewöhnlich auf den Hals und das Abdomen mit einer sekundären Alopezie und Haarbruch aus.

Diagnose
Die Vorgeschichte, die charakteristischen klinischen Symptome und die Anwesenheit von Flöhen oder Flohkot (obwohl normalerweise fehlend) geben nahezu eindeutige Hinweise. Die Anamnese besagt häufig, daß die Symptome während des Sommers begannen und eine zeitweilige Besserung durch eine Flohbekämpfung auftrat. Bei **Hunden** zeigen ca. 90% der Tiere mit einer klinischen Symptomatik dieser Krankheit ein positives Ergebnis im Hauttest mit Flohkörperextrakt (1000 NU/ml). Obwohl dieser Test nicht beweisend ist, kann er dabei helfen, den Tierbesitzer zu überzeugen, daß Flöhe eine entscheidende Rolle spielen.
Bei **Katzen** ist der Test weniger verläßlich, doch liegt bei ihnen häufig eine Bluteosinophilie vor.
Differentialdiagnostisch sollten bei Katzen andere Krankheiten wie die Cheyletiellose, Futtermittelallergie, Dermatophytose, Follikulitis, Diätfehler und eine idiopathische miliare Dermatitis abgegrenzt werden.
Bei Hunden ist die Atopie die wichtigste Differentialdiagnose.

Therapie
Es sollte eine gründliche Flohbekämpfung durchgeführt werden (siehe 4.9). In der Regel ist eine begleitende Behandlung mit Prednison oder Prednisolon (1–2 mg/kg einmal täglich über 5 bis 7 Tage, dann Reduk-

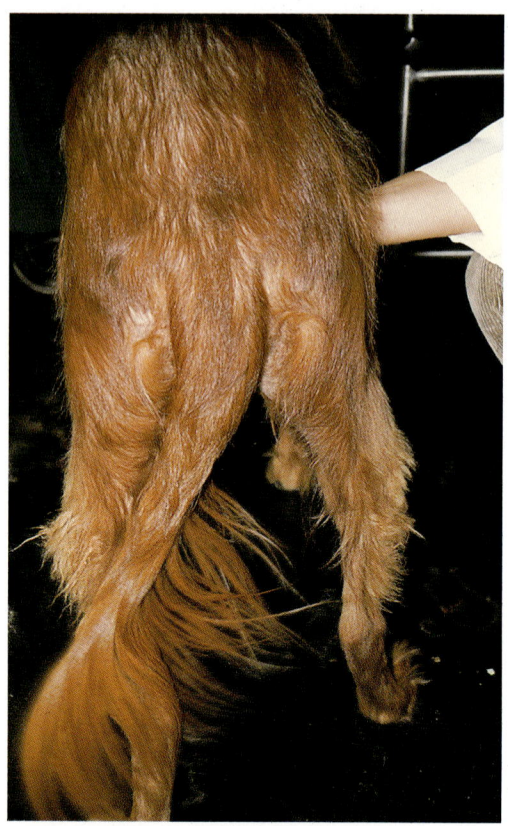

6.5 A Diffuser Haarausfall in der Lumbosakralregion und an den Hinterläufen bei einem Irischen Setter mit einer Flohbißallergie.

6.5 B Miliare Dermatitis im Nackenbereich bei einer Katze.

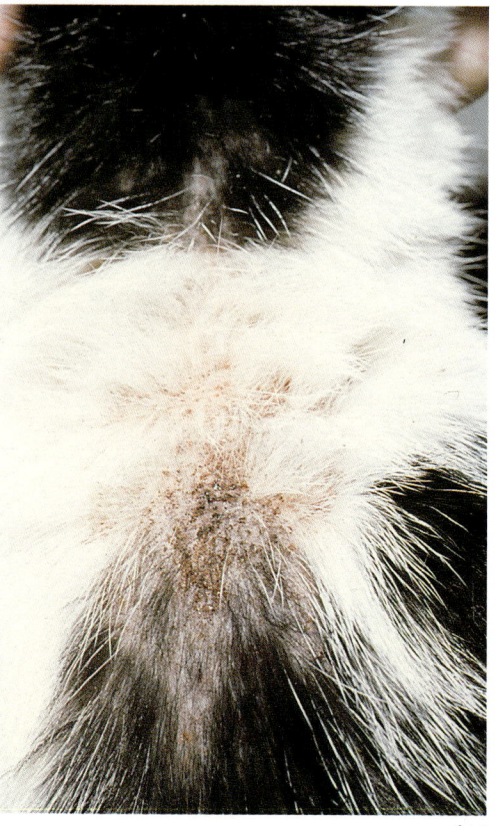

Kapitel 6   Immunologische Erkrankungen / Flohbißallergie   6.5

tion auf die niedrigste noch wirksame Erhaltungsdosis jeden 2. Tag) nötig, um den Juckreiz zu lindern. In der Regel ist eine lebenslange Therapie erforderlich. Antihistaminika (siehe 6.1) können zusammen mit Kortikosteroiden eingesetzt werden, um die zur Kontrolle des Pruritus notwendige Steroiddosis zu reduzieren. Eine Hyposensibilisierung führt bei 40% der Hunde mit einer Flohbißallergie zum Erfolg. Eine Hyposensibilisierung kann bei der Katze nicht durchgeführt werden.

Diagnostische Parameter
Papeln; Krusten; Schuppen.

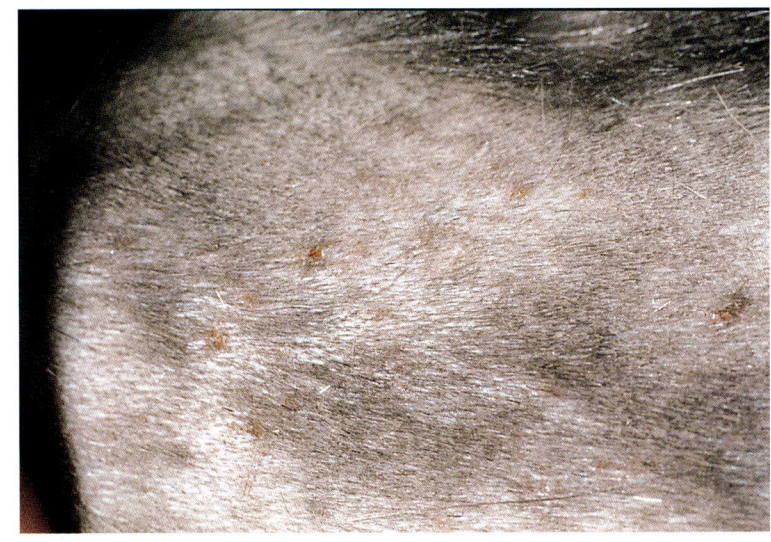

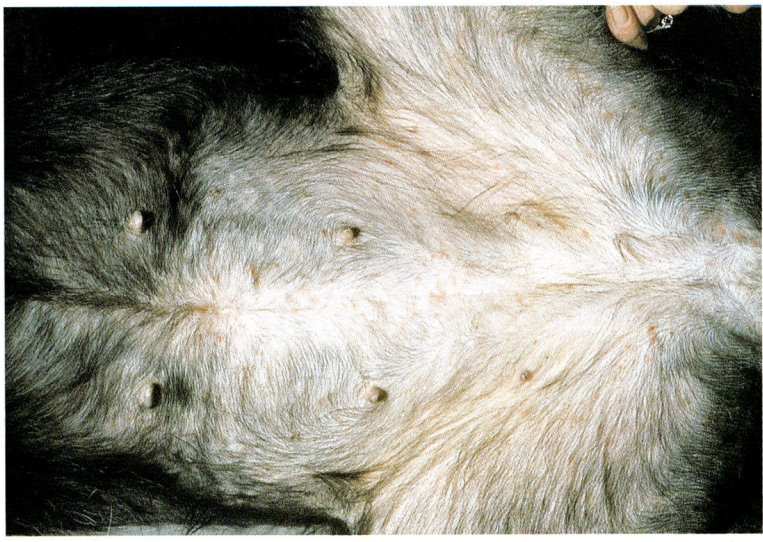

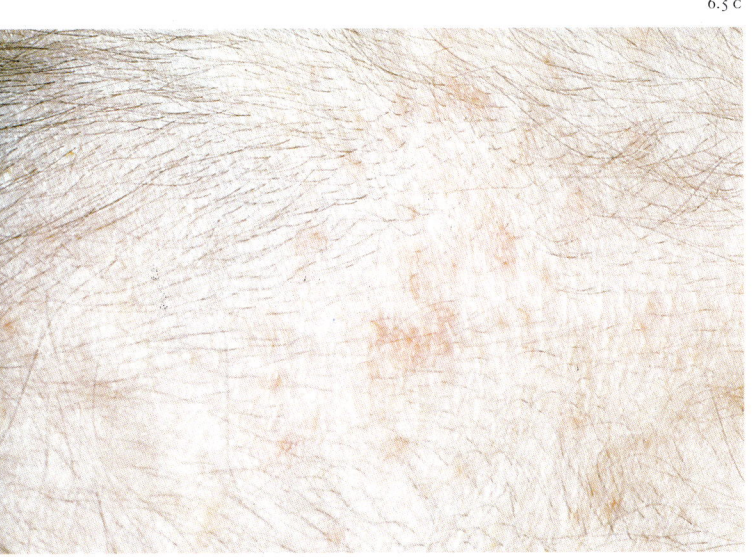

6.5 C   Bauchhaut eines Hundes mit Flohbißallergie mit Erythem und Papeln.

6.5 D   Ausschnitt aus Bild 6.5 C, Papeln, die durch eine Aktivierung eines früheren Flohbisses verursacht worden sind.

6.5 E   Papeln auf der (rasierten) Haut einer Katze mit Flohbißallergie.

6.5 F   Kleine miliare Krusten auf dem Rücken einer Katze.

Kapitel 6 Immunologische Erkrankungen / Allergische Kontaktdermatitis 6.6

6.6 Allergische Kontaktdermatitis

Allgemeines
Diese seltene Hauterkrankung ist eine Überempfindlichkeitsreaktion vom Typ IV und tritt gewöhnlich nach dem 9. Lebensmonat auf. Die Manifestation nach wiederholtem Allergenkontakt ist abhängig von der Häufigkeit und Dauer des Kontakts, den antigenen Eigenschaften, der Konzentration des verursachenden Agens und der Sensibilität des Tieres. Die Inkubationszeit kann daher von einigen Wochen bis zu mehreren Jahren schwanken. Häufige Allergene sind Reinigungsmittel, Detergenzien, Wachse, Polituren, Farbstoffe, Gräser und Baumaterialien wie z.B. Mörtel, Leim und Lack. Beispiele für spezielle Antigene sind Anilinfarben, Epoxidharz, Kaliumbichromat, Colofonium, Chrom und Nickel.

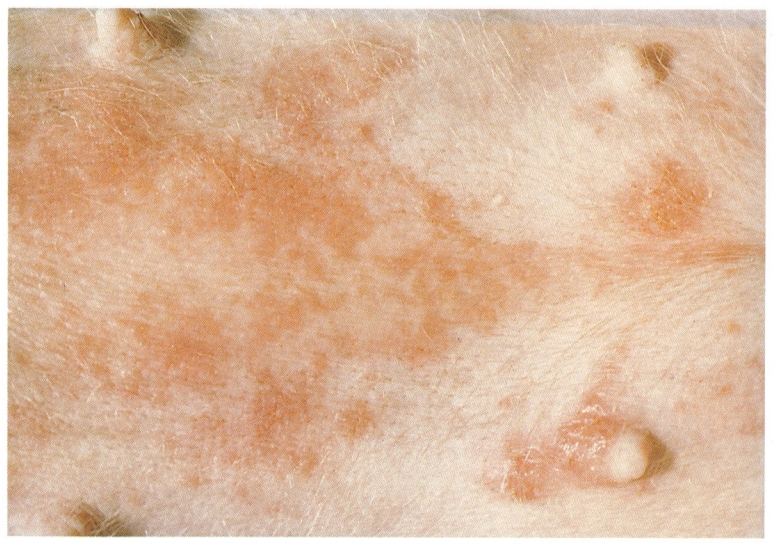

Klinisches Bild
Das Abdomen, die Gliedmaßen und das Skrotum sind häufig betroffen, und in schweren Fällen besteht eine Ausdehnung auf die Achseln und den Hals. Oft liegt eine sekundäre Otitis externa vor. Gelegentlich tritt eine Generalisation auf. Kontaktallergien gegenüber Shampoos äußern sich immer in generalisierter Form, während Allergien gegenüber Plastiknäpfen oder -trinkgefäßen in erster Linie die Lefzen oder die Schnauze betreffen. Es besteht deutlicher Juckreiz. Die primären Hautveränderungen sind diffuse Erytheme, gelegentlich mit Papeln, die sich schnell zu einer diffusen Dermatitis entwickeln. Pusteln kommen selten vor.
Eine **Reizmittelkontaktdermatitis** kann ein ähnliches klinisches Bild zeigen und in jedem Lebensalter auftreten, aber das Intervall zwischen der ersten Exposition und den ersten klinischen Symptomen ist kürzer.

Diagnose
Eine genaue Vorgeschichte ist die Basis für einen Erfolg. Zusätzlich geben Patch-Tests oder die Elimination des verdächtigen Allergens Hinweise für die Diagnostik.

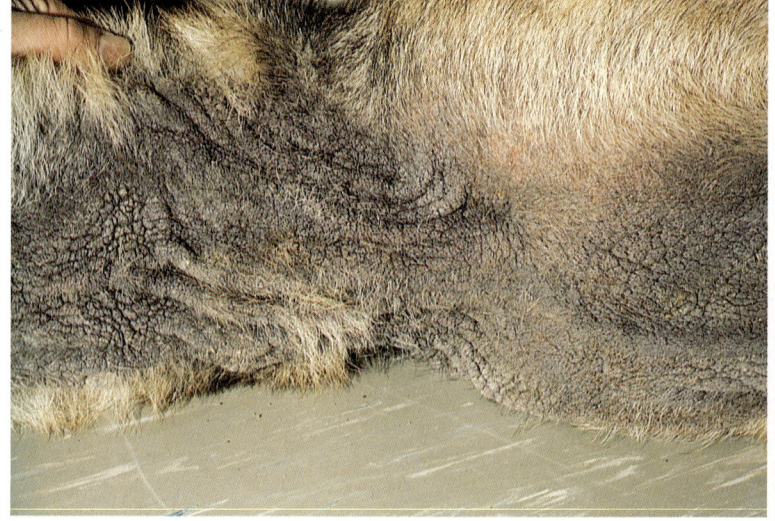

Therapie
Wichtig ist die Meidung des verursachenden Allergens. Wenn dies nicht möglich ist oder der Juckreiz zeitweise gelindert werden muß, kann eine unterstützende Therapie mit Prednison oder Prednisolon (1–2 mg/kg einmal täglich über 5 bis 7 Tage, dann Reduktion auf die kleinste noch wirksame Erhaltungsdosis jeden 2. Tag) durchgeführt werden. Antiseborrhoische Shampoos und eine kortikosteroidhaltige Creme für die lokale Anwendung können die Therapie unterstützen.

Diagnostische Parameter
Erythem; Papeln; Pusteln; Krusten; Lichenifikation.

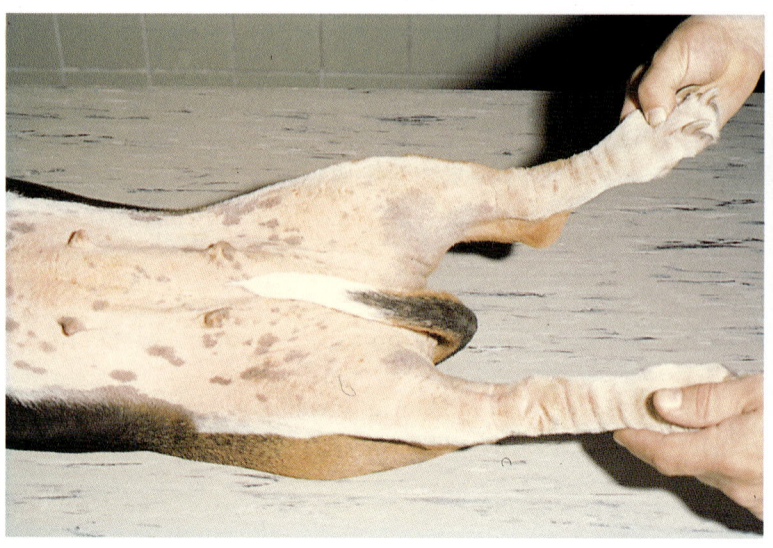

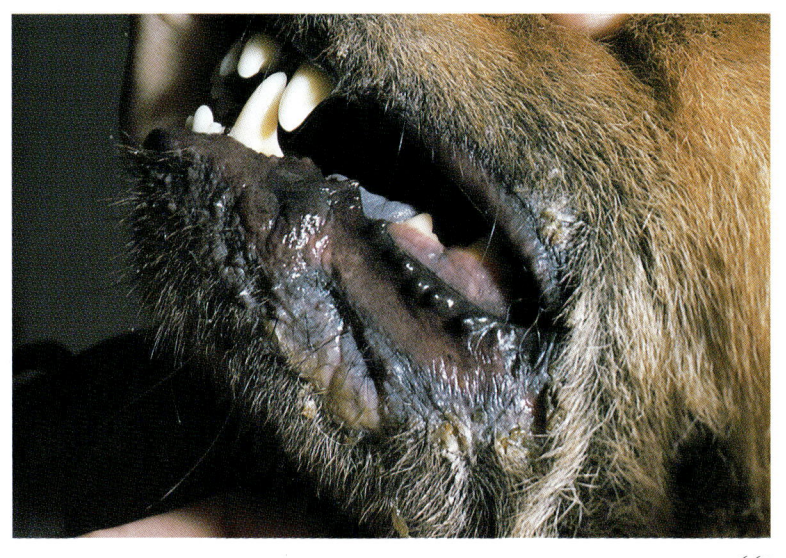

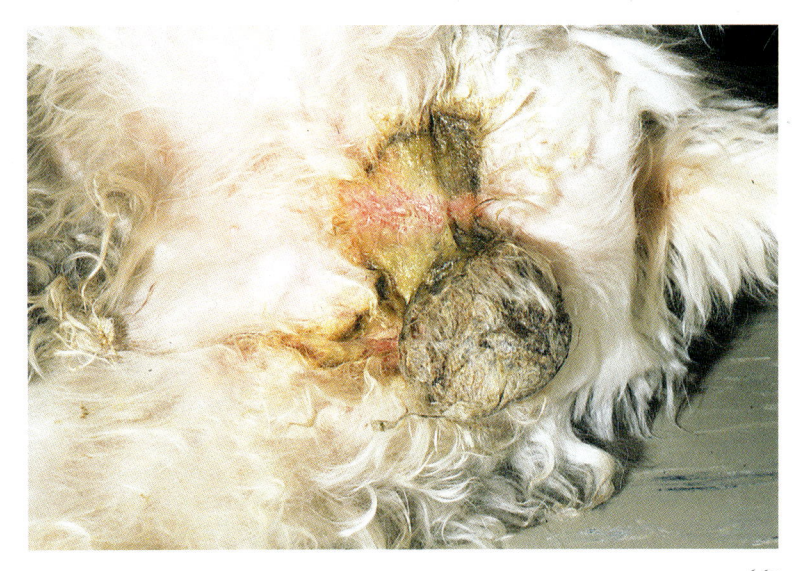

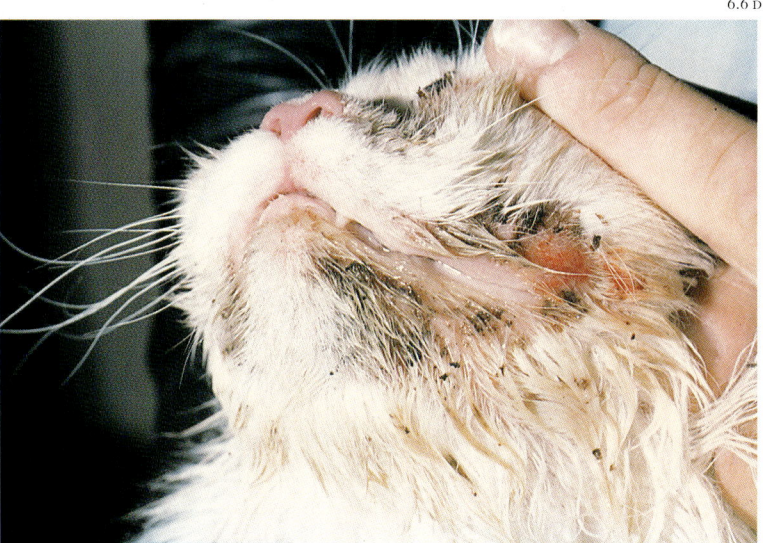

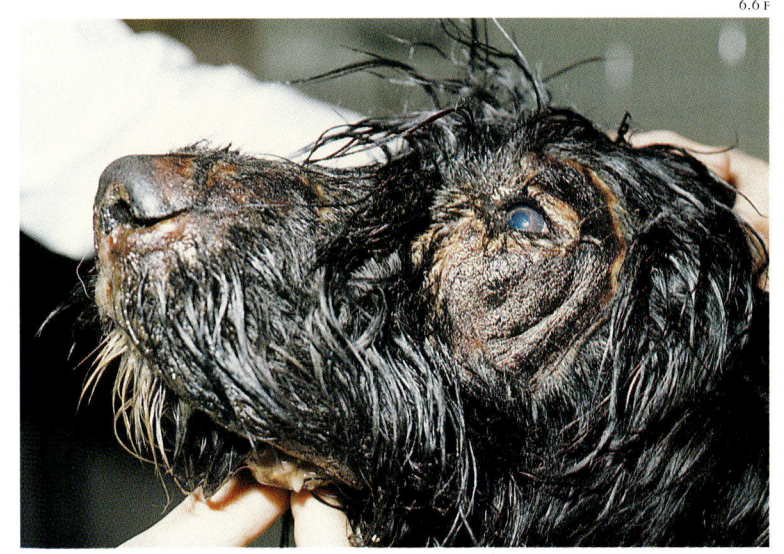

Kapitel 6 Immunologische Erkrankungen / Allergische Kontaktdermatitis 6.6

6.6 A   Generalisiertes Erythem an der ventralen Haut und den medialen Teilen des Hinterlaufs durch eine Überempfindlichkeit gegenüber Chrom.

6.6 B   Akute Exazerbation mit schwerem Erythem am Bauch eines Hundes mit Kontaktallergie.

6.6 C   Chronische Dermatitis als Folge einer persistierenden Allergie gegenüber Colofonium.

6.6 D   Kontaktdermatitis an der Schnauze und entlang der Lefzen, verursacht durch einen Plastiknapf.

6.6 E   Die gleiche Allergieform (wie Bild 6.6 D) bei einer Katze mit schweren Erosionen an Lippen und Kinn.

6.6 F   Skrotale Dermatitis verursacht durch einen Povidonjod-Kontakt.

6.6 G   Akute faziale Dermatitis, verursacht durch ätzende Spülmaschinenpulver.

6.6 H   Vergrößerte Darstellung einer Kontaktdermatitis durch Jod.

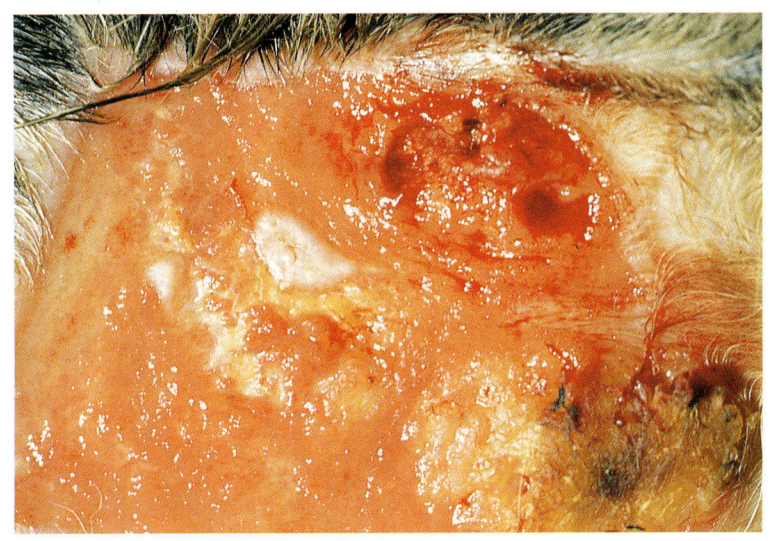

Kapitel 6   Immunologische Erkrankungen / Arzneimittelallergie   6.7

6.7 Arzneimittelallergie

Allgemeines
Jede Überempfindlichkeitsreaktion vom Typ I bis IV kann an einer Arzneimittelallergie beteiligt sein. Das Allergen kann oral, lokal, parenteral oder durch eine Inhalation aufgenommen werden. Beispiele für Pharmaka, die mit dieser Erkrankung in Verbindung gebracht werden, sind Ampicillin, Tetracyclin, Griseofulvin, Trimethoprim/Sulfadiazin (TMS), Gentamicin, Azepromazin, Piperazin und Chloramphenicol.

Klinisches Bild
Ein medikamentenbedingter Hautausschlag kann Tage bis Wochen nach der Applikation auftreten, was die Diagnose sehr erschwert. Die Läsionen können Papeln, Vesikel, Flecken, Pusteln, Ulzera, Erosionen, Krusten oder Schuppen sein. Ein bestimmter medikamentenbedingter Hautausschlag kann regional begrenzt sein, während er in vielen Fällen große Teile des Körpers betrifft oder generalisiert ist. Falls Juckreiz auftritt, ist dieser in der Regel nur mäßig. Spezifische Manifestationen treten als medikamenteninduzierter Pemphigus, toxische epidermale Nekrolyse und Erythema multiforme auf (siehe 6.8 und 6.14). Gelegentlich sind systemische Symptome wie Lethargie, Anorexie, Fieber, Ödeme und eine Polyarthritis vorhanden.

Diagnose
Wenn trotz korrekter Diagnose eine Erkrankung nicht adäquat auf eine Therapie anspricht, wenn ein plötzlicher Wechsel im Verlauf einer Krankheit oder eine unerwartete Verschlechterung des Zustandes eines Tieres auftritt, sollte die Möglichkeit einer Arzneimittelallergie in Betracht gezogen werden. Ein Absetzen der Medikation ist der einzige Weg, um die Diagnose zu sichern. Von einem nachfolgenden Provokationstest wird abgeraten.

Therapie
Wenn die Veränderungen auf die Haut beschränkt sind, ist die Prognose in der Regel gut. Neben dem Absetzen der unverträglichen Medikamente sollte auf chemisch verwandte Präparate verzichtet werden. Prednison (1–2 mg/kg zweimal täglich über 7 bis 10 Tage, dann reduziert auf die minimale, noch wirksame Erhaltungsdosis jeden 2. Tag) wird normalerweise benötigt, um die Hautveränderungen unter Kontrolle zu halten. Wenn andere Organsysteme betroffen sind, kann eine zusätzliche symptomatische Therapie angezeigt sein. Gelegentlich spricht die Erkrankung nur schlecht auf Kortikosteroide an.

Diagnostische Parameter
Papeln; Flecken; Pusteln; Vesikel; Blasen; Ulzera; Krusten; Schuppen; Erosionen.

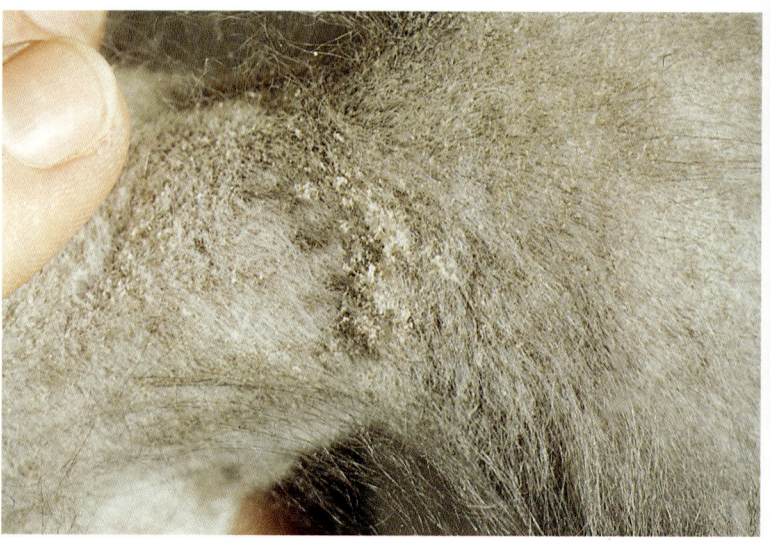

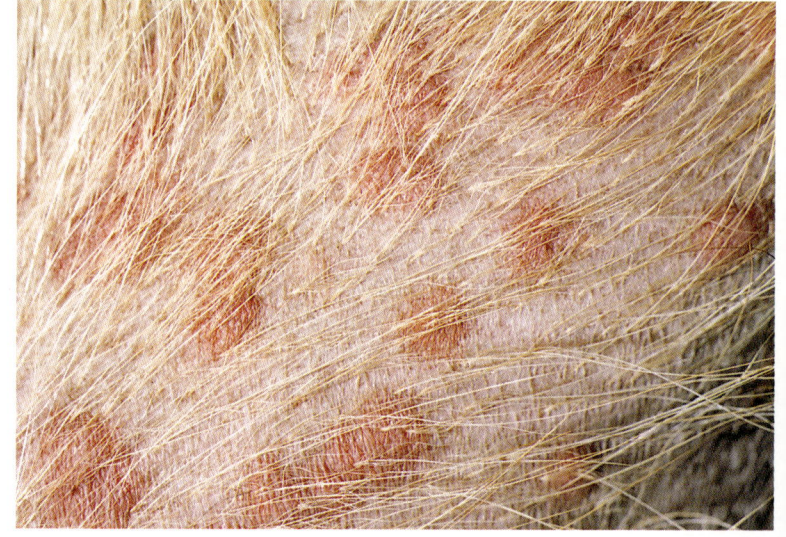

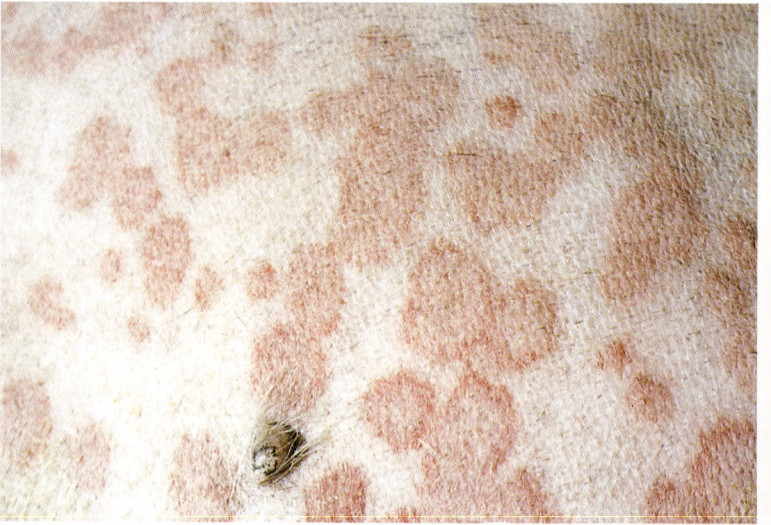

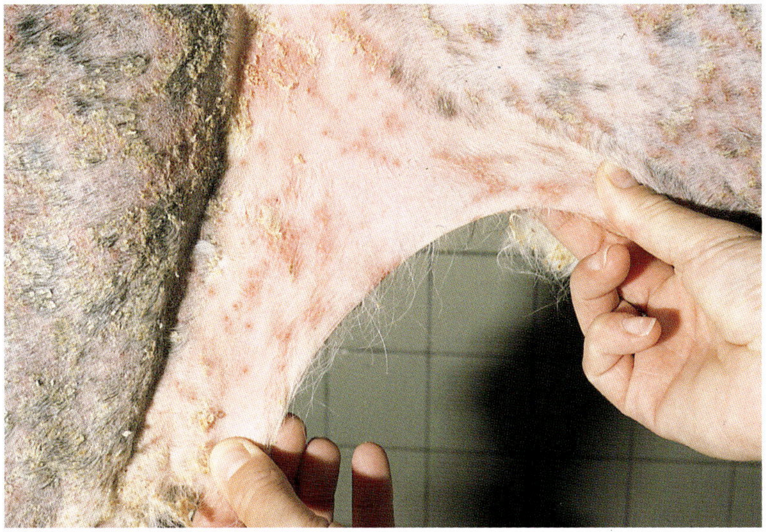

Kapitel 6   Immunologische Erkrankungen / Arzneimittelallergie   6.7

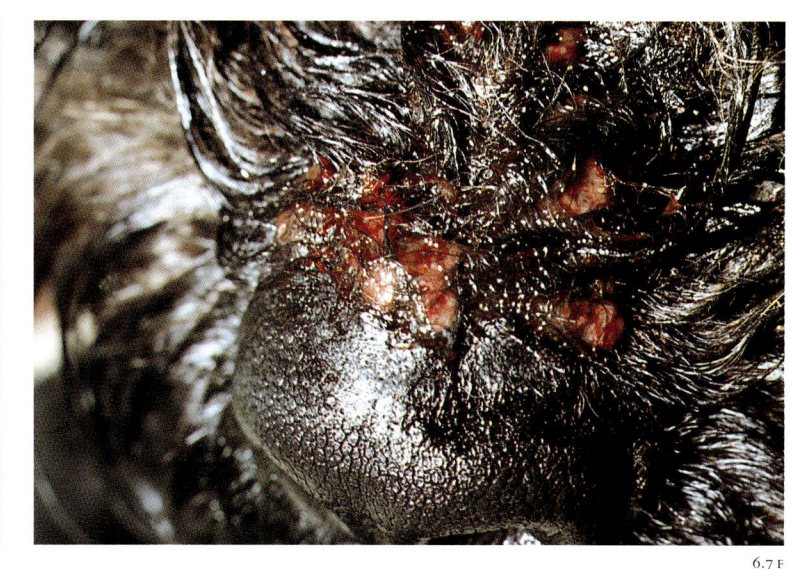

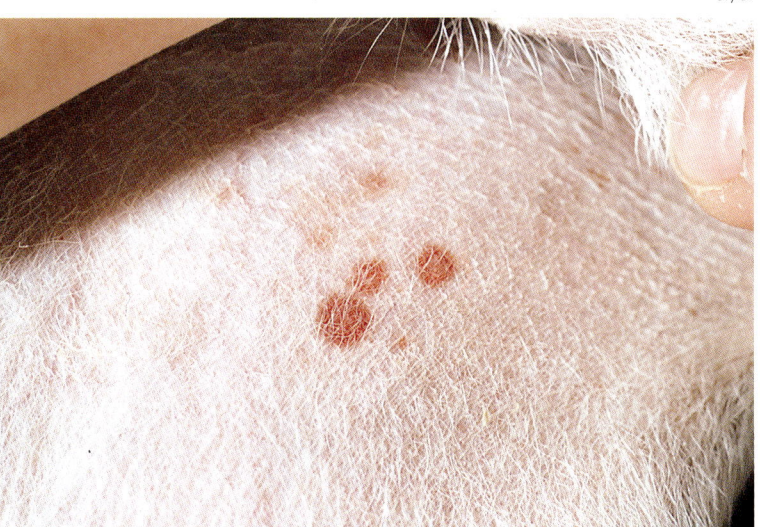

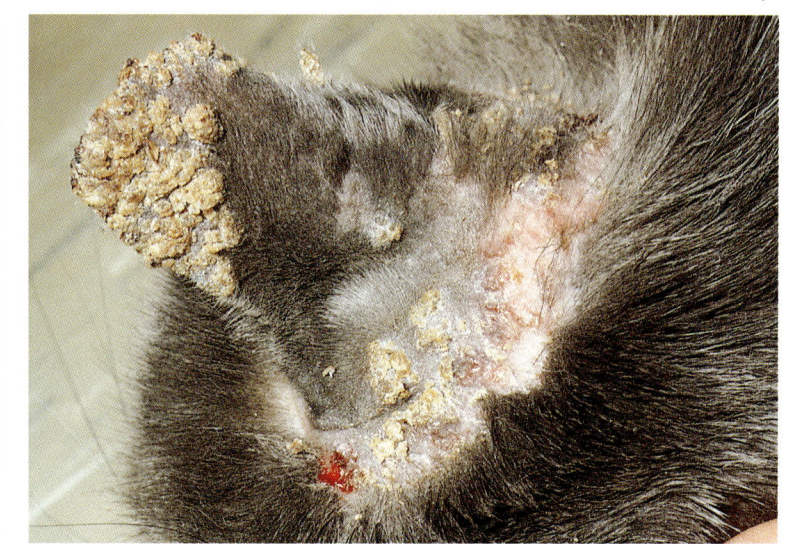

6.7 A Hochgradige Schuppenbildung und Seborrhö bei einer Katze, verursacht durch Piperazin.

6.7 B Pyodermie als Folge einer TMS-Überempfindlichkeit.

6.7 C Generalisierte, ringförmige und polyzyklische fleckige Läsionen mit erythematösem Rand bei einem Hund mit Arzneimittelallergie.

6.7 D Generalisierte Medikamentenallergie mit Papeln, Pusteln, Krusten und runden, fleckförmigen Veränderungen.

6.7 E Petechiale, fleckige Veränderungen.

6.7 F Nasale Pyodermie nach Amoxicillingabe.

6.7 G Amoxicillinallergie bei einer Katze mit Krusten und runden Erosionen am Kopf und an den Ohren.

6.7 H Generalisierte Dermatitis und eine Paronychia nach Insulintherapie.

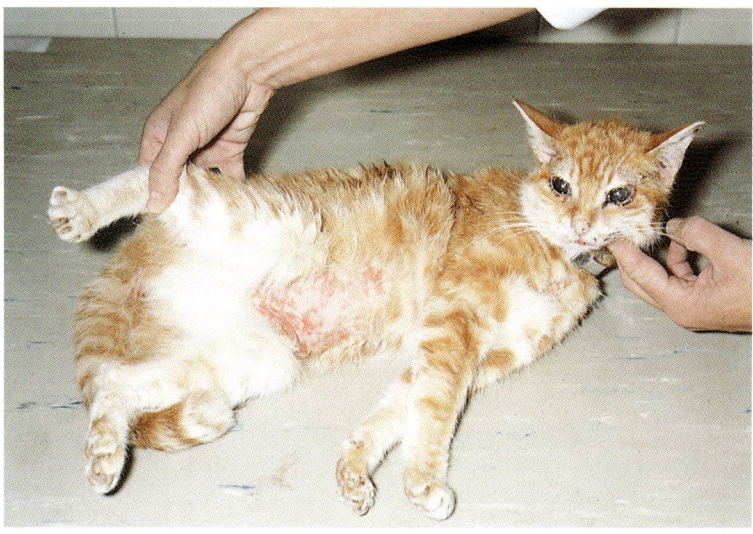

6.8 Pemphigus

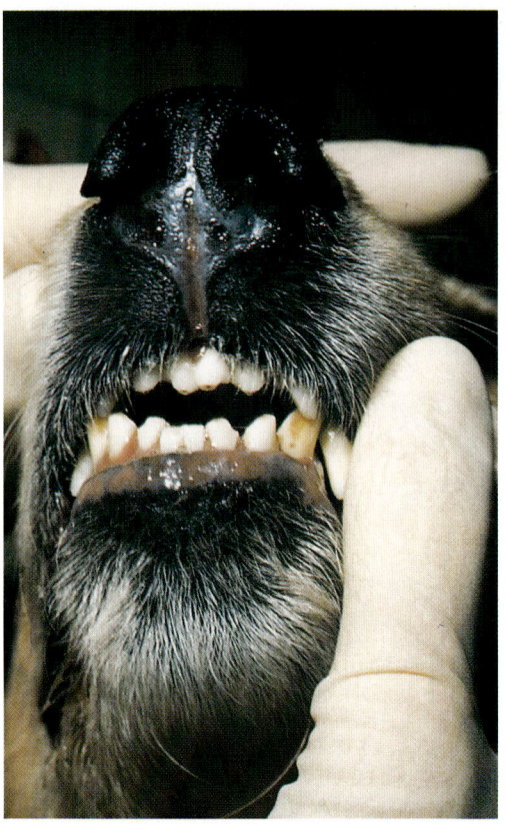

6.8 A Pemphigus vulgaris: Beteiligung der Unterlippe und des Planum nasale mit Vesikeln und kleinen Erosionen.

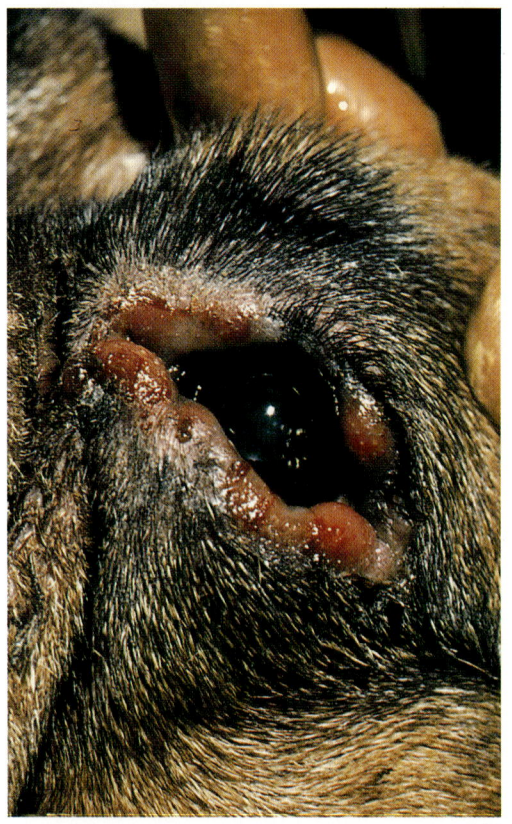

6.8 B Pemphigus vulgaris: periokuläre, ulzerative Läsionen.

Allgemeines
Der Pemphigus-Komplex besteht aus einer Gruppe von (muko)kutanen Autoimmunkrankheiten, die auf einer Überempfindlichkeitsreaktion des Typs IV beruhen. Sowohl Hunde als auch Katzen können in jedem Alter betroffen sein. Es gibt keine spezifische Rassendisposition für diese Krankheit.
Auf Grund der Verteilung und des Typs der Veränderungen sowie des histopathologischen Befunds können die folgenden Krankheiten unterschieden werden: Pemphigus vulgaris, Pemphigus vegetans, Pemphigus foliaceus, Pemphigus erythematosus. Pemphigus foliaceus und Pemphigus vulgaris kommen am häufigsten vor.

Klinisches Bild
Beim **Pemphigus vulgaris** können die Mundhöhle, die mukokutanen Übergänge (Lippen, Nasenlöcher, Augenlider, Vulva, Präputium und die Afterregion) und die äußere Haut (vor allem die Leisten und Achseln) betroffen sein. Die primären Veränderungen sind Bläschen, die sekundär infiziert werden können und sich zu Pusteln entwickeln. Durch die Fragilität der Läsionen treten gewöhnlich epidermale Ringbildungen, Erosionen und Ulzera auf. Häufig sind die ersten Veränderungen kleine Vesikel auf dem Planum nasale. Gelegentlich treten ein Nagelausfall, eine Paronychia oder eine Beteiligung der Ballen auf. Systemische Veränderungen wie Fieber, Anorexie, Lethargie und Schmerz sind selten.
Der **Pemphigus vegetans** wird als die benigne Form des Pemphigus vulgaris angesehen, der sich als vesikopustuläre Veränderung mit verrukösen Proliferationen am Rumpf und den Extremitäten zeigt. Vesikobulläre oder pustuläre Läsionen sind auch die primären Veränderungen des **Pemphigus foliaceus**. Sie können zu Krusten, Schuppen, epidermalen Ringbildungen und Erosionen werden. Maulhöhle und mukokutane Übergänge zeigen keinerlei Veränderungen. Zunächst sind besonders die Lefzen, der Nasenrücken und die Ohren betroffen, aber auch die Ballen und die Zehen sind häufig involviert. Eine Depigmentierung der Nase steht oft am Beginn dieser Pemphigusform. Systemische Symptome treten gelegentlich auf. Medikamenteninduzierter Pemphigus (Ampicillin, Sulfonamide) wurde sowohl beim Hund als auch bei der Katze beschrieben.
Der **Pemphigus erythematosus** wird als die benigne Form des Pemphigus foliaceus oder als eine Zwischenform des Pemphigus und des Lupus erythematosus angesehen. Vesikobulläre oder pustuläre Veränderungen am Kopf und an den Ohren sind charakteristisch. Klinisch ähneln die Läsionen dem Pemphigus foliaceus sehr stark. Sonnenbestrahlung kann die Krankheit verschlimmern.

Diagnose

Die Diagnose basiert auf der Vorgeschichte, der klinischen Untersuchung, der Zytologie von Abstrichen der Veränderungen, der Histopathologie von Haut- und Schleimhautbiopsien und dem Immunfluoreszenztest. Abstriche von intakten Bläschen oder Pusteln zeigen eine unterschiedliche Zahl von akantholytischen Zellen, die charakteristisch für diesen Krankheitskomplex sind.

Die Histopathologie verschiedener Hautbiopsien sichert die Diagnose ab. Es ist wichtig, die Biopsie an unversehrten Primärläsionen vorzunehmen. Da diese Läsionen so fragil und nur vorübergehend sichtbar sind, sollte das Tier stationär aufgenommen werden, um das Auftreten der Läsionen zu kontrollieren. Der charakteristische Befund beim Pemphigus vulgaris ist eine suprabasiläre Akantholyse mit daraus resultierender Bildung von Fissuren und Vesikeln. Epidermale Hyperplasie, Papillomatose und intraepidermale Mikroabszesse, die Eosinophile und akantholytische Zellen enthalten, treten beim Pemphigus vegetans auf. Der Pemphigus erythematosus und der Pemphigus foliaceus sind durch subkorneale oder intragranuläre Akantholyse mit daraus resultierenden Spalten, Vesikeln und Pusteln charakterisiert.

Der direkte Immunfluoreszenztest zeigt eine epidermale interzelluläre Ablagerung von Immunglobulin mit oder ohne Komplement bei allen Pemphigustypen. Beim Pemphigus erythematosus sind alle Ablagerungen auch in der Basalmembran zu finden, und es finden sich niedrige Titer von zirkulierenden antinukleären Antikörpern.

Therapie

Da die Gabe von immunmodulierenden Präparaten oder von Aurothioglukose (Chrysotherapie) gewöhnlich von starken Nebenwirkungen begleitet ist, ist die Behandlung des Pemphigus beim **Hund** vorzugsweise auf den Gebrauch von Kortikosteroiden und/oder Azathioprin beschränkt. Bei der Katze ist Azathioprin kontraindiziert.

Beim **Hund** wird die Behandlung mit Prednison (1–2 mg/kg einmal täglich) zusammen mit Azathioprin (0,5–1 mg/kg zweimal täglich) vorgezogen. Wenn die Erkrankung mit dieser Therapie unter Kontrolle gebracht werden kann, wird die Dosierung des Prednisons auf eine minimale, noch wirksame Erhaltungsdosis für jeden 2. Tag reduziert, während die Dosierung für Azathioprin auf dem gleichen Niveau bleibt. Eine Therapie mit Tetrazyklinen und Nikotinamid ist beim Hund von begrenztem Nutzen.

Bei **Katzen** zieht es der Autor vor, mit Pednison (2–3 mg/kg einmal täglich für 14 Tage) allein zu beginnen. Wenn die Therapie anschlägt, wird die Dosis analog zu der des Hundes vermindert. Zeigt Prednison keine Wirkung, kann unter Umständen mit Dexamethason (0,2–0,4 mg/kg einmal täglich) oder Chlorambucil (0,1 mg/kg einmal täglich oder 0,2 mg/kg einmal alle 48 Stunden) eine Besserung erzielt werden. Eine Chrysotherapie (Injektion von Aurothioglukose) ist bei der Katze nur indiziert, wenn Kortikosteroide wirkungslos sind.

Die Prognose für den Pemphigus ist normalerweise unter einer lebenslangen Erhaltungstherapie gut bis mäßig, außer für den Pemphigus vulgaris, der eine schlechte Prognose hat.

Diagnostische Parameter

Vesikel; Blasen; Pusteln; epidermale Ringbildung; Erosionen; Ulzera.

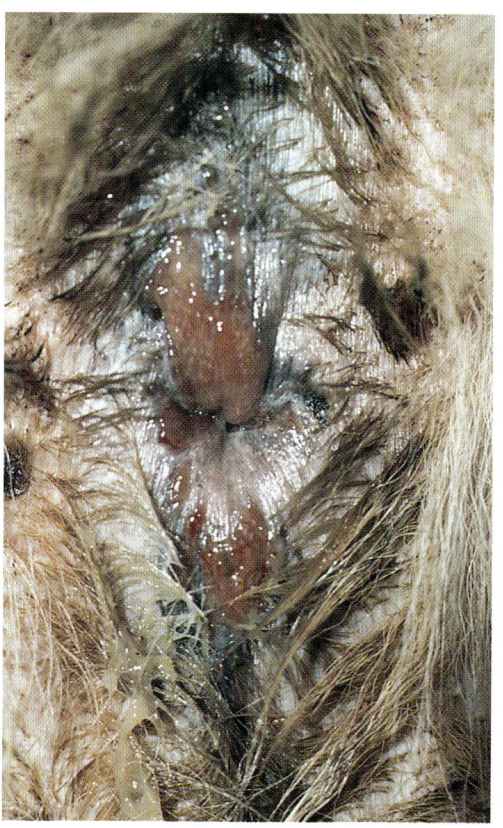

6.8 C Pemphigus vulgaris: perianale Beteiligung mit Vesikeln, Blasen und Erosionen.

6.8 D Pemphigus vulgaris: ausgedehnte Erosionen auf der Maulschleimhaut.

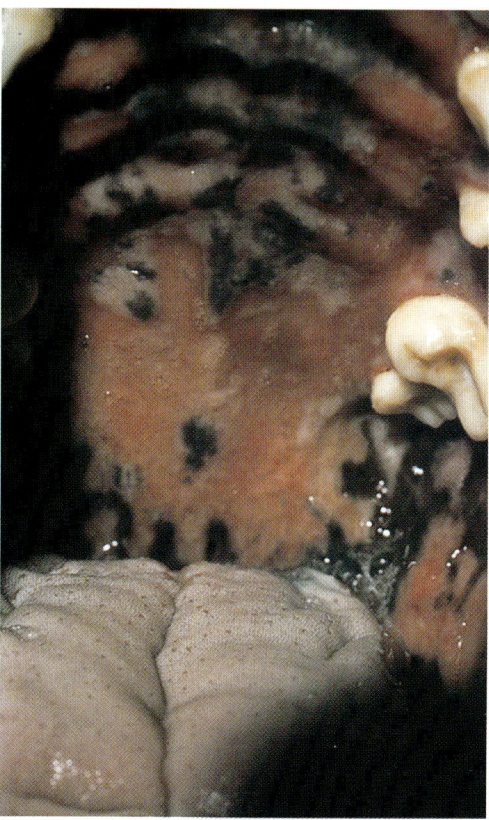

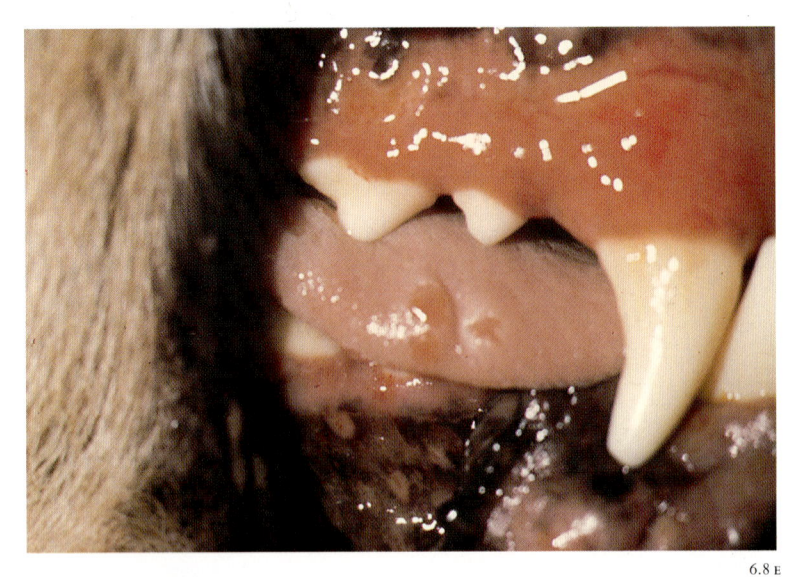

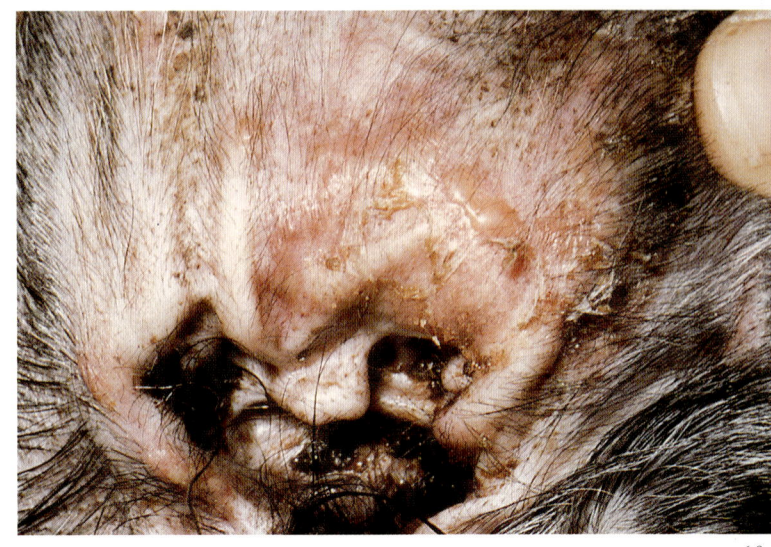

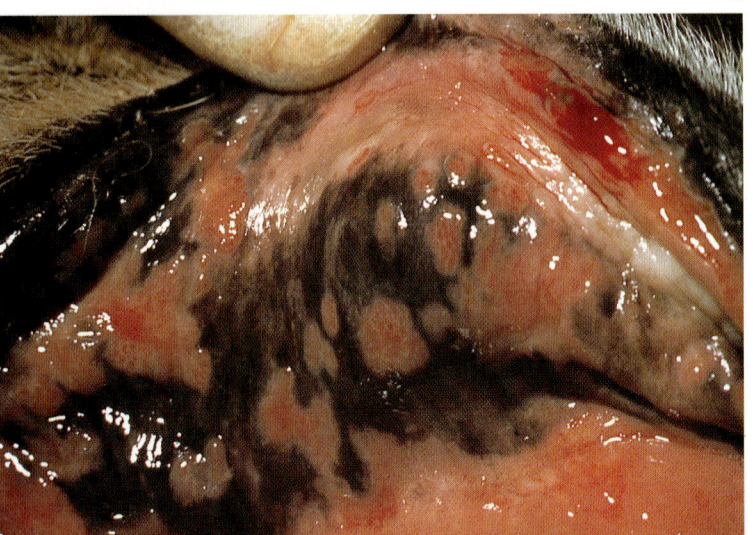

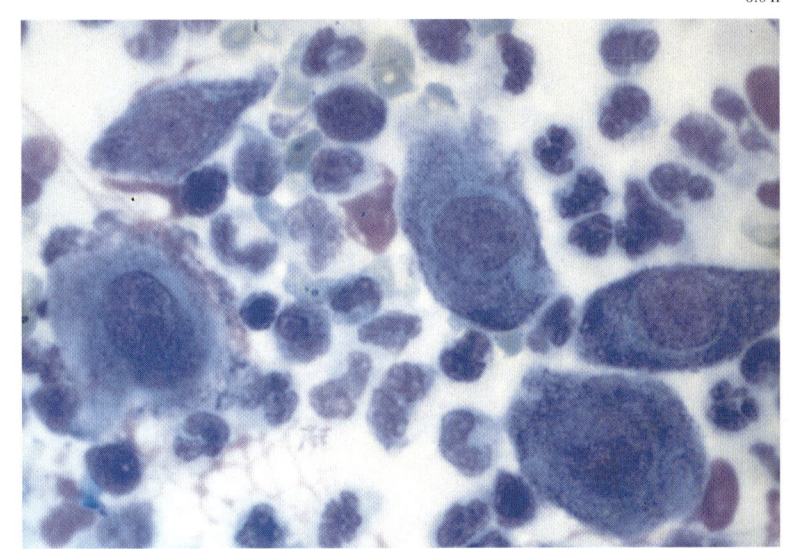

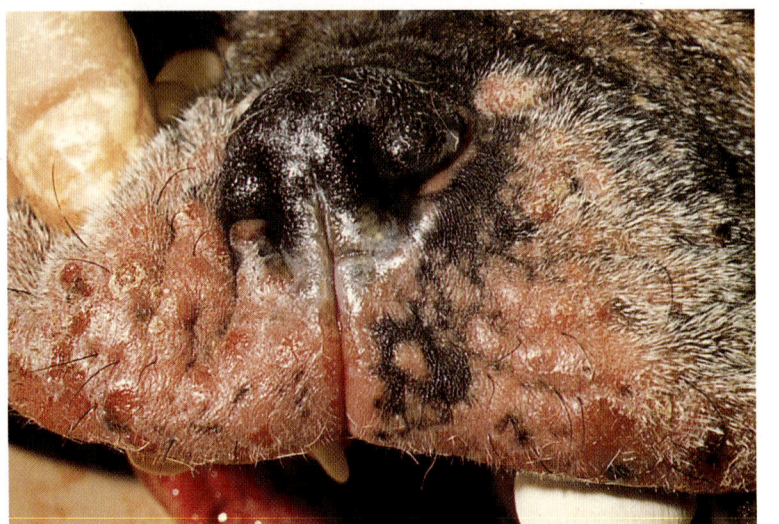

Kapitel 6 Immunologische Erkrankungen / Pemphigus 6.8

6.8 E Pemphigus vulgaris: linguale Vesikel und Stomatitis.

6.8 F Pemphigus vulgaris: einzelne und konfluierende Erosionen auf der bukkalen Schleimhaut.

6.8 G Phemphigus vulgaris: Erosionen, die die Nasenlöcher und die mukokutanen Übergänge einbeziehen.

6.8 H Pemphigus vulgaris: große Blasen in der Ohrmuschel.

6.8 I Abstrich von einem Vesikel mit einem Neutrophilen und akantholytischen Zellen.

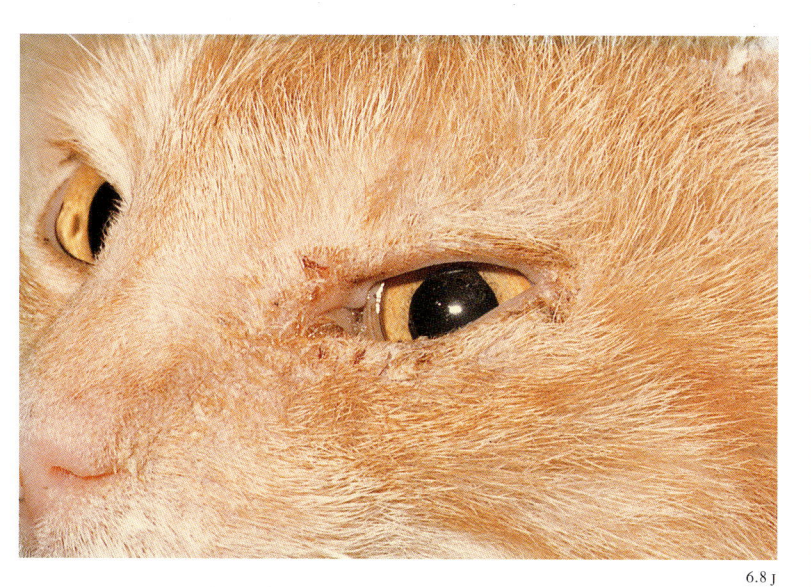

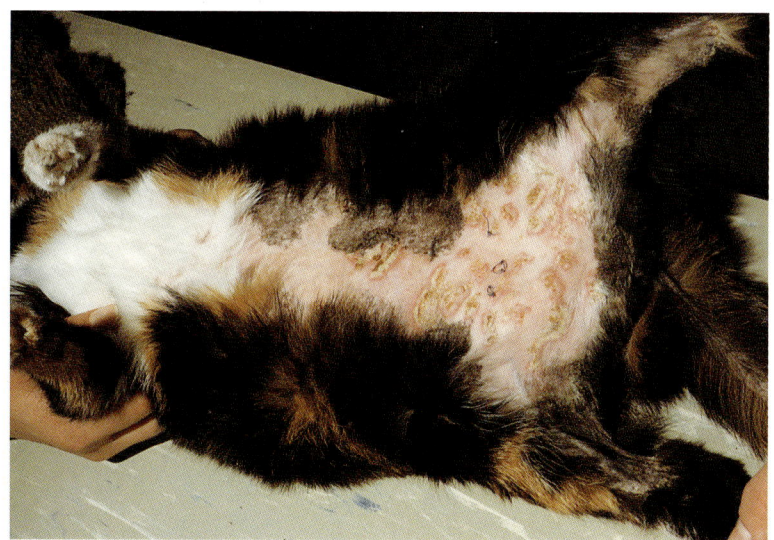

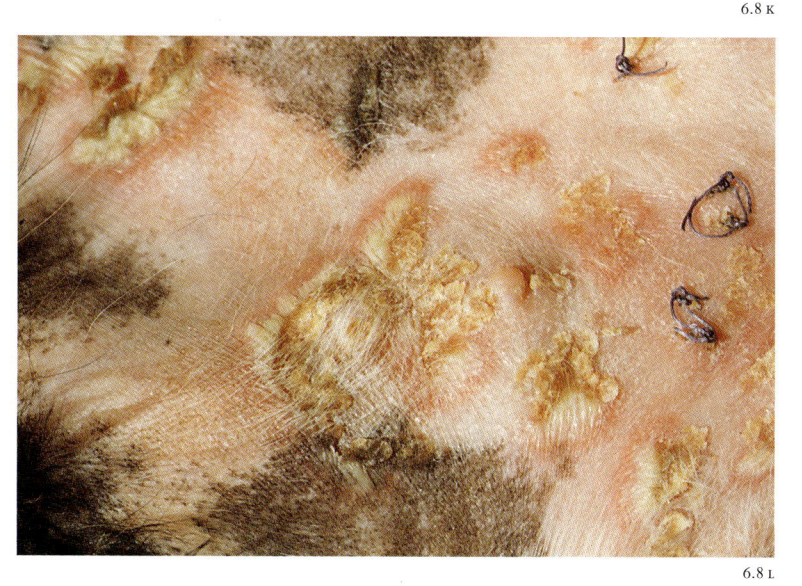

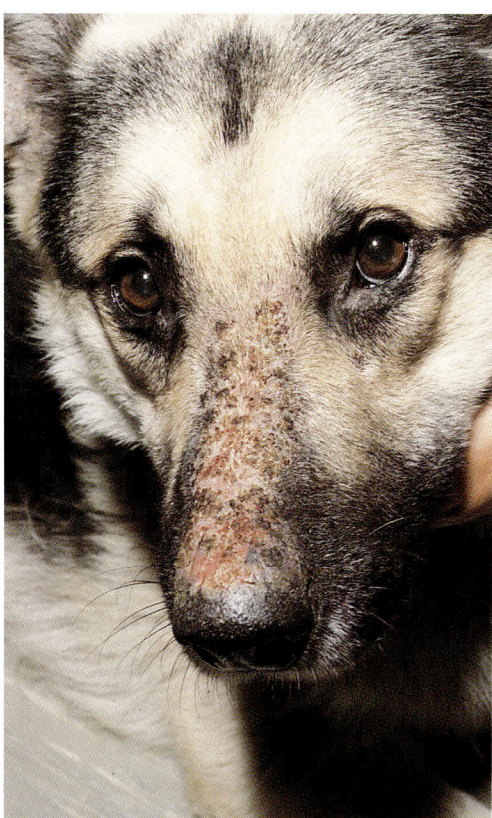

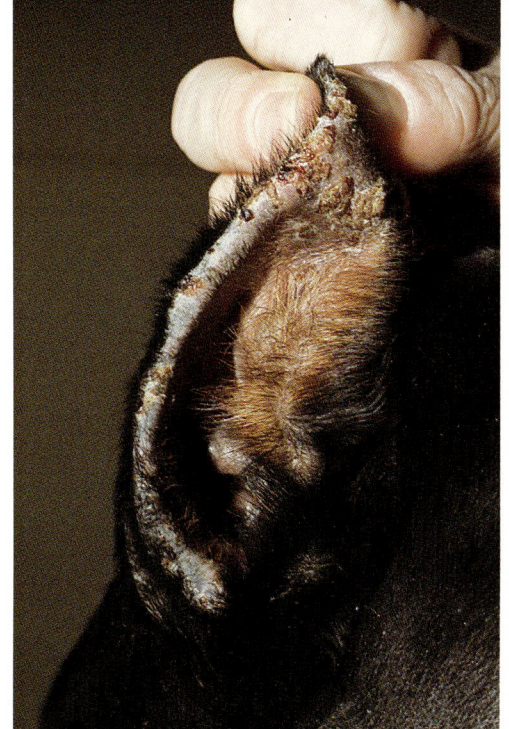

Kapitel 6   Immunologische Erkrankungen / Pemphigus   6.8   61

6.8 J   Pemphigus foliaceus: periokuläre Krusten.

6.8 K   Pemphigus foliaceus: viele große Pusteln am Abdomen.

6.8 L   Ausschnitt aus Bild 6.8 K.

6.8 M   Pemphigus foliaceus: Pusteln auf dem Nasenrücken.

6.8 N   Pemphigus foliaceus: Papeln und Krusten am Ohrrand.

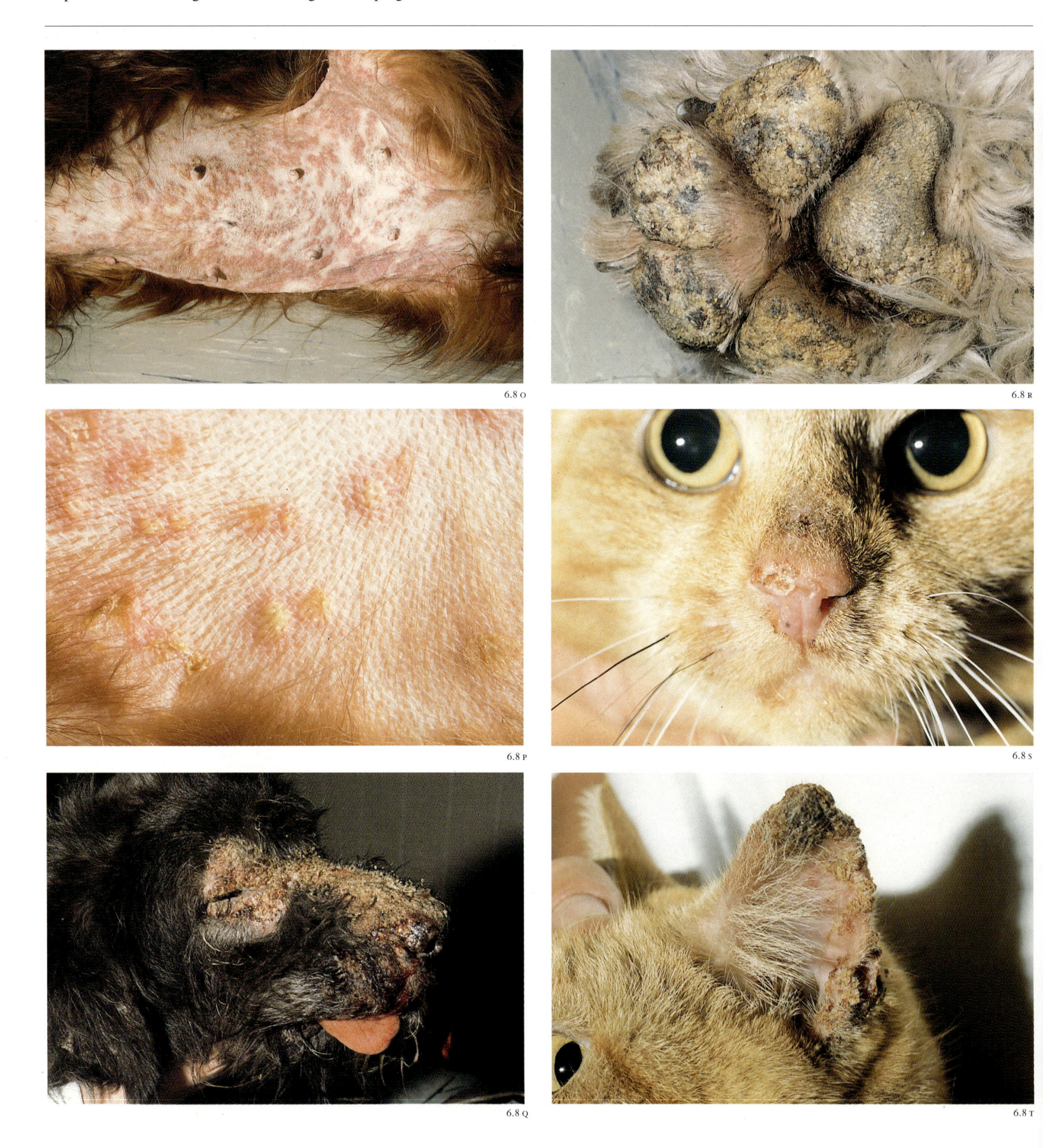

Kapitel 6   Immunologische Erkrankungen / Pemphigus   6.8

6.8 O

6.8 P

6.8 Q

6.8 R

6.8 S

6.8 T

Kapitel 6 Immunologische Erkrankungen / Pemphigus 6.8

6.8 O Pemphigus foliaceus: ausgedehnte Beteiligung des Abdomens mit zahlreichen Pusteln, Erosionen und epidermalen Ringbildungen.

6.8 P Ausschnitt aus Bild 6.8 O, große Pusteln zeigend.

6.8 Q Pemphigus foliaceus: krustöse und ulzerative Dermatitis auf dem Nasenrücken und der Haut um die Augen.

6.8 R Pemphigus foliaceus: Ballen mit Depigmentation und Krustenbildung.

6.8 S Pemphigus erythematosus: Planum nasale mit einigen Krusten.

6.8 T Pemphigus erythematosus: alte Pusteln und Krusten am Ohrrand.

6.8 U Pemphigus erythematosus: Depigmentierung der Nase.

6.8 V Pemphigus erythematosus: Pusteln und Papeln in der Haut des Brustbereichs (gleicher Hund wie in Abb. 6.8 U).

6.8 W Pemphigus erythematosus: symmetrische, plaqueförmige Läsionen am Abdomen und den Flanken.

6.8 X Vergrößerung von 6.8 W, Lichenifikation, leichte Schuppenbildung und einen aktiv veränderten Rand zeigend.

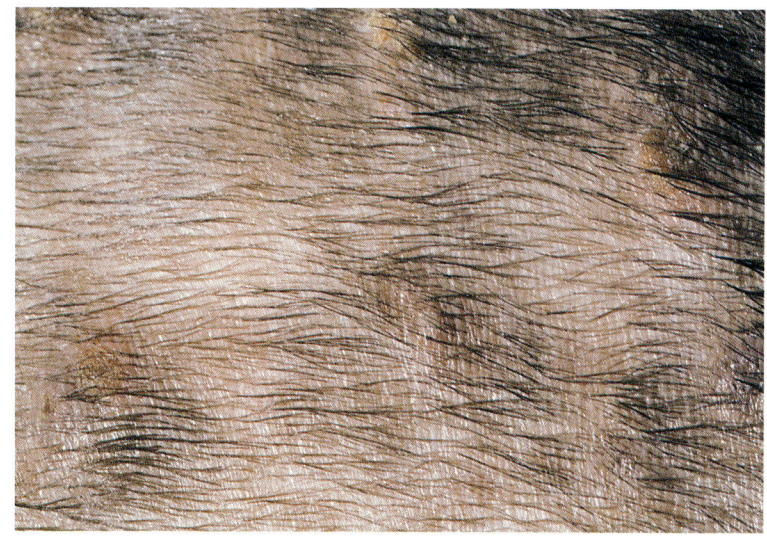

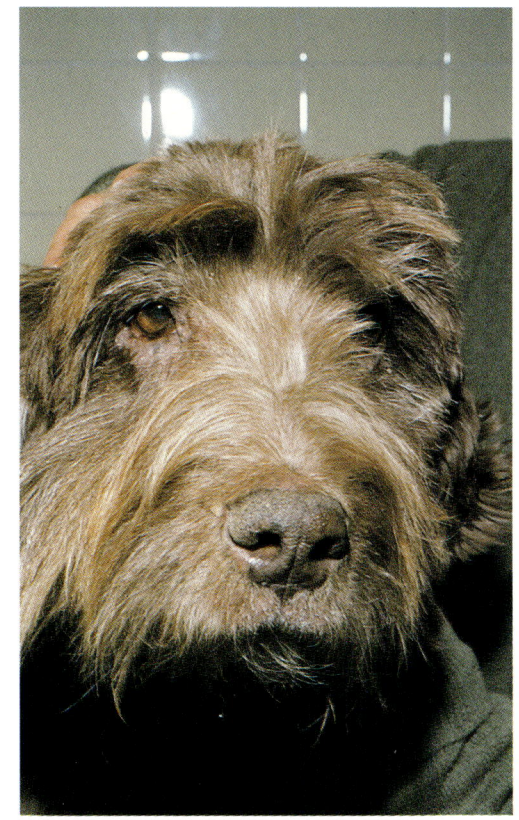

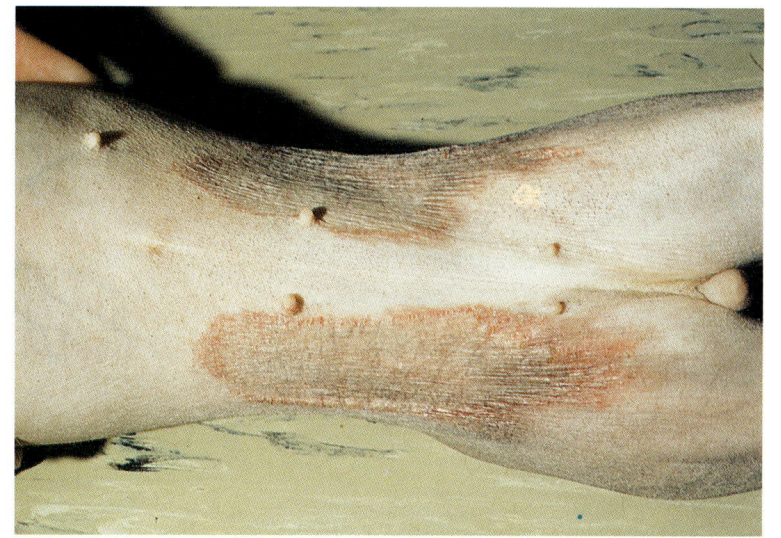

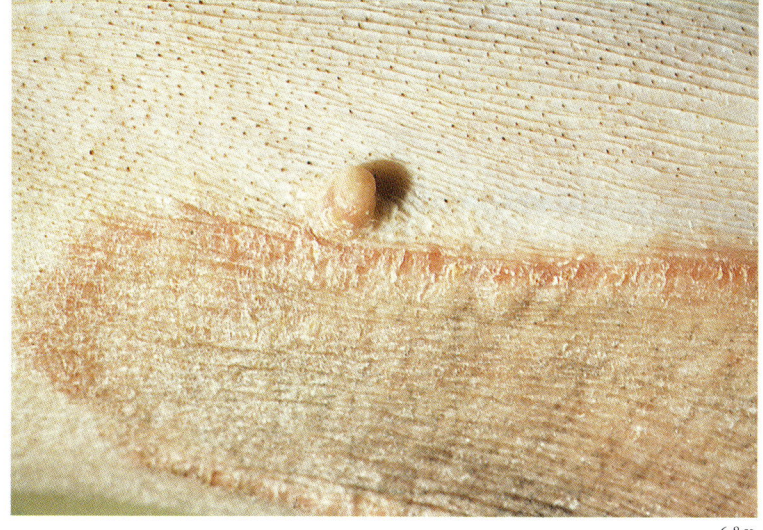

6.9 Lupus erythematosus

Allgemeines

Der Lupus erythematosus kann in den **systemischen Lupus erythematosus** (SLE), der eine systemische Autoimmunkrankheit des Typs III ist, und den **diskoiden Lupus erythematosus** (DLE), der als die benigne Form des SLE auf die Haut beschränkt ist, unterteilt werden. Sonnenbestrahlung kann beide Formen verschlimmern.
Der Lupus erythematosus kommt häufiger bei Bobtails, Collies und Deutschen Schäferhunden vor.

Klinisches Bild

Beim **Hund** verursacht der SLE eine Vielzahl von Symptomen: Polyarthritis (75%), intermittierendes Fieber (65%), Proteinurie (50%), Anämie (35%) und Hautveränderungen (30%). Bei der **Katze** tritt der SLE seltener auf. Betroffene Tiere haben oft Fieber, Anämie, Glomerulonephritis, eine ulzerative Stomatitis und Hautveränderungen. Primäre Läsionen sind Blasen an Ohren, Lippen, Nasenrücken, Planum nasale und auf der Maulschleimhaut. Die Blasen können sich zu Pusteln oder kleinen Krusten entwickeln. Eine Depigmentierung der Nase, Ulzerationen an den Ballen, eine Paronychia und eine Pannikulitis können gleichzeitig präsent sein.
Die Läsionen des DLE sind normalerweise auf die Ohren und die Nase beschränkt. Pruritus ist in unterschiedlichem Ausmaß vorhanden.

Diagnose

Für die Diagnose des SLE sind umfangreiche Untersuchungen nötig: Blut- und Differentialblutbild, Hämatokritbestimmung, Coombs-Tests, Lupus-erythematosus-Zelltest, antinukleärer Antikörpertest und eine Urinanalyse. Die histologische Untersuchung der Hautbiopsien zeigt eine hydropische Degeneration der epidermalen Basalzellen, Pigmentverlust und eine lichenoide Dermatitis zwischen Epidermis und Dermis. Die Haarfollikel können mitbetroffen sein. Die histologischen Befunde beim DLE sind ähnlich.

Therapie

Die Behandlung des SLE ist ähnlich der des Pemphigus (siehe 6.8). Die Chrysotherapie ist wirkungslos. Die Prognose ist abhängig von der Ausprägung der Symptome und den involvierten Organen. Katzen können mit Chlorambucil (0,2 mg/kg täglich) behandelt werden. In 50% der Fälle kann die Therapie nach 6 Monaten abgesetzt werden.
Die Prognose des DLE ist günstig, obwohl gewöhnlich eine lebenslange Behandlung erforderlich ist. Milde Fälle des DLE lassen sich eventuell durch lokale Applikation von Sonnenschutzmitteln und Kortikosteroiden unter Kontrolle halten. In schweren Fällen kann die Verabreichung von Prednison (siehe 6.8) und/oder α-Tocopherolacetat (200–400 I.E. zweimal täglich) oder von Tetrazyklinen und Nikotinamid (Hund: 250 [< 10 kg Körpermasse] oder 500 mg dreimal täglich) hilfreich sein.

Diagnostische Parameter

Vestikel; Blasen, Pusteln.

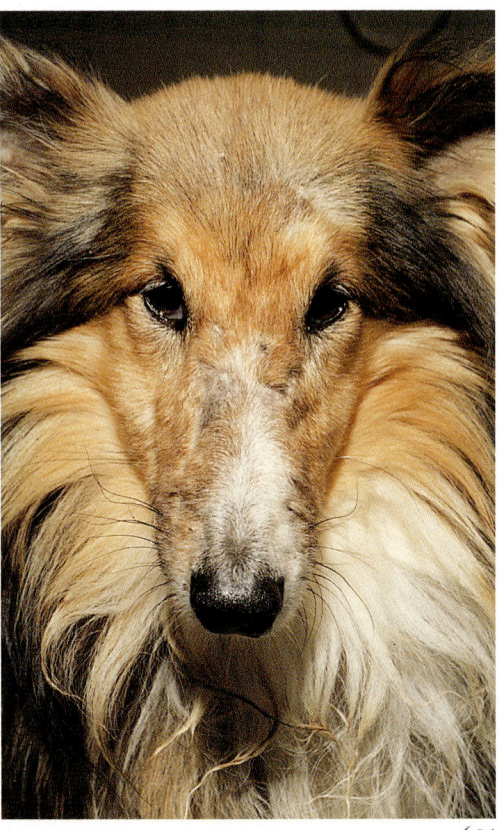

6.9 A SLE: Alopezie, Erosionen, Schuppen und fokale Depigmentierung auf dem Nasenrücken.

6.9 B SLE: Gliedmaßen eines Collie mit erythematösen, papulösen Krusten auf der Haut und geschwollenen Karpalgelenken.

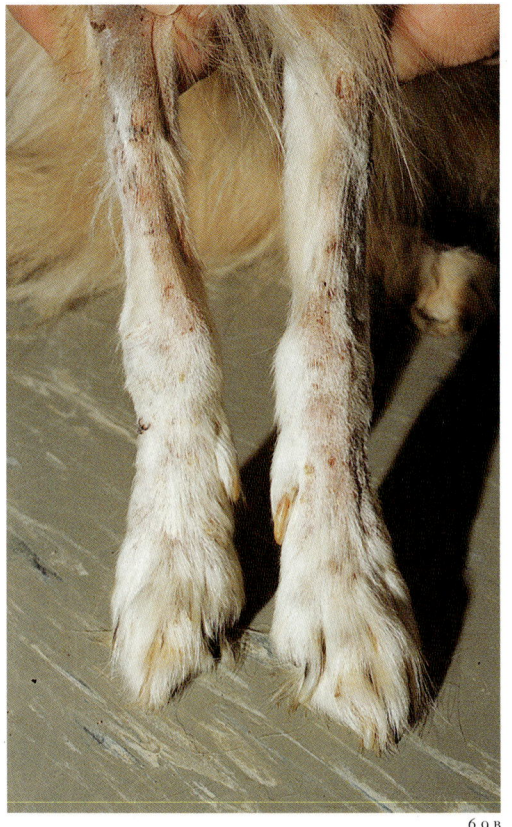

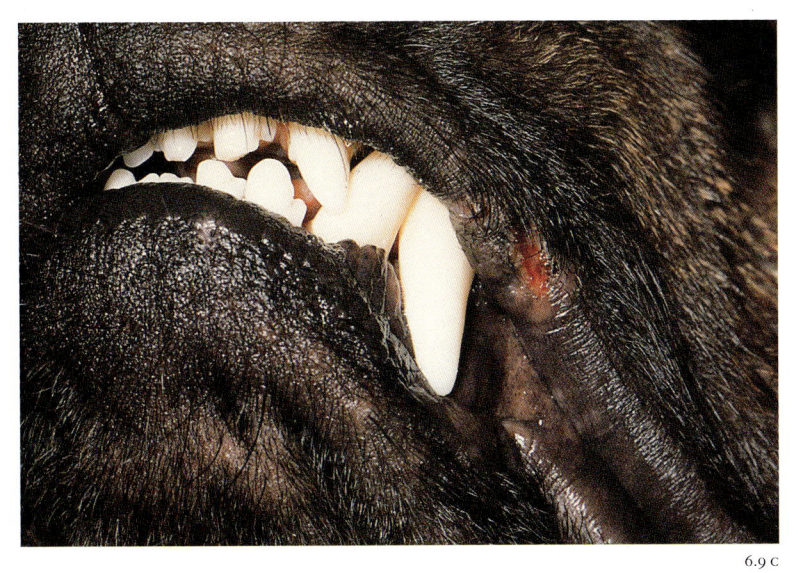

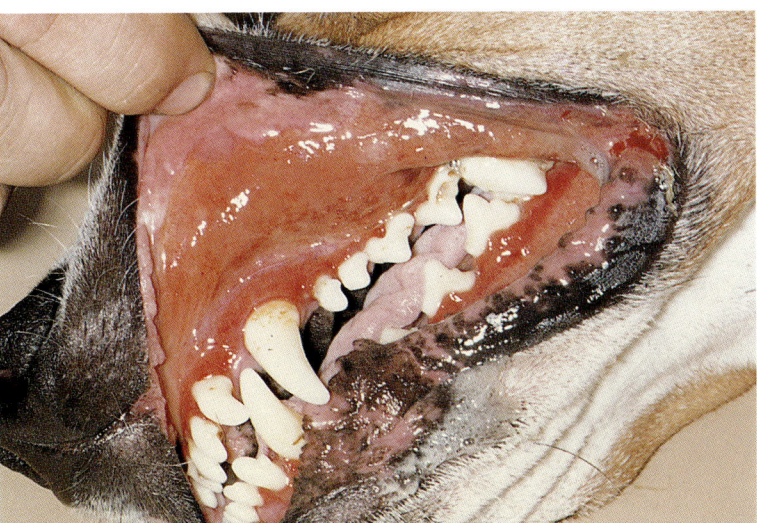

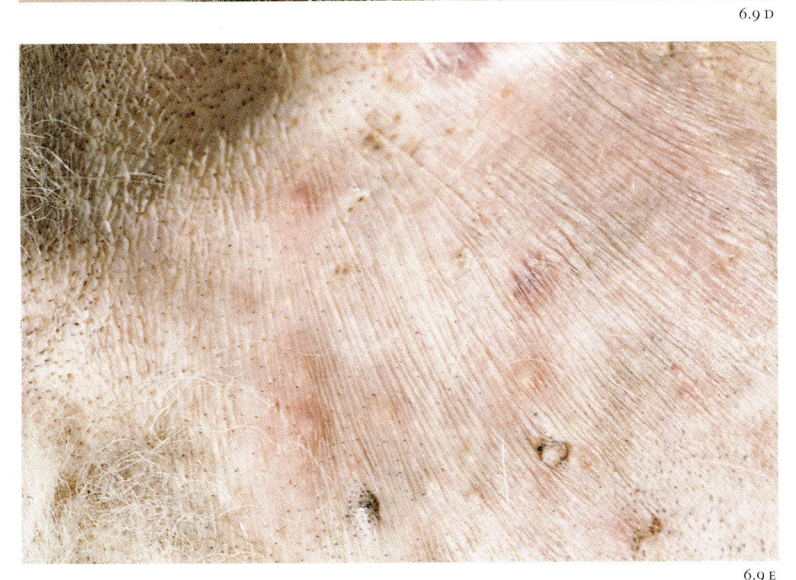

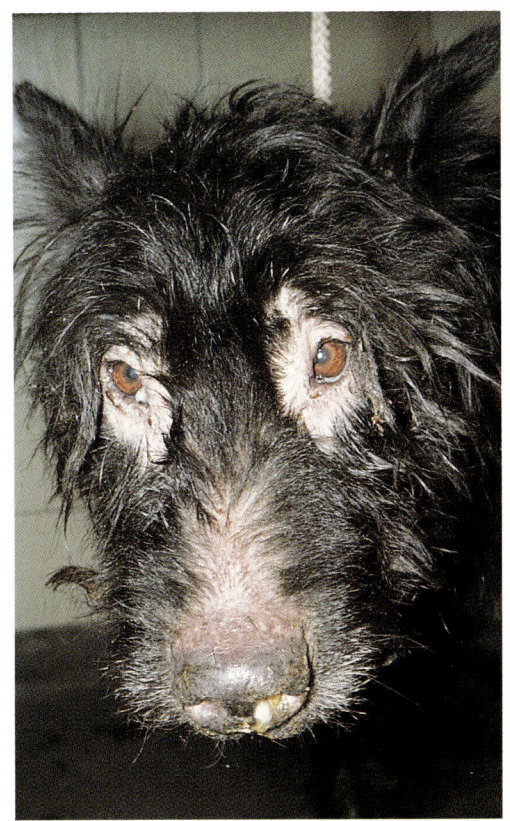

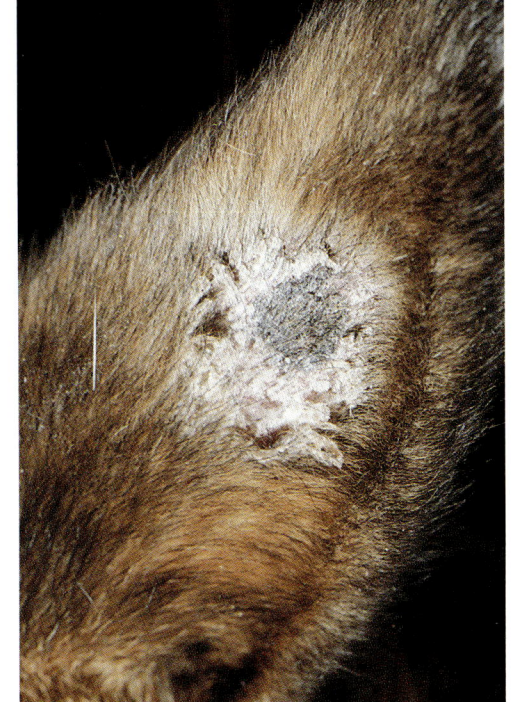

Kapitel 6 Immunologische Erkrankungen / Lupus erythematosus 6.9

6.9 C SLE: Erosionen am Lefzenrand.

6.9 D SLE: ausgeprägte Stomatitis.

6.9 E SLE: Pusteln auf der Bauchhaut eines Collies.

6.9 F DLE: periokulare Alopezie, Schuppen auf der Nase und Erosionen am Planum nasale.

6.9 G DLE: exfoliative Dermatitis am Ohr.

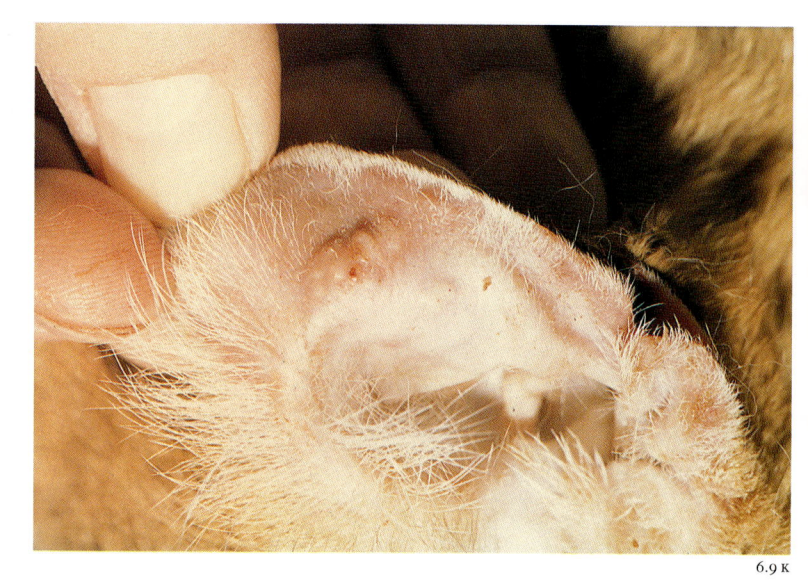

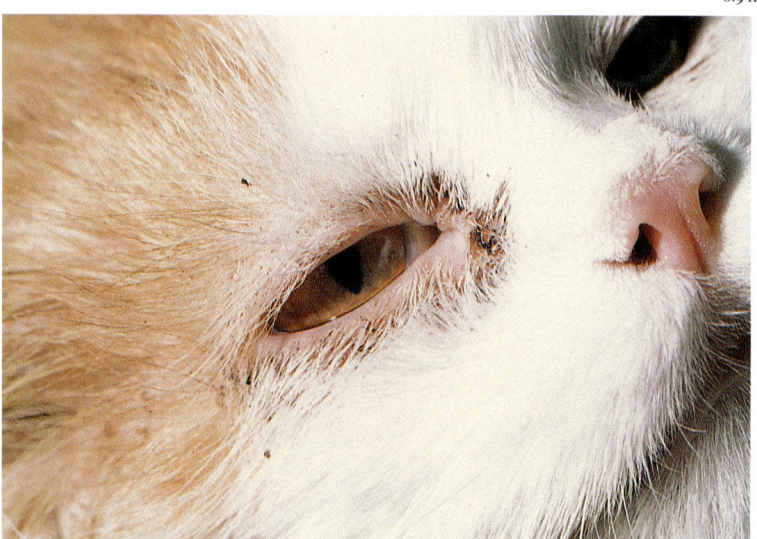

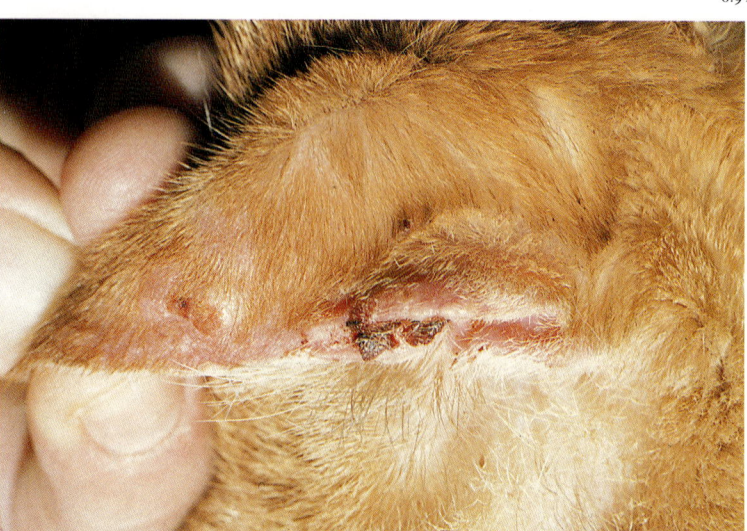

Kapitel 6 Immunologische Erkrankungen / Lupus erythematosus 6.9

6.9 H DLE: ausgeprägte Krustenbildung auf dem Kopf und Nacken einer Katze.

6.9 I DLE: Papeln, kleine Krusten und Erytheme am medialen Augenwinkel.

6.9 J DLE: kleine Krusten am Ohrrand einer Katze.

6.9 K DLE: Vesikel und Papeln in der Ohrmuschel einer Katze.

6.9 L DLE: Ausdehnung auf die Ballen.

6.10 Kälteagglutinationskrankheit

Allgemeines
Diese Erkrankung gehört zu den Autoimmunkrankheiten des Typs II, bei der kältereagierende Erythrozyten-Autoantikörper (normalerweise IgM) gebildet werden.

Klinisches Bild
Das Auftreten der Läsionen ist mit niedrigen Umgebungstemperaturen verbunden, die ihrerseits zu intrakapillären Hämagglutinationen führen. Die Veränderungen werden an den Ohren, der Nase, dem Schwanz und den Zehen beobachtet und sind durch Erytheme, rote Flecken, Nekrosen und Ulzerationen charakterisiert. Die betroffene Haut kann schmerzhaft sein.

Diagnose
Die Vorgeschichte, die klinische Untersuchung und der Nachweis des Kälteagglutinins sind maßgebend. Die Autohämagglutination des Blutes bei Raumtemperatur, eine Verstärkung der Reaktion bei 0°C und eine Reversion bei 37°C sind beweisend.
Um die Kälteagglutinationskrankheit von der kutanen Vaskulitis abzugrenzen, ist es notwendig, eine genaue Vorgeschichte zu erheben, die sich auf die Konstitution, frühere Infektionen, lymphoretikuläre Neubildungen, Frostbeulen, SLE, Bleivergiftungen und Medikamente konzentriert. Außerdem kann mittels der Histopathologie zwischen den beiden Erkrankungen unterschieden werden.

Therapie
Es ist wichtig, die zugrundeliegende Ursache abzustellen und tiefe Temperaturen zu meiden. Eine Unterstützung der Therapie mit Prednison, Prednisolon oder Azathioprin (siehe 6.8) kann nötig sein.

Diagnostische Parameter
Flecken; Ulzera.

6.10 A Rotes, geschwollenes Ohr mit kleinen Ulzera am Rand (mit freundlicher Genehmigung von Dr. R. J. Slappendel, Universität Utrecht, NL).

6.10 B Geschwollene Nase mit Ulzeration (mit freundlicher Genehmigung von Dr. R. J. Slappendel, Universität Utrecht, NL).

6.10 C Schwanzspitzennekrose.

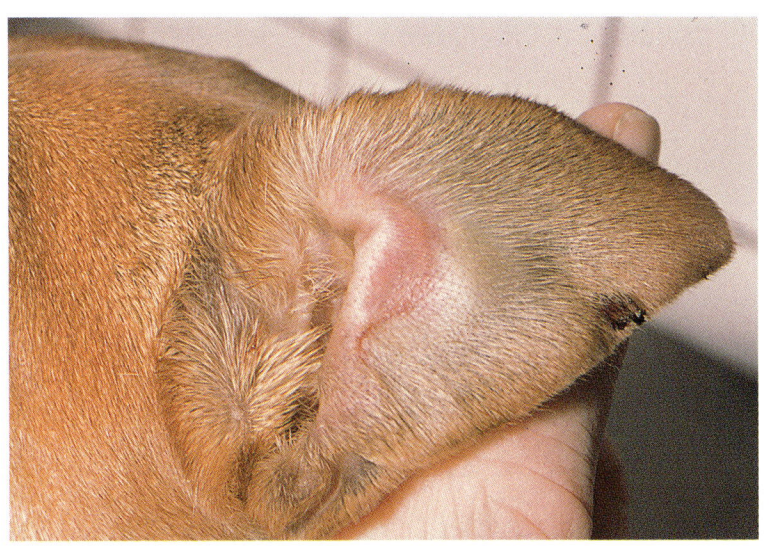

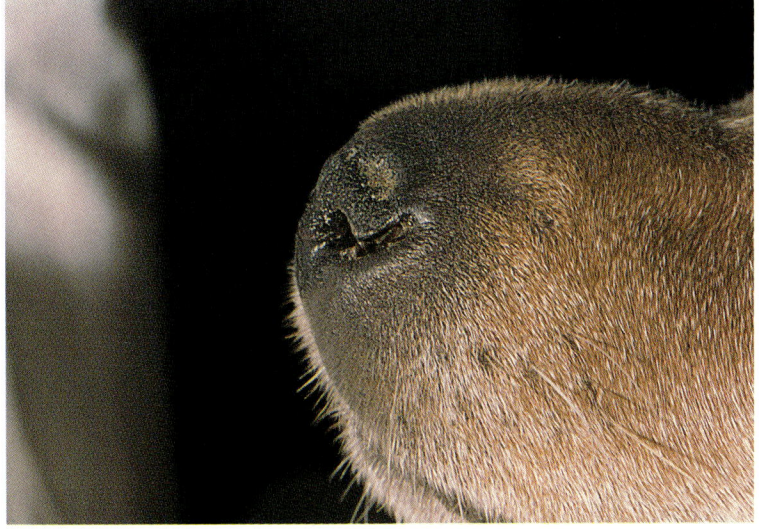

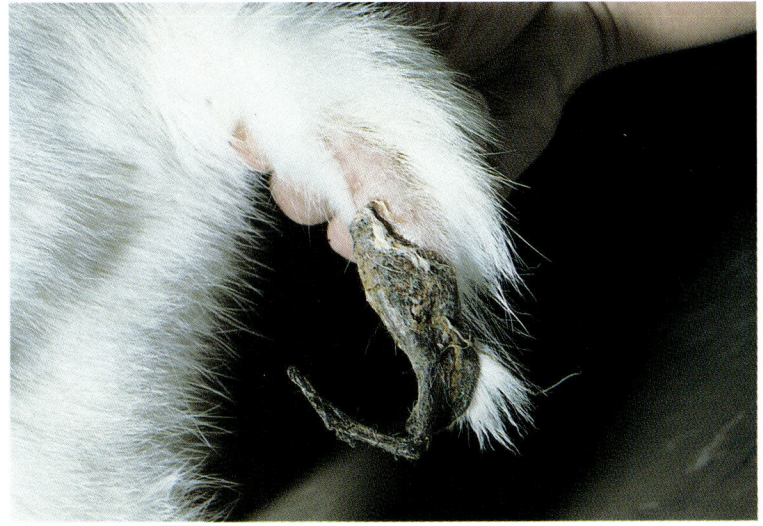

6.11 Bullöses Pemphigoid

Allgemeines
Das bullöse Pemphigoid (Syn. Parapemphigus) ist eine Autoimmunkrankheit des Typs II. Diese seltene Krankheit wurde bisher nur beim Hund beschrieben, wobei der Collie, der Schottische Schäferhund und der Dobermannpinscher prädisponiert zu sein scheinen.

Klinisches Bild
Vesikobullöse Läsionen finden sich an den mukokutanen Übergängen, Nasenrücken, Achseln, Leisten und der Maulschleimhaut. Die Primärläsionen können sich zu Pusteln, epidermalen Ringbildungen, Erosionen und Krusten entwickeln. Gelegentlich sieht man eine Ulzeration der Ballen und eine Paronychia.
In schweren Fällen tritt Fieber und Anorexie auf. Juckreiz und Schmerz sind in unterschiedlichem Ausmaß vorhanden.

Diagnose
Neben der Vorgeschichte und den klinischen Symptomen geben nur die Histopathologie verschiedener Haut- und Schleimhautbiopsien und Immunfluoreszenztests deutliche Hinweise auf die Diagnose. Charakteristische histologische Befunde sind subepidermale Spalten, Vakuolen- und Vesikelbildungen. Die Immunfluoreszenz zeigt lineare Ablagerungen von Immunglobulinen und Komplement im Bereich der Basalmembranen.

Therapie
Die Behandlung des bullösen Pemphigoids ist ähnlich der des Pemphigus vulgaris (siehe 6.8). Die Prognose sollte vorsichtig gestellt werden und ist abhängig vom Ausmaß der Erkrankung.

Diagnostische Parameter
Vesikel; Blasen; Pusteln; Erosionen; epidermale Ringbildungen; Ulzera; Krusten; Depigmentierungen.

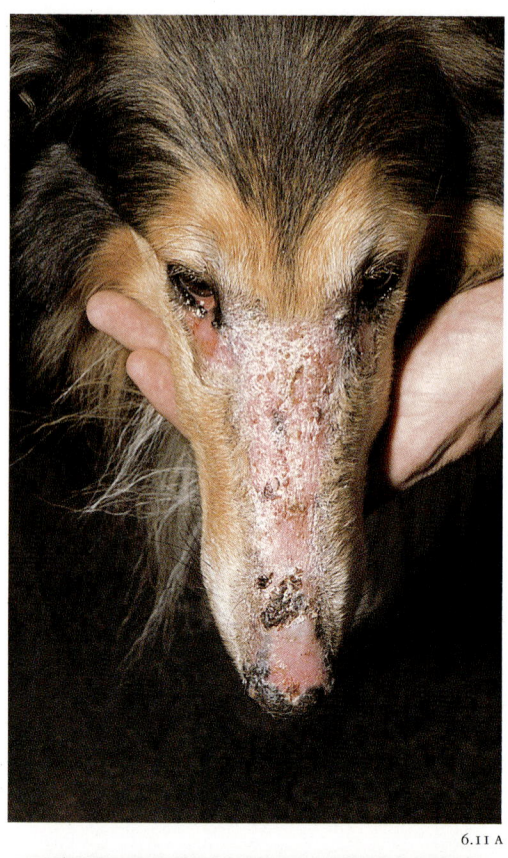

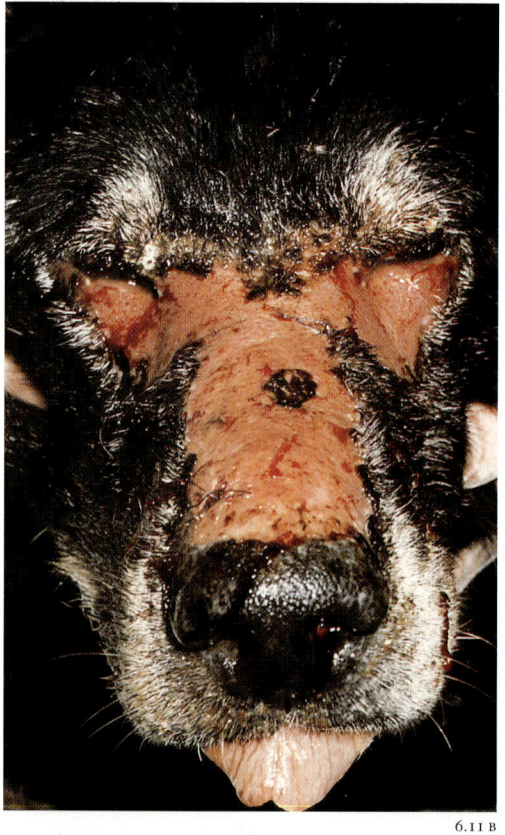

6.11 A Schuppende Dermatose und lokale Depigmentierung auf dem Nasenrücken eines Collies.

6.11 B Ausgedehnte ulzerative Dermatitis im Kopfbereich.

6.11 C Krusten in der periokulären Region bei einem Hund mit bullösem Pemphigoid.

6.11 D Der gleiche Hund wie in Bild 6.11 C mit Krusten, Papeln und Erosionen am Abdomen.

6.11 E Erosive Paronychia, verursacht durch ein bullöses Pemphigoid.

6.11 F Erosionen an den mukokutanen Übergängen.

6.11 G Lokale Dermatitis am Kinn, verursacht durch ein bullöses Pemphigoid.

6.11 H Ulzerationen an den Ballen.

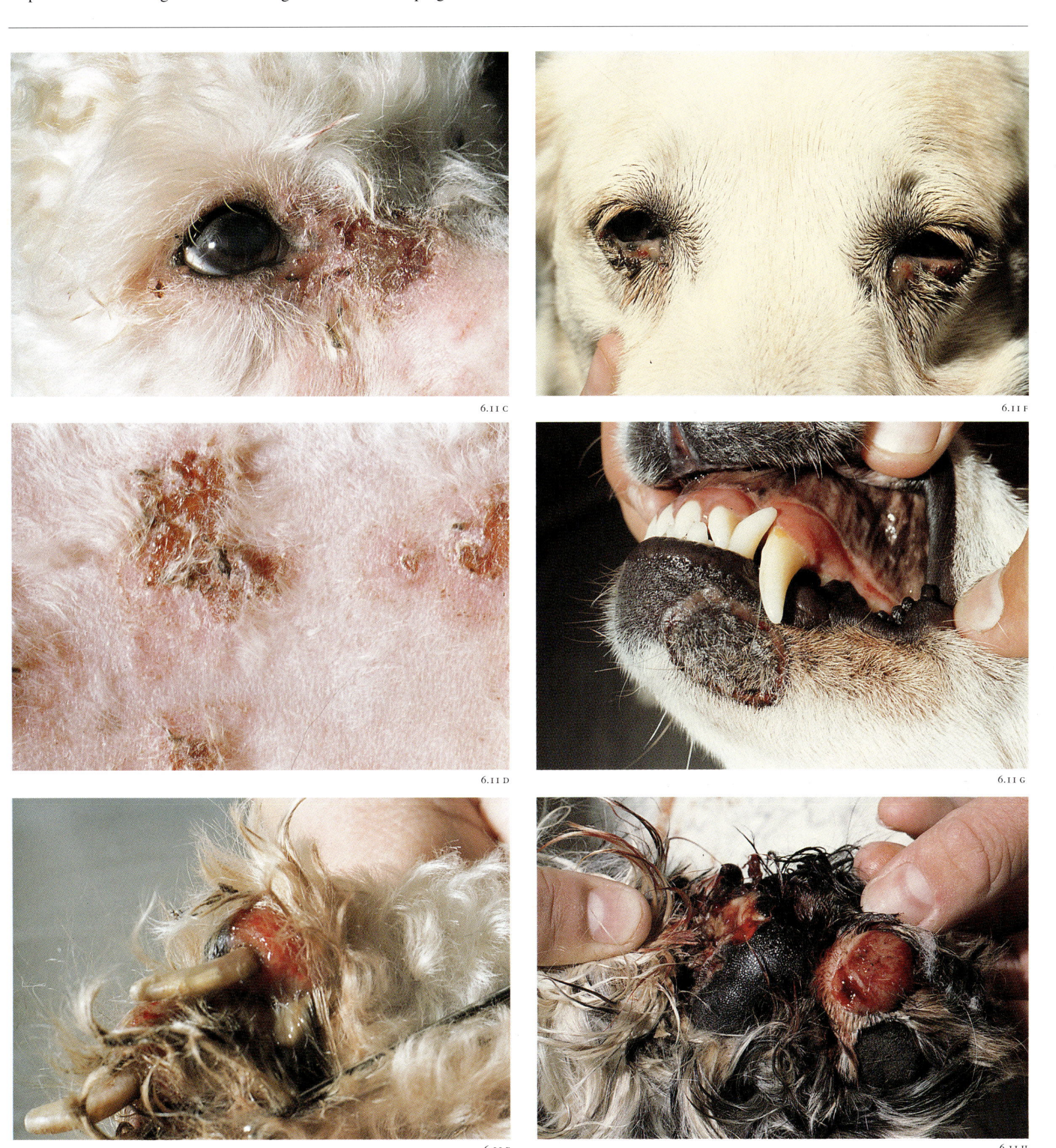

Kapitel 6 Immunologische Erkrankungen / Bullöses Pemphigoid 6.11

6.11 C

6.11 D

6.11 E

6.11 F

6.11 G

6.11 H

6.12 Lichenoide Dermatose

Allgemeines
Die Pathogenese der lichenoiden Dermatose ist unbekannt, aber aufgrund der histopathologischen Befunde scheint eine Immunkrankheit vorzuliegen. Aufgrund ihres relativ seltenen Auftretens sind eventuell bestehende Rassenprädispositionen noch nicht endgültig geklärt, aber nach Ansicht des Autors kommt die lichenoide Dermatose gehäuft beim Dobermannpinscher vor.

Klinisches Bild
Flache papuläre Läsionen in Verbindung mit unregelmäßig begrenzten Plaques und einer schuppigen, hyperkeratotischen Oberfläche sind die Hauptsymptome der lichenoiden Dermatose. In der Regel ist die Verteilung der Veränderungen symmetrisch. Die Läsionen können an jedem Körperteil auftreten, insbesondere an der Schnauze, der periokulären Region, dem Präputium und den Achseln. Juckreiz und Allgemeinerkrankung sind selten.

Diagnose
Mittels eines Hautgeschabsels sollten ein Parasitenbefall oder eine Dermatophyteninfektion abgegrenzt werden. Der histologische Befund ergibt eine lichenoide und hydropische Dermatitis zwischen Dermis und Epidermis.

Therapie
In der Regel heilt die Erkrankung spontan innerhalb von 2 Jahren ab. Jegliche Therapie ist erfolglos.

Diagnostische Parameter
Papeln; Plaques.

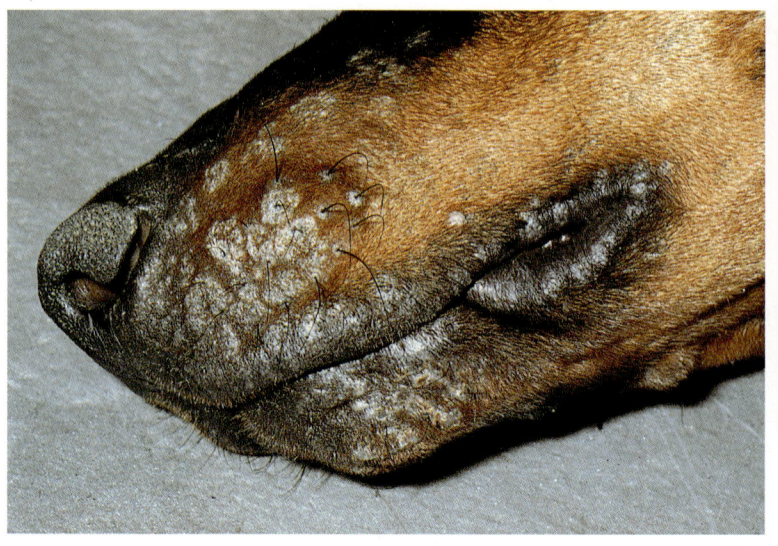

6.12 A   Lichenoide Dermatose an Nase, Kinn und Lippen.

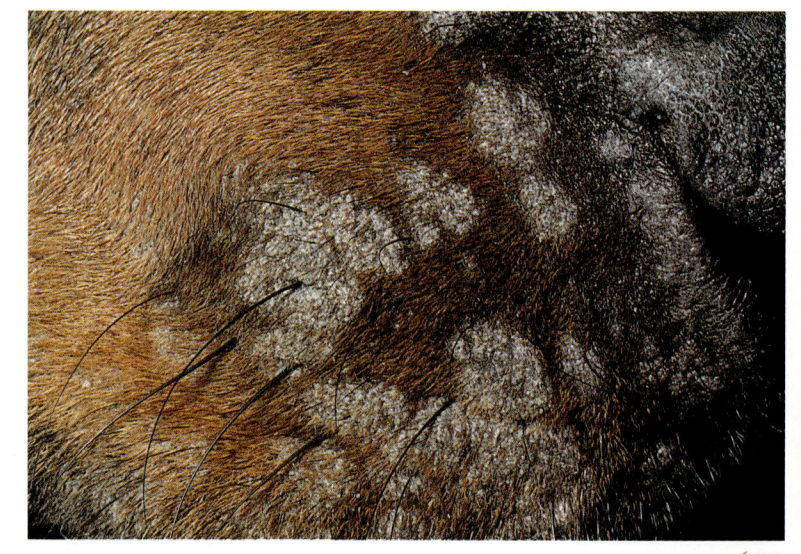

6.12 B   Ausschnitt aus Bild 6.12 A, umschriebene hyperkeratotische Plaques.

6.12 C   Hyperkeratotische, hyperpigmentierte Plaques am Präputium.

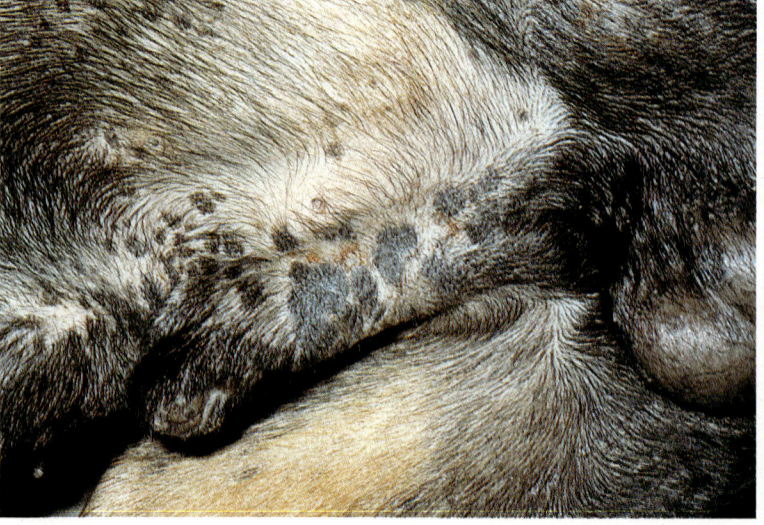

6.13 Feline rezidivierende Polychondritis

Allgemeines
Die feline rezidivierende Polychondritis ist eine seltene Immunkrankheit des Knorpelgewebes.

Klinisches Bild
Betroffene Katzen werden mit geschwollenen, erythematösen bis hin zu sehr stark aufgerollten und deformierten Ohren, die schmerzempfindlich sind, vorgestellt. Die Krankheit tritt normalerweise bilateral auf, aber es kommen auch unilaterale Veränderungen vor. Die Katzen zeigen keine weiteren Krankheitssymptome.

Diagnose
Neben den charakteristischen klinischen Befunden ist der histopathologische Befund einer lymphoplasmazytären Entzündung mit Knorpelnekrosen eindeutig. Die Katzen sind meist FeLV- oder FIV-positiv.

Therapie
Eine kurative Therapie gibt es nicht. Systemische oder topische Kortikosteroidgaben haben gewöhnlich keine therapeutische Wirkung.

Diagnostische Parameter
Erytheme.

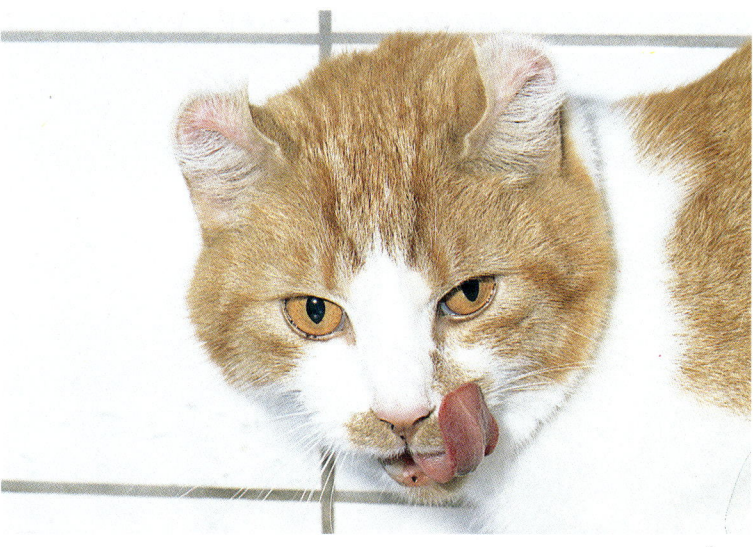

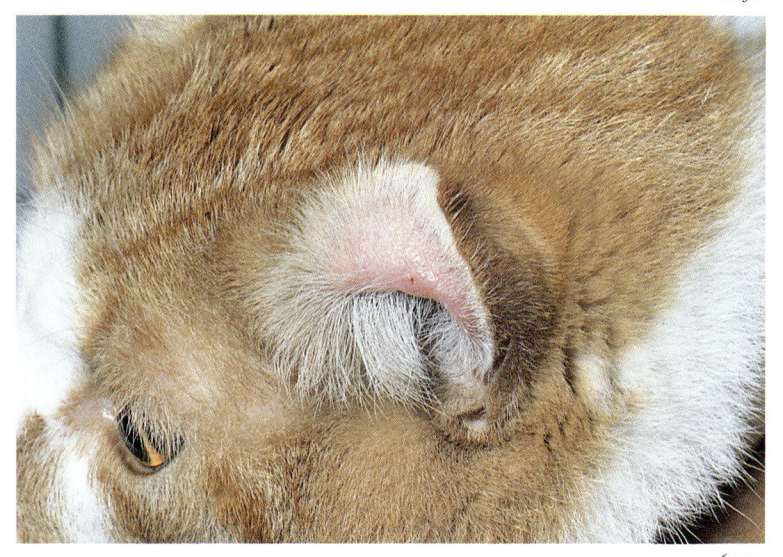

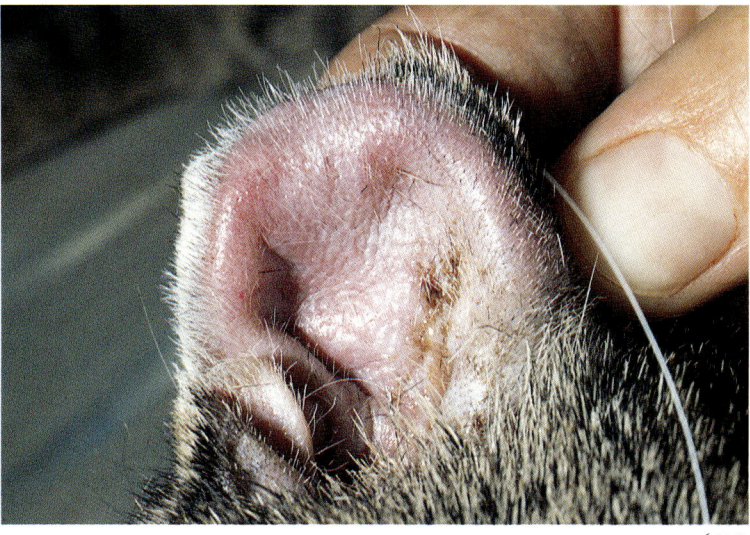

6.13 A   Beidseitig erythematöse, aufgerollte Ohren.

6.13 B   Ausschnitt aus Bild 6.13 A.

6.13 C   Geschwollenes, deformiertes, violettes Ohr.

6.14 Erythema multiforme – toxische epidermale Nekrolyse (TEN)

Allgemeines
Diese Immunkrankheit wird mit zugrundeliegenden systemischen Grundkrankheiten in Verbindung gebracht, z.B. der felinen Leukose, inneren Tumoren, Hepatitis und der Streptokokken-Endokarditis. Auch Toxine und Medikamente wie Staphylokokkentoxine, Gentamicin, Aurothioglukose, Trimethoprim-Sulfadiazin, Ampicillin, Cephalexin, Chloramphenicol und Propylthiouracil können ursächlich beteiligt sein. In der Mehrzahl der Fälle bleibt die Ursache der Krankheit unklar. Es gibt nur einen geringfügigen Unterschied zwischen den beiden Erkrankungen, nämlich den, daß das Erythema multiforme als die milde oder benigne Form der toxischen epidermalen Nekrolyse (TEN) angesehen wird.

Klinisches Bild
Das **Erythema multiforme** zeigt einen charakteristischen klinischen Verlauf. Die Erkrankung beginnt mit fleckenförmigen papulären und vesikulären Läsionen, die eine zentrale Heilung und ein ring- bis bogenförmig gewundenes Aussehen haben. Gelegentlich sind die Schleimhäute betroffen. Im übrigen sind die Hunde klinisch unauffällig.
Im Gegensatz dazu ist die **TEN** normalerweise mit Fieber (häufig über 40 °C), Depression und Anorexie verbunden. Die Schleimhäute und die mukokutanen Übergänge sind gewöhnlich mitbetroffen. Die Veränderungen bestehen in Bläschen und Pusteln, die sich durch eine epidermale Nekrose schnell zu einer epidermalen Ringbildung, Erosionen und Ulzera weiterentwickeln. In der Regel sind Nikolski-Zeichen vorhanden.

Diagnose
Die Vorgeschichte, das klinische Bild und die Hautbiopsie sind eindeutig. Die Histopathologie des **Erythema multiforme** zeigt normalerweise eine Dermatitis zwischen Dermis und Epidermis mit einer hydropischen Degeneration sowie eine Nekrose einzelner Zellen. Ein ausgeprägtes Ödem sieht man insbesondere bei dem Urtikaria-Typ des Erythema multiforme.
Die histopathologischen Befunde der **TEN** schließen eine hydropische Degeneration der epidermalen Basalzellen und eine Nekrose der gesamten Epidermis ein. Da bei der TEN verschiedene Organsysteme betroffen sind, empfiehlt sich eine Blutuntersuchung und eine Urinanalyse.

Therapie
Die Beseitigung der zugrundeliegenden Ursache ist essentiell. Beim Erythema multiforme kommt es häufig innerhalb einiger Wochen zur spontanen Besserung und Heilung. Bei TEN sind Scheren und Baden kontraindiziert, da dies zu ausgedehnten Nekrosen und Toxinämie führen kann. Eine symptomatische Therapie mit intravenöser Verabreichung von Flüssigkeit und Antibiotika für 2 bis 4 Wochen ist indiziert. Uneinigkeit besteht bezüglich der gleichzeitigen Gabe von Prednison (1–3 mg/kg einmal täglich). Die Prognose ist zweifelhaft, wenn die zu-

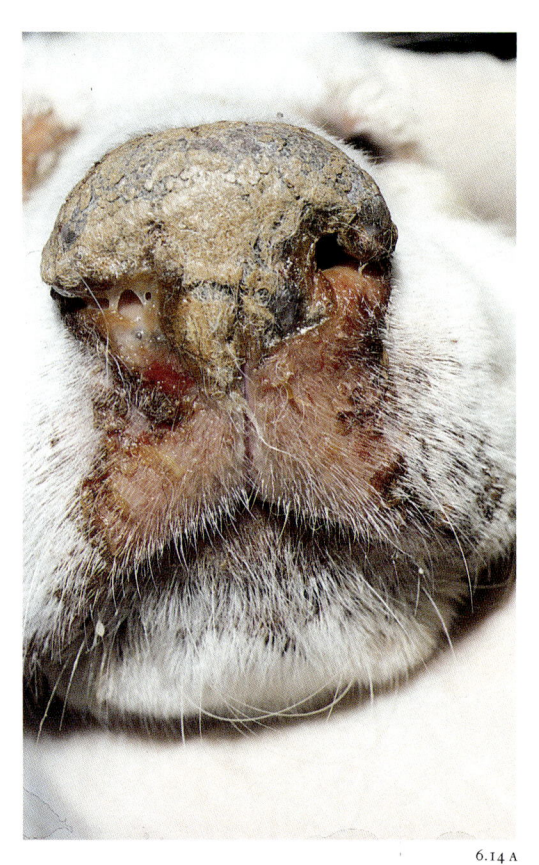

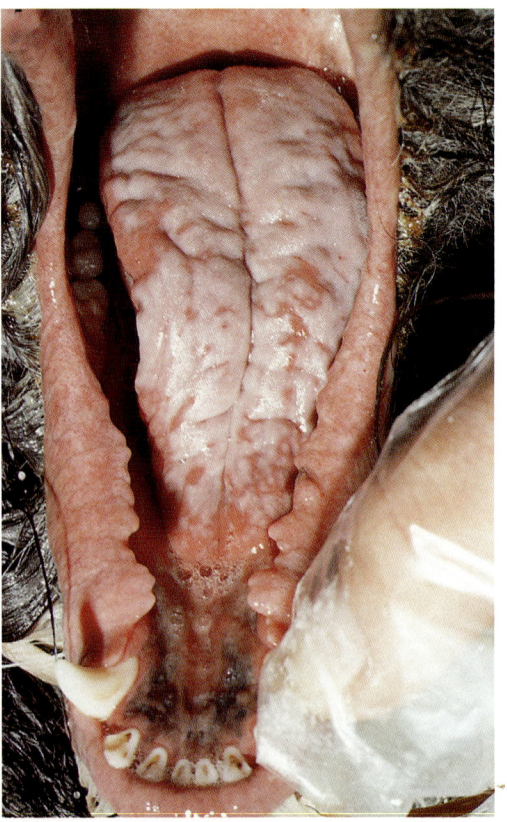

6.14 A TEN mit ausgeprägten Erosionen und Ulzerationen auf dem Planum nasale und an der Schnauze.

6.14 B TEN mit Ulzerationen auf der Maulschleimhaut.

6.14 C TEN mit periokulären Ulzerationen.

6.14 D TEN mit einer nässenden Dermatitis mit Vesikeln auf der Oberfläche der Ohrmuschel.

6.14 E TEN mit Vesikeln, Pusteln und Erosionen in einer polyzyklischen und gewundenen Form auf dem Abdomen.

6.14 F TEN mit Erosionen, Papeln und Krusten auf dem Rücken einer Katze.

6.14 G TEN mit multipler epidermaler Ringbildung.

6.14 H TEN mit erosiver Paronychia.

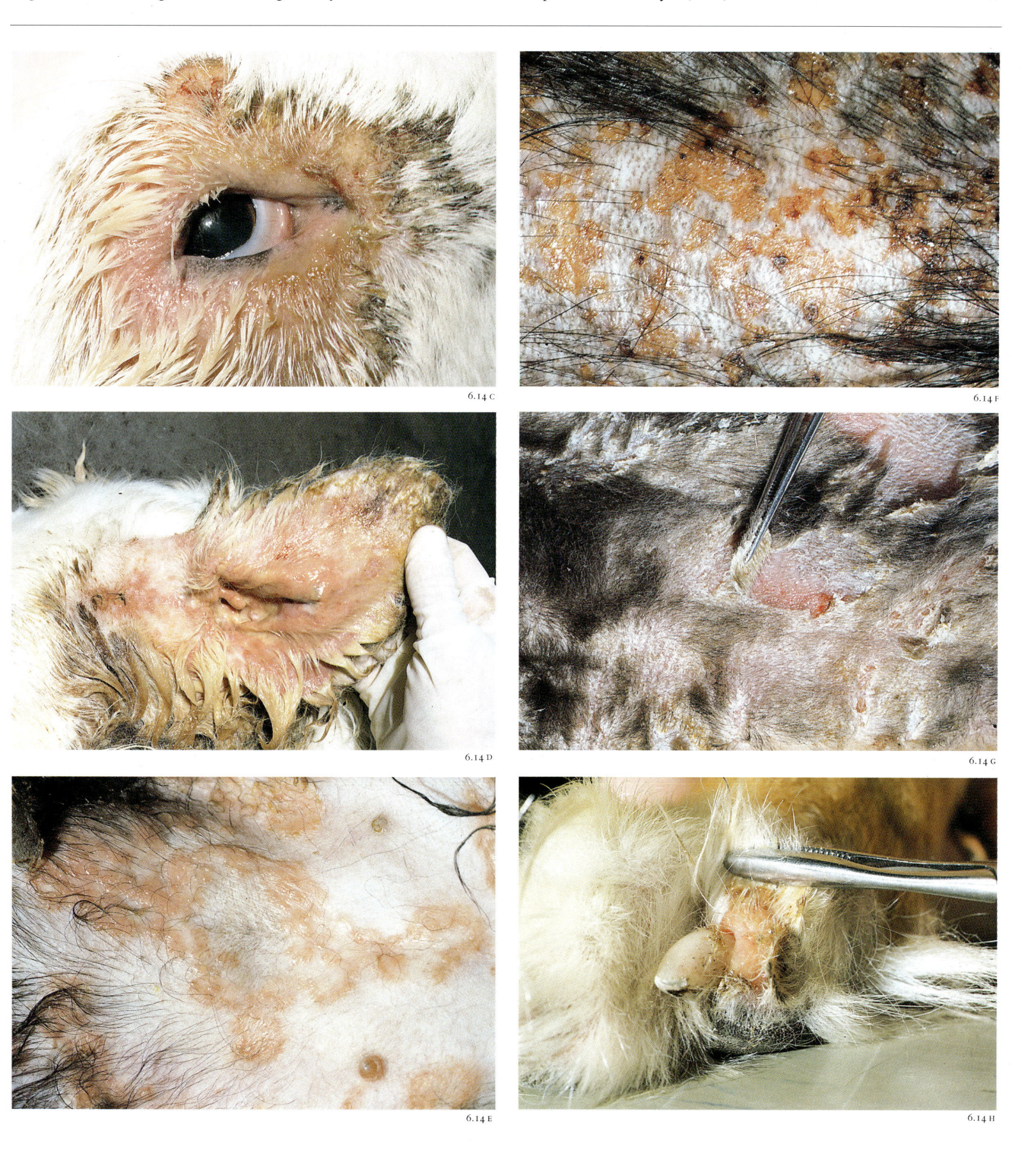

Kapitel 6   Immunologische Erkrankungen / Erythema multiforme – toxische epidermale Nekrolyse (TEN)   6.14

6.14 C

6.14 F

6.14 D

6.14 G

6.14 E

6.14 H

Kapitel 6   Immunologische Erkrankungen / Erythema multiforme – toxische epidermale Nekrolyse (TEN)   6.14

grundeliegende Ursache nicht gefunden wird. 25% der Hunde überleben die Erkrankung nicht.

Diagnostische Parameter
Flecken; Vesikel; Blasen; Pusteln; Erosionen; Ulzera; epidermale Ringbildungen; Urtikaria.

6.14 I   TEN mit ulzerierender, periokulärer Dermatitis.

6.14 J   Erosionen und epidermale Ringbildung bei einem Hund mit einer TEN nach einem Nikolski-Test.

6.14 K   Generalisierte, exfoliative Dermatitis auf Grund einer TEN.

6.14 L   Erythema multiforme mit erythematösen Flecken am Ohr.

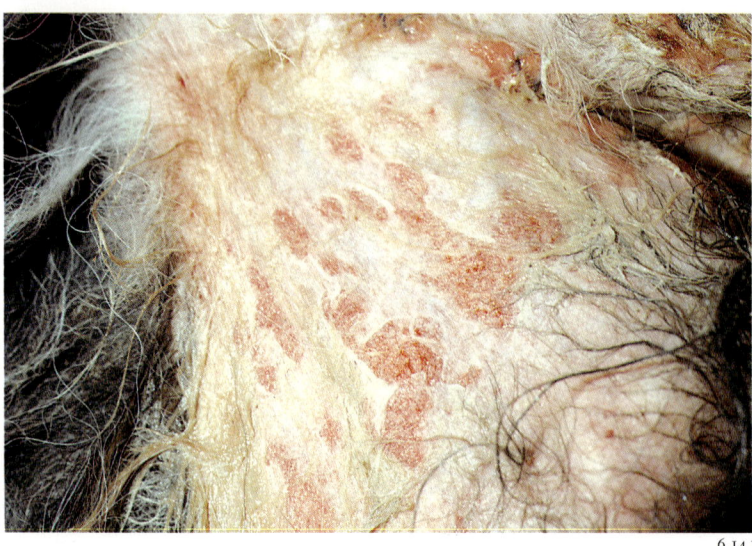

6.14 M   Spiralförmige, fleckige Veränderungen bei einem Hund mit Erythema multiforme.

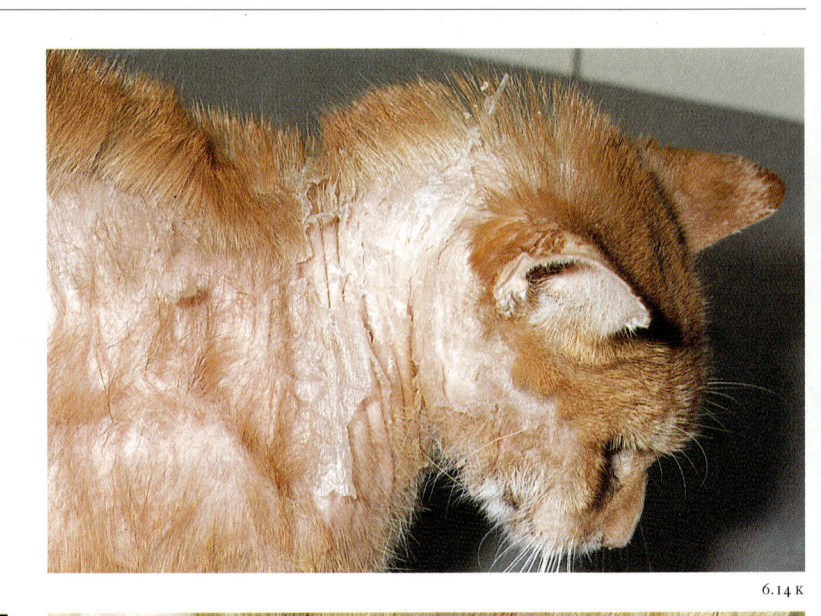

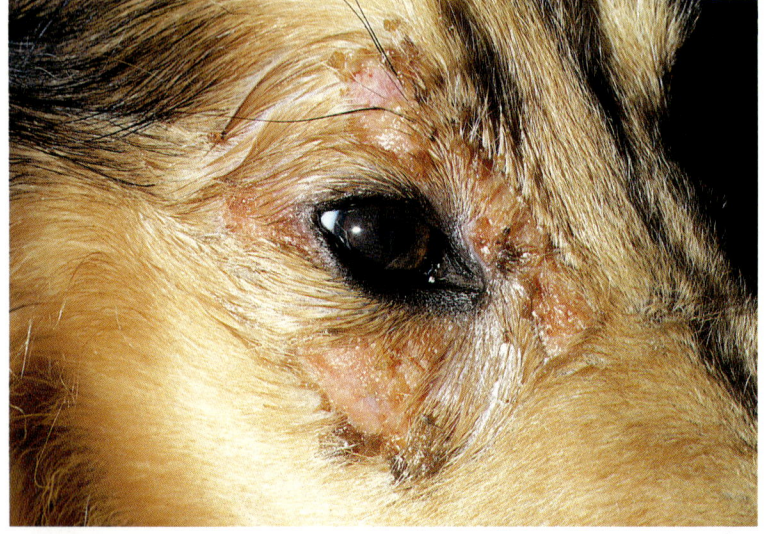

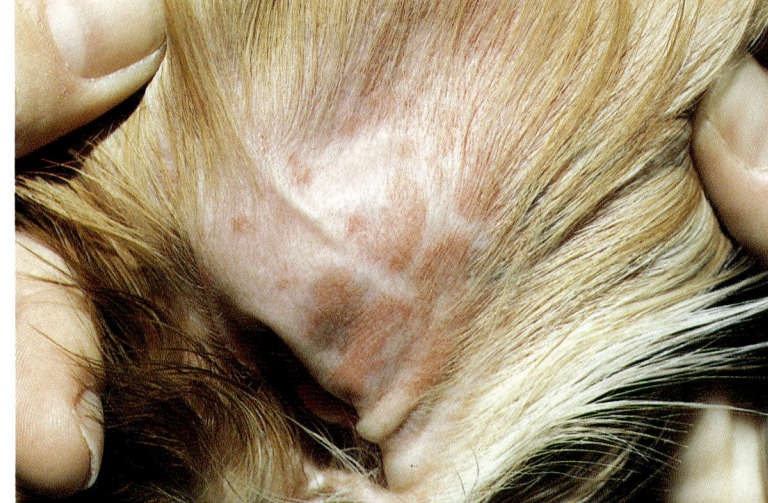

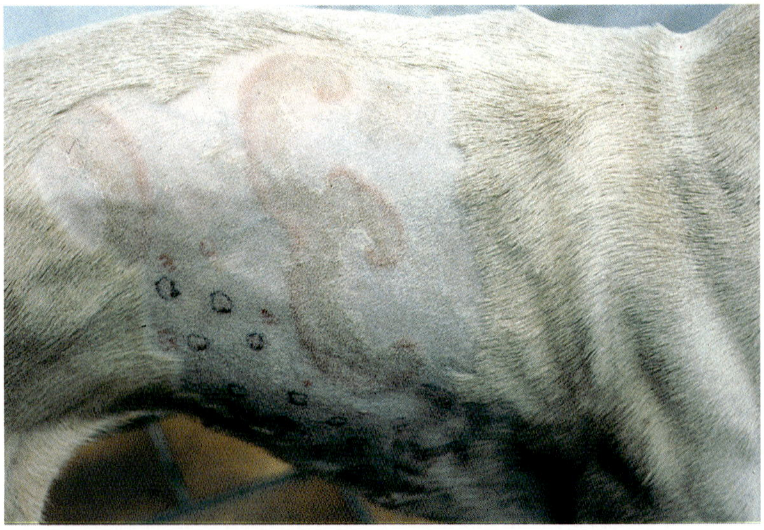

7. Endokrine Hautveränderungen

7.1 Hypothyreose

Allgemeines
Die meisten Fälle der primären Hypothyreose kommen bei Hunden der großen Rassen und ab dem 2. Lebensjahr vor. Eine spontan auftretende sekundäre Hypothyreose ist nur in 5% der Fälle Ursache der caninen Hypothyreose. Sie entsteht durch eine Neoplasie der Hypophyse oder geht mit einem Zwergenwuchs einher.

Klinisches Bild
Der hypothyreote Hund, der zunächst wegen seiner Hautprobleme vorgestellt wird, hat normalerweise eine trockene, schuppige Haut, stellenweise mit Alopezie und Hyperpigmentierung, und ein Fell mit brüchigen, leicht ausziehbaren Haaren. Viele Hunde zeigen nur eine schwere Seborrhö, die zu einem recht ausgeprägten Pruritus führt, der ansonsten bei der Hypothyreose nicht vorkommt. Es kann eine sekundäre Pyodermie mit epidermaler Ringbildung bestehen. Häufige Begleitsymptome sind Lethargie, ein »tragischer« Gesichtsausdruck, eine Vorliebe für warme Plätze, Konditionsverlust, Somnolenz, Verlust der Wachsamkeit, Adipositas und eine Veränderung der Fellfarbe.

Diagnose
Auch bei eindeutigem klinischem Bild und Anamnese sollte die Diagnose durch Bestimmung der Plasmakonzentration von T4 und TSH verifiziert werden. Ein niedriger T4-Spiegel in Verbindung mit einer hohen TSH-Konzentration bestätigt die Diagnose der primären Hypothyreose. Eine Erniedrigung der T4-Plasmawerte tritt auch nach der Applikation von Entzündungshemmern oder Antikonvulsiva auf oder ist die Folge eines iatrogenen oder spontanen Hyperadrenokortizismus. Daher ist eine genaue Vorgeschichte äußerst wichtig. Wenn die Diagnose nicht gestellt werden kann, sollte eine histologische Untersuchung einer Thyreoidea-Biopsie erwogen werden, die zuverlässige Informationen erbringt.

Therapie
Die primäre Hypothyreose wird mit L-Thyroxin (10 µg/kg zweimal täglich) behandelt. Die Plasma-T4-Werte werden nach ca. 2 Monaten überprüft. Die einmal gefundene richtige Dosierung bleibt für den Rest des Lebens konstant. Die Seborrhö und die Pyodermie sollten getrennt behandelt werden. Sie bestehen meistens länger als die systemischen Symptome infolge der Hypothyreose. Die Prognose ist gut.

Diagnostische Parameter
Schuppen; Hyperpigmentierung; Alopezie; epidermale Ringbildung.

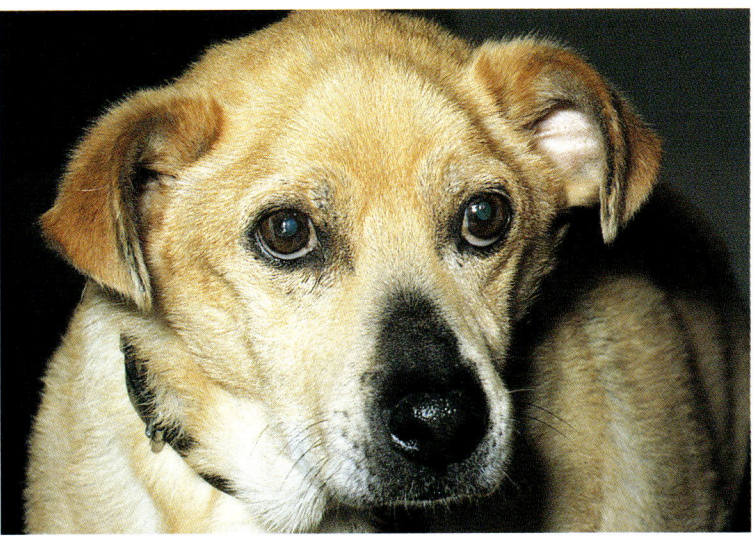

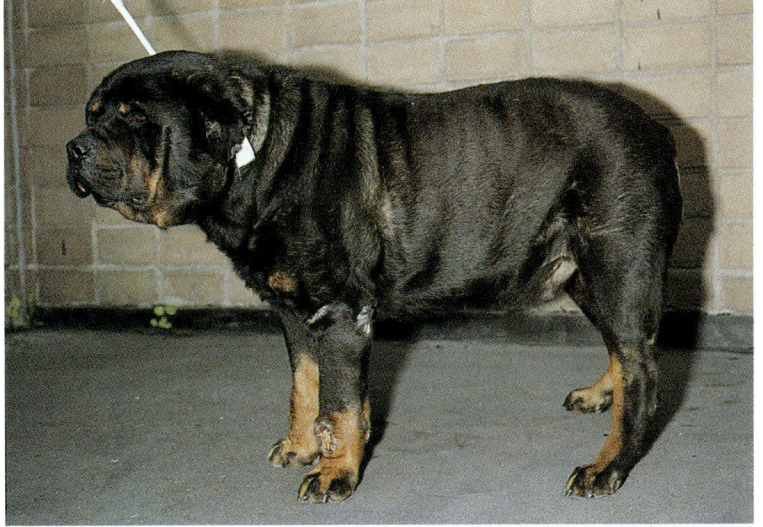

7.1 A Bemerkenswerte Alopezie und Hyperpigmentierung auf dem Nasenrücken.

7.1 B Myxödem, Adipositas und ein »tragischer« Gesichtsausdruck bei einem Rottweiler.

7.1 C Exzessive Seborrhö am Ohrrand desselben Rottweilers.

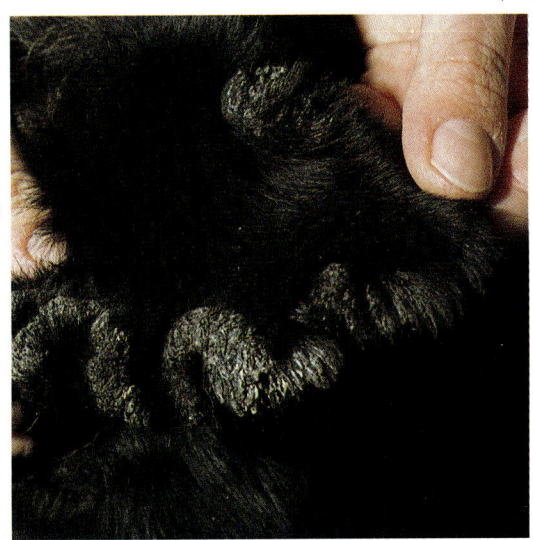

7.2 Hyperadrenokortizismus

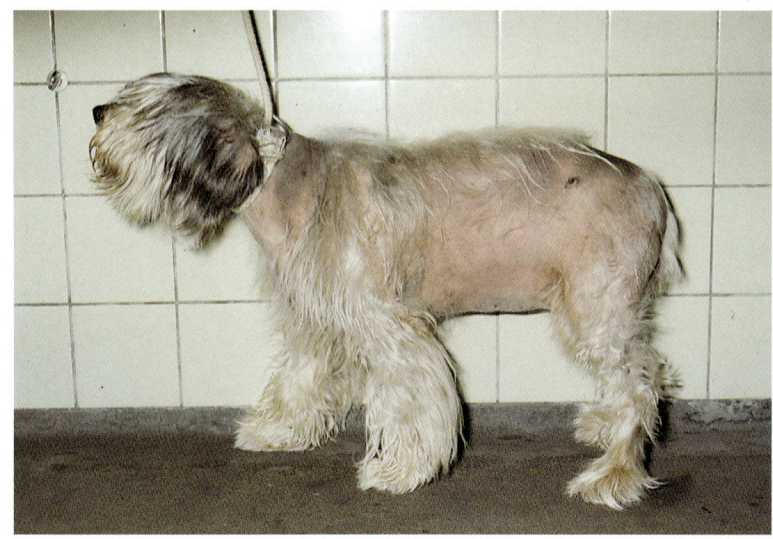

Allgemeines
Der Hyperadrenokortizismus (Cushing-Syndrom) tritt meistens bei Hunden mittleren Alters und selten bei Katzen auf. Bei beiden Spezies ist er in der Regel abhängig von der Hypophyse; funktionelle adrenokortikale Tumoren werden nur in ca. 15% der Fälle gefunden. Eine Prädisposition für diese Krankheit besitzen Boxer, Boston Terrier, Pudel und Dackel.

Klinisches Bild
Bei der Mehrzahl der **Hunde** sind die ersten Symptome Polydypsie, Polyphagie, Konditionsverlust und Lethargie. Zusätzlich können Muskelschwäche oder -atrophie, Hängebauch, Adipositas, Anöstrie, testikuläre Atrophie, Hepatomegalie sowie Haut- und Fellveränderungen in verschiedenen Kombinationen beobachtet werden. Häufig gefundene Hautveränderungen sind Atrophie, Elastizitätsverlust, Seborrhö, Komedonen und eine bilateral symmetrische Alopezie mit leicht ausziehbaren Haaren, Hyperpigmentierung, Fellverfärbungen und eine weiche Konsistenz des Fells. Eine sekundäre Pyodermie mit oder ohne epidermale Ringbildung und eine Calcinosis cutis (siehe 14.6) werden oft beobachtet.
Bei **Katzen** schließen die klinischen Symptome einen Hängebauch, Hautatrophie, ventrale Alopezie mit Hyperpigmentierung, sekundäre Hautinfektionen und eine schlechte Wundheilung ein. Bei ihnen wird der Hyperadrenokortizismus gewöhnlich erst dann erkannt, wenn der daraus resultierende Diabetes mellitus nur noch schwer zu regulieren ist.

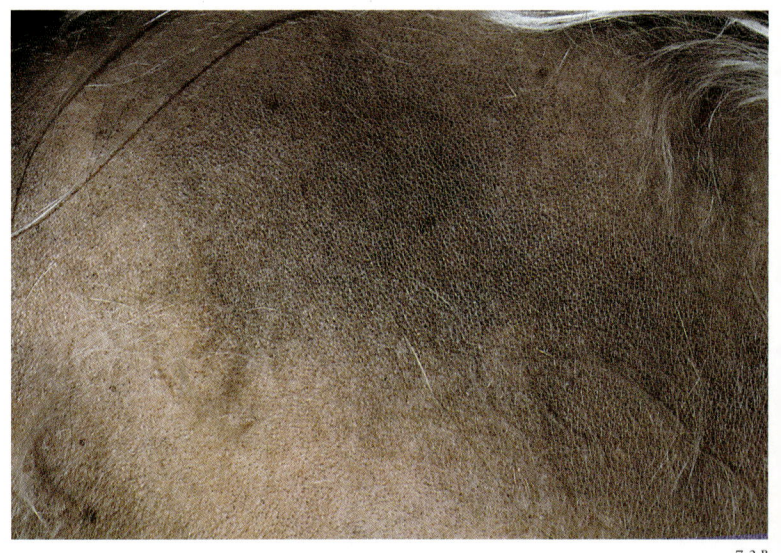

Diagnose
Die Blut- und Serumuntersuchungen ergeben in der Regel eine Eosinopenie, Lymphopenie, Hyperglykämie, erhöhte Alkalische-Phosphatase-Werte und erhöhte, durch Glukokortikoide induzierte Isoenzymaktivitäten (AP -65°C). Die T4-Werte sind subnormal. Ein niedriges spezifisches Gewicht des Harns (Durchschnitt 1,012) ist üblich. Die definitive Diagnose basiert auf der Messung des Kortikosteroid/Kreatinin-Verhältnisses im Morgenurin, kombiniert mit einem oralen Dexamethasonsuppressionstest oder der Bestimmung des Plasmakortisols im i.v. Dexamethasonsuppressionstest und dem ACTH-Stimulationstest. Diese Tests und ihre Interpretation sind sehr gut in den Handbüchern der Kleintiermedizin und Endokrinologie beschrieben.

Therapie
Für die Behandlung mit o,p-DDD oder operative Therapie durch Adrenektomie bzw. Hypophysektomie wird auf die Handbücher im Literaturverzeichnis verwiesen.

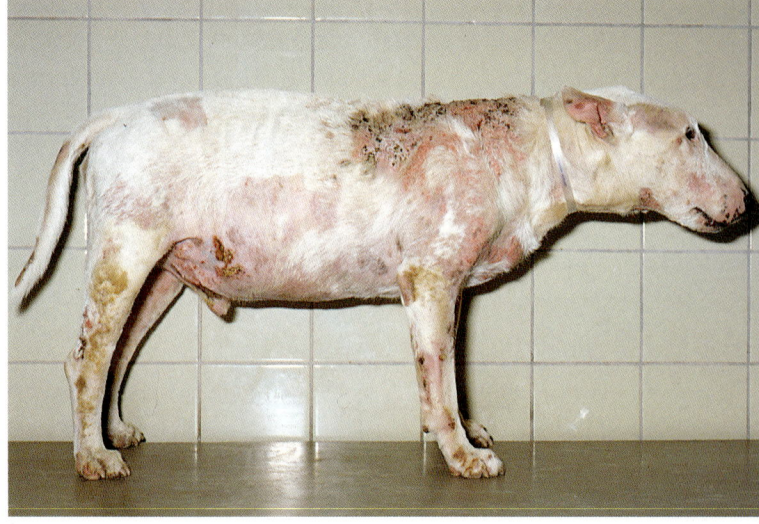

Diagnostische Parameter
Alopezie, Hyperpigmentierung; Schuppen; Atrophie; epidermale Ringbildung.

7.3 Hypophysärer Zwergwuchs

Allgemeines
Der canine hypophysäre Zwergwuchs ist eine erbliche Hypophysenunterfunktion, die vor allem beim Deutschen Schäferhund auftritt.

Klinisches Bild
Die klinischen Symptome sind mit einem Wachstumshormonmangel und z.T. einer begleitenden Defizienz der Gonaden, der Nebenniere und der Schilddrüse verbunden.
Ab einem Alter von drei Monaten stellen sich Wachstumsstörungen ein. Der Hund behält sein Welpenfell, das weich ist mit leicht ausziehbaren Haaren, außer im Gesicht und an den Extremitäten, wo er ein normal erscheinendes Fell besitzt. Während der nächsten Monate entwickelt sich bei diesen Tieren allmählich eine Alopezie im Nacken, der kaudolateralen Seite der Oberschenkel und dem Rumpf. Die Haut wird dünn, trocken, schuppig, hyperpigmentiert und ist empfänglicher für bakterielle Infektionen. Ein Juckreiz fehlt.
Abhängig von der Anwesenheit einer sekundären Schilddrüsen- oder Nebenniereninsuffizienz können entsprechende zusätzliche Symptome auftreten. Atrophische Hoden bzw. ein Anöstrus können vorhanden sein, meistens sind die Testikel jedoch weitgehend gut entwickelt.

Diagnose
Die Vorgeschichte und das klinische Bild geben relativ eindeutige Hinweise auf den hypophysären Zwergenwuchs. Die Funktion der Schilddrüse und der Nebennieren sollte getestet werden. Mit dem Xylazin- oder Clonidin-Test kann die Wachstumshormonsekretion evaluiert werden. Charakteristisch für den histopathologischen Befund der Hautbiopsien sind eine verringerte Menge und Größe der dermalen Elastinfasern.

Therapie
Das canine Wachstumshormon steht für eine Behandlung nicht zur Verfügung, jedoch wurde das porcine Wachstumshormon experimentell eingesetzt. Eine gleichzeitig bestehende sekundäre Hypothyreose oder eine sekundäre Nebenniereninsuffizienz sollten getrennt behandelt werden. Die meisten Hunde mit einem hypophysären Zwergwuchs sterben vor dem 8. Lebensjahr, davon einige aufgrund einer kongenitalen Niereninsuffizienz, die zu einem Nierenversagen führen kann.

Diagnostische Parameter
Alopezie; Hautatrophie; Schuppen; Hyperpigmentierung.

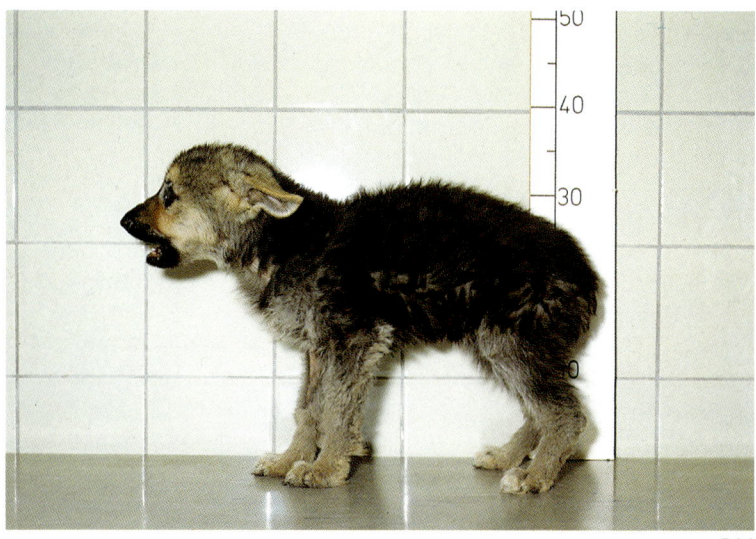

7.3 A Ein einjähriger Deutscher Schäferhund mit einem Welpenfell (mit freundlicher Genehmigung von H. van Herpen, Oisterwijk, Niederlande).

7.2 A Alopezie, weiches Fell und ein vergrößertes Abdomen.

7.2 B Ausschnitt aus Bild 7.2 A, eine Alopezie, leichte Hyperpigmentierung und eine Hautatrophie zeigend.

7.2 C Hyperadrenokortizismus bei einem Bullterrier mit ausgeprägter Calcinosis cutis. Zu beachten ist auch der Hängebauch.

7.4 Wachstumshormonabhängige Alopezie

Allgemeines
Obwohl die Pathogenese unbekannt ist, wird vermutet, daß die Dysfunktion der Wachstumshormonsekretion eine zentrale Rolle spielt. Da das Leiden familiär auftritt, ist für die Ätiologie wahrscheinlich eine genetische Komponente wichtig.
Die wachstumshormonabhängige Alopezie oder Dermatose wird vor allem bei männlichen Chow-Chows, Zwergpudeln und Keeshonden im Alter von 1 bis 2 Jahren beobachtet.

Klinisches Bild
Eine bilaterale, symmetrische, nicht juckende Alopezie mit Hyperpigmentierung wird an Rumpf, Nacken, der kaudolateralen Seite der Oberschenkel, Schwanz und Ohren gesehen. Die Haare lassen sich leicht herausziehen, und die Haut kann dünn und weniger geschmeidig werden. Im übrigen sind die Hunde gesund.

Diagnose
Auf der Grundlage der Vorgeschichte, der klinischen Symptome und spezifischer diagnostischer Tests sollten als erstes eine Hypothyreose und ein Hyperadrenokortizismus ausgeschlossen werden. Weitere Hinweise gibt der histologische Befund einer verringerten Anzahl und geringeren Größe der Elastinfasern.
Ein Xylazin-Test (100 µg/kg i.v.) oder ein Clonidin-Test (10 µg/kg i.v.) können dazu verwendet werden, eine Dysfunktion der Wachstumshormonfreisetzung zu bestätigen.

Therapie
Eine Behandlung mit dem porcinen Wachstumshormon hat nachweislich eine vorübergehende Wirkung. Die Remissionen erfolgen in einem Zeitraum von 6 Monaten bis zu 3 Jahren. Unglücklicherweise ist das Wachstumshormon zur Zeit nicht kommerziell erhältlich und sehr teuer. Es sollte davon abgeraten werden, mit Hunden zu züchten, die an einer wachstumshormonabhängigen Alopezie leiden.

Diagnostische Parameter
Alopezie; Hautatrophie; Hyperpigmentierung.

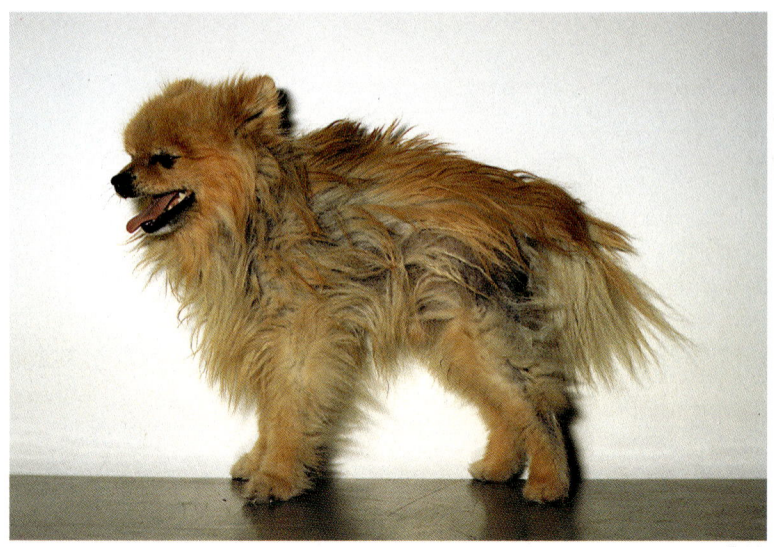

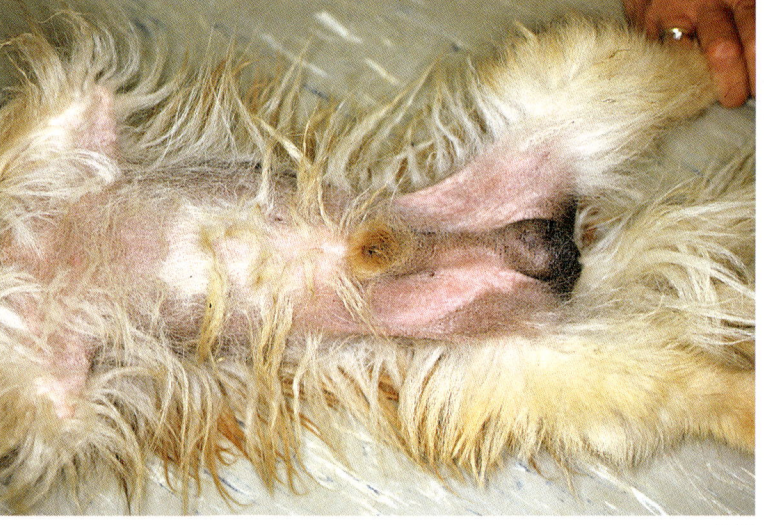

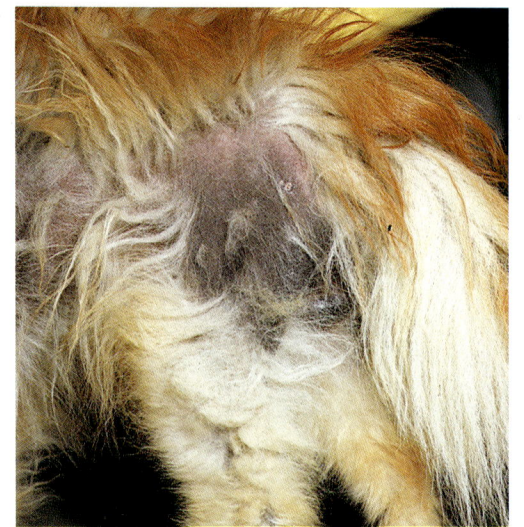

7.4 A Alopezie und Hyperpigmentierung am Rumpf und der kaudolateralen Seite der Oberschenkel bei einem Zwergkeeshond.

7.4 B Symmetrische Alopezie und Hyperpigmentierung am Bauch bei demselben Hund.

7.4 C Vergrößerte Darstellung des Hinterlaufs des Keeshond mit einer wachstumshormonabhängigen Alopezie.

7.5 Akromegalie

Allgemeines
Die canine Akromegalie wird durch eine Überproduktion von Wachstumshormon bei erwachsenen Tieren verursacht. Sie resultiert in einer übermäßigen Bildung von Bindegewebe. Die Akromegalie wird normalerweise bei gesunden Hündinnen beobachtet, die sich im Diöstrus befinden oder mit Progestagenen behandelt worden sind.

Klinisches Bild
Die deutlichsten Symptome sind ein inspiratorischer Stridor, Polydipsie, Polyurie, Polyphagie, Vergrößerung von Schädel und Pfoten, Vergrößerung der Zahnzwischenräume und eine exzessive Verdickung der Hautfalten, besonders am Kopf und im Nacken. Eine Hypertrichose kann auftreten.

Diagnose
Durch den Nachweis eines erhöhten Plasma-Wachstumshormonspiegels, der durch intravenöse Glukosegaben (1 g/kg) nicht erniedrigt werden kann, wird die Diagnose gesichert.

Therapie
Viele Hunde profitieren von einer Kastration oder dem Absetzen der Progestagene.

Diagnostische Parameter
Hautfalten; Hypertrichose.

7.5 A Vergrößerung des Kopfes und exzessive Verdickung der Hautfalten bei einem Chow-Chow mit Akromegalie.

7.5 B Rechter Hinterlauf des gleichen Hundes, mit stark vergrößerten Hautfalten.

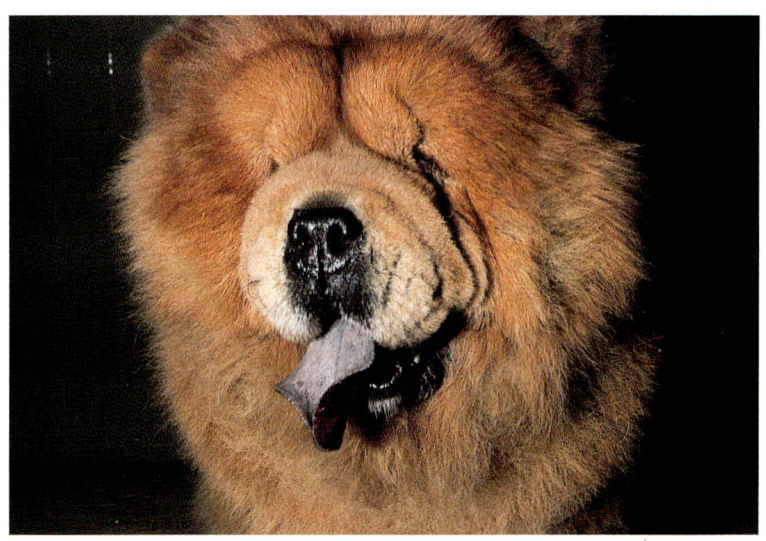

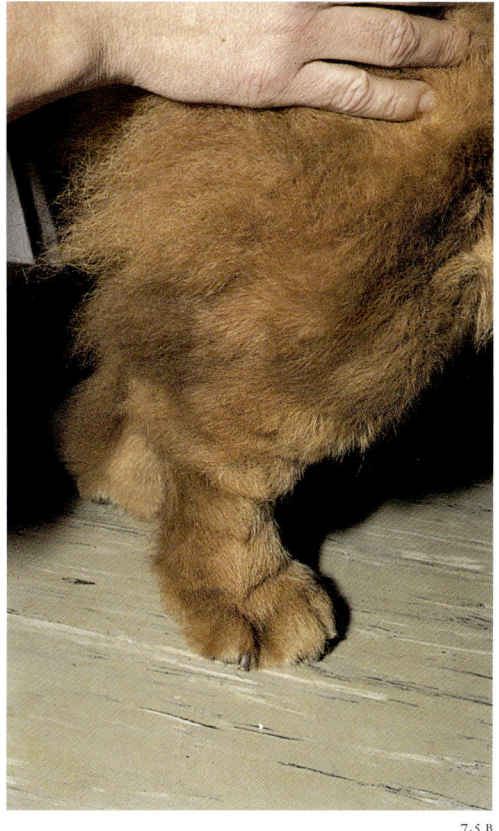

7.6 Hyperöstrogenismus der Hündin

7.6 A Haut im Bereich des Abdomens mit Alopezie, Hyperpigmentierung und vergrößerten Zitzen.

Allgemeines
Diese seltene Krankheit könnte durch eine Östrogenüberproduktion eines zystisch entarteten Ovars entstehen, obwohl dies bislang nicht eindeutig nachgewiesen wurde. Ähnliche Symptome sieht man nach der Östrogengabe zur Behandlung der Inkontinenz nach einer Ovariohysterektomie. Meistens sind gesunde Hündinnen im mittleren Lebensalter betroffen.

Klinisches Bild
Das erste Symptom ist ein nicht juckender, bilateral symmetrischer Haarausfall in der perinealen und genitalen Region, der sich allmählich auf die kaudomedialen Oberschenkel, das Abdomen, den Thorax und die Flanken ausbreiten kann. Die Haare sind leicht ausziehbar und gewöhnlich sieht man eine Hyperpigmentierung. Oft sind die Vulva und die Zitzen vergrößert, und es findet sich eine sekundäre Pyodermie. Zyklusstörungen können auch schon in der Vorgeschichte aufgetreten sein.

Diagnose
Die Diagnose wird aufgrund der Vorgeschichte, der klinischen Symptomatik und durch Ausschluß anderer endokriner Störungen gestellt.

Therapie
Eine deutliche Besserung sieht man innerhalb von 3 Monaten nach einer Ovariohysterektomie. Eine begleitende Seborrhö sollte getrennt behandelt werden.

Diagnostische Parameter
Alopezie; Hyperpigmentierung.

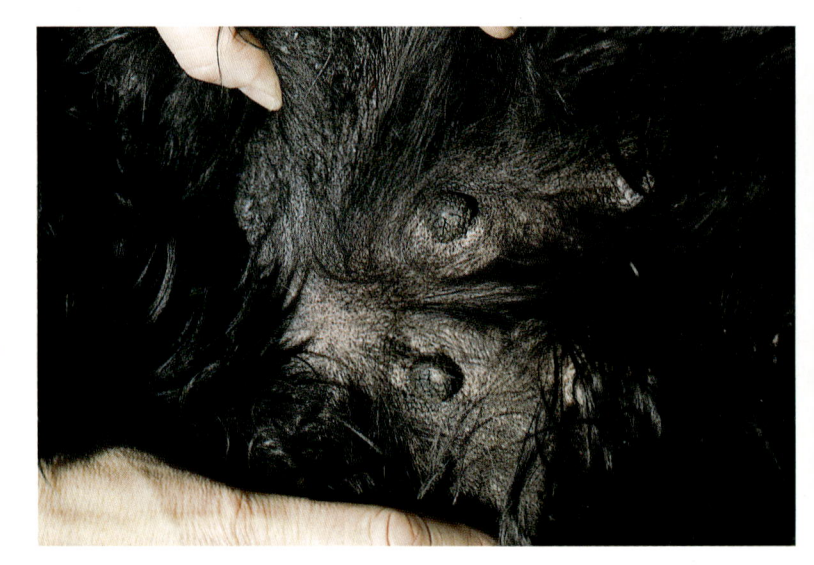

7.7 Funktioneller Sertolizelltumor

Allgemeines
Der Sertolizelltumor hat einen Anteil von 50% an allen primären testikulären Neoplasien. Ein Kryptorchismus prädisponiert für die Ausbildung dieses Tumors. Ca. 30% dieser Tumoren führen zu einem Hyperöstrogenismus. Sertolizelltumoren treten meistens bei Hunden über 7 Jahren auf, wobei Boxer, Schottische Schäferhunde und Weimaraner eine besondere Prädisposition besitzen.

Klinisches Bild
Die ersten Symptome schließen normalerweise ein brüchiges, trockenes Fell und eine nicht juckende, symmetrische Alopezie an den kaudomedialen Oberschenkeln, Brust, Abdomen und Nacken mit oder ohne Hyperpigmentierung und Atrophie der Haut ein. Das Haar ist leicht ausziehbar.
Der Hyperöstrogenismus führt zur Vergrößerung der Zitzen, Gynäkomastie, zu einem pendelnden Präputium, einem kleinen Penis, Attraktivität für andere Rüden und einer verminderten Libido.
Ein palpierbarer Tumor kann sich im skrotalen oder nicht abgestiegenen inguinalen oder abdominalen Testikel befinden. Der nicht veränderte Testikel ist in der Regel atrophiert.

Diagnose
Das klinische Bild der Feminisierung und ein atrophischer skrotaler Testikel machen einen abdominalen testikulären Tumor sehr wahrscheinlich, auch wenn er nicht palpiert werden kann. Eine abdominale Röntgenaufnahme kann helfen, einen solchen Tumor zu diagnostizieren, aber auch eine thorakale Aufnahme sollte vor einem operativen Eingriff angefertigt werden, um Lungenmetastasen zu finden.

Therapie
Die Kastration ist die einzige therapeutische Möglichkeit. Eine Besserung kann man innerhalb von 3 Monaten nach dem Eingriff erwarten. Bleibt die Feminisierung bestehen, sind funktionelle Metastasen sehr wahrscheinlich.

Diagnostische Parameter
Alopezie; Hyperpigmentierung; Hautatrophie.

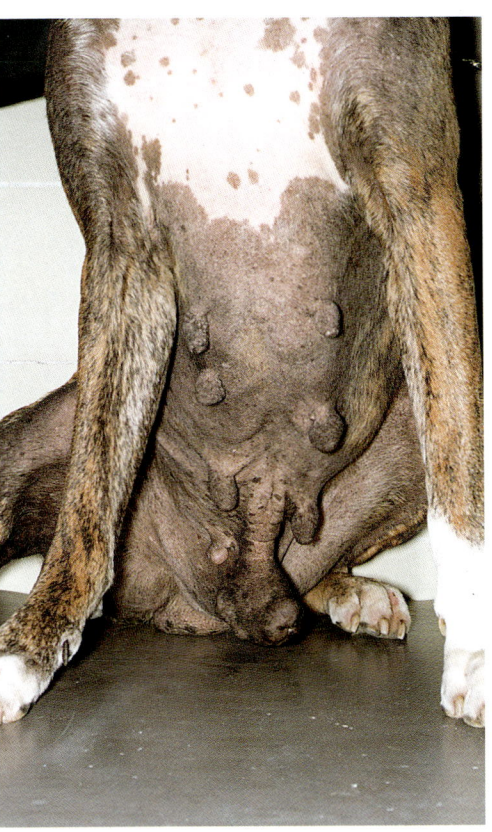

7.7 A Boxer mit Alopezie, Hyperpigmentierung, vergrößerten Zitzen und einem pendelnden Präputium aufgrund eines Sertolizelltumors (mit freundlicher Genehmigung von Dr. B. E. Belshaw, Universität Utrecht, Niederlande).

7.8 Feline Hyperthyreose

7.8 A Magere Katze mit einer Hyperthyreose (mit freundlicher Genehmigung von Dr. B. Sjollema, Amsterdam, Niederlande).

7.8 B Nervöser Gesichtsausdruck einer Katze mit einer Hyperthyreose (mit freundlicher Genehmigung von Dr. B. Sjollema, Amsterdam, Niederlande).

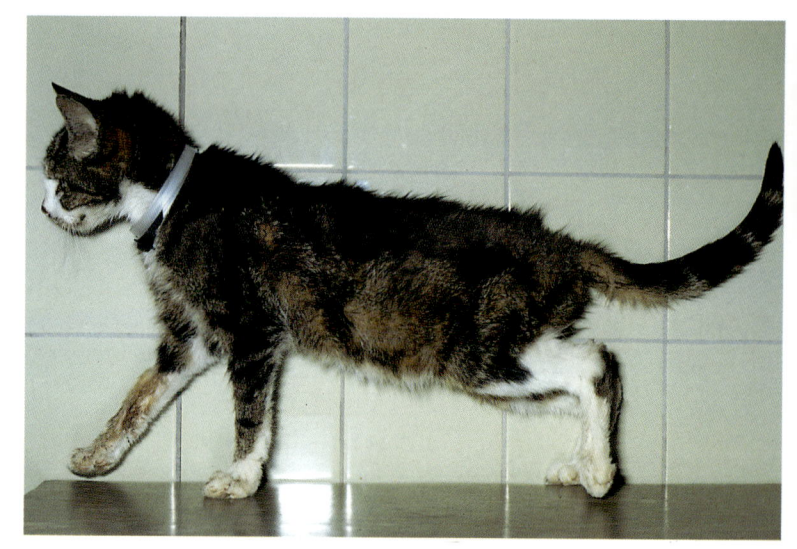

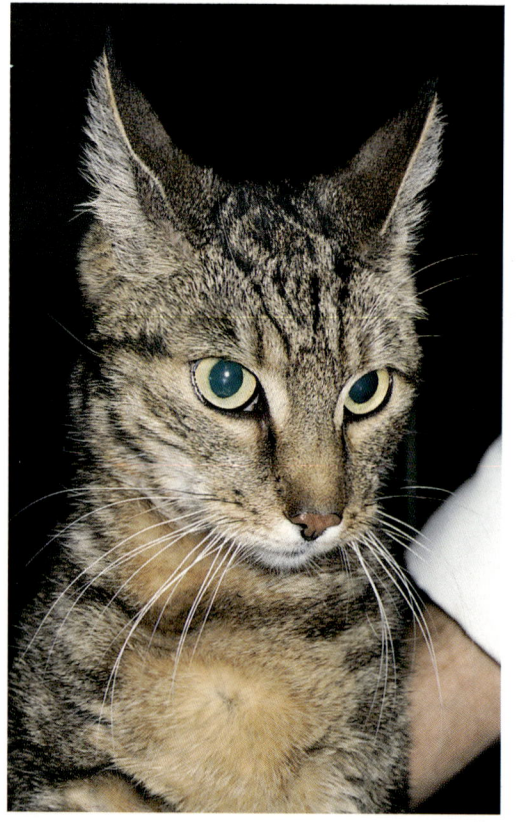

Allgemeines
Die Hyperthyreose der Katze wird durch eine unilaterale oder bilaterale adenomatöse Hyperplasie der Schilddrüse (95%) oder durch ein Schilddrüsenkarzinom (5%) verursacht.
Die Erkrankung wird bei Katzen mittleren Alters jeder Rasse beobachtet.

Klinisches Bild
Häufig auftretende Symptome schließen eine Hyperaktivität, Polyphagie, Gewichtsverlust, Tachykardie, Polydipsie und eine Polyurie ein. Diarrhö, Keuchen, kardiale Arrhythmie und Nebengeräusche, Muskelschwäche und Hautveränderungen wie Schuppen, Alopezie aufgrund einer verstärkten Fellpflege und ein verstärkter Haarausfall können begleitend beoachtet werden.

Diagnose
Die Vorgeschichte ist zusammen mit einem Hypermetabolismus, den charakteristischen klinischen Symptomen und einer unilateral oder bilateral palpierbaren vergrößerten Schilddrüse eindeutig. Gelegentlich kann eine Bestimmung der Plasma-T4-Werte (in der Regel über 100 nmol/l) oder ein Szintigramm nötig sein.

Therapie
Die feline Hyperthyreose kann durch eine chirurgische Entfernung der Schilddrüse, durch die Gabe von radioaktivem Jod oder durch die kontinuierliche Verabreichung des antihyreoiden Arzneimittels Methimazol behandelt werden.
Die Operationsmethode ist in entsprechenden Werken des Literaturverzeichnisses nachzulesen.
Obwohl die Therapie mit radioaktivem Jod sehr wirksam ist, kann sie nur in besonders dafür eingerichteten Instituten durchgeführt werden. Die Methimazol-Therapie wird mit einer Dosis von 15 mg pro Tag, verteilt auf 8stündige Intervalle, begonnen. Die Katze wird während der ersten 3 Monate in zweiwöchigen Intervallen untersucht. Dabei werden Messungen der Plasma-T4-Werte, des Hämatokrits, der Gesamtleukozytenzahl einschließlich eines Differentialblutbildes und eine Thrombozytenzählung durchgeführt. Bei den meisten Katzen fallen die T4-Werte innerhalb von 2 Wochen ab. Sollte dies nicht der Fall sein, wird die Dosis auf 20–25 mg pro Tag erhöht. Ist eine Langzeittherapie beabsichtigt, sollte man versuchen, die Dosis auf 10 mg zu erniedrigen, nachdem eine Euthyreose wiederhergestellt wurde (normalerweise nach 2 bis 4 Wochen). Eine Langzeitbehandlung mit Methimazol erfordert regelmäßige hämatologische Untersuchungen und sollte nur dann durchgeführt werden, wenn es gewichtige Gründe gegen eine Operation oder eine Therapie mit radioaktivem Jod gibt.

Diagnostische Parameter
Schuppen; Haarausfall.

8. Erworbene Alopezie

8.1 Alopezie der Ohrmuscheln

8.1 A Bilaterale, symmetrische Alopezie der Ohrmuscheln.

8.1 B Nicht juckende Alopezie der Ohrmuscheln bei einem Dackel.

Allgemeines
Die Alopezie der Ohrmuscheln stellt einen lokalen, auf die Ohren beschränkten Haarausfall dar, dessen Ätiologie unbekannt ist. Sie tritt besonders bei Dackeln auf, wird aber auch bei anderen Rassen, insbesondere den Whippets und Chihuahuas gesehen. Siamkatzen können eine ähnliche Alopezie entwickeln, die aber im Gegensatz zu der des Hundes periodisch auftritt.

Klinisches Bild
Die Alopezie der Ohrmuscheln beginnt gewöhnlich mit einem Dünnerwerden des Fells auf der Dorsalseite der Ohren, ohne einen begleitenden Pruritus oder andere Läsionen. Das allmähliche Fortschreiten der Erkrankung führt schließlich zu einer totalen Alopezie der Ohrmuscheln innerhalb von mehreren Jahren. Die Erkrankung tritt gewöhnlich bilateral symmetrisch auf.
Bei Siamkatzen werden die gleichen klinischen Symptome der Alopezie der Ohrmuscheln gelegentlich beobachtet, aber die Ausbreitung erfolgt wesentlich schneller, nämlich innerhalb einiger Monate statt innerhalb von Jahren.

Diagnose
Die Vorgeschichte und das Fehlen anderer klinischer Symptome geben Hinweise. Alle anderen Krankheiten mit einer nicht juckenden Alopezie sollten ausgeschlossen werden. Dafür sind ein Blutbild und Hormonassays notwendig, wenn entsprechende Indikationen gegeben sind. Für weitere Details siehe Kapitel 7.

Therapie
Bei Katzen kann es spontan zu einem Nachwachsen der Haare innerhalb einiger Monate kommen. Bei Hunden bleibt die Alopezie in der Regel bestehen; eine Therapie gibt es nicht.

Diagnostische Parameter
Alopezie.

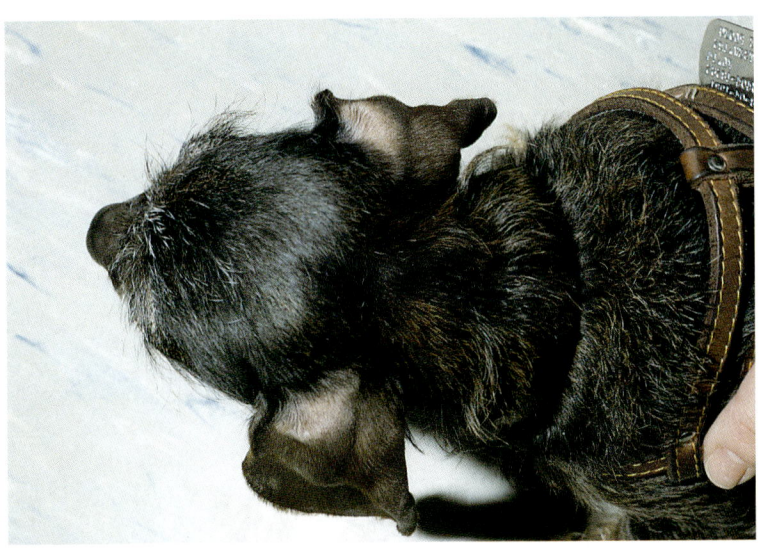

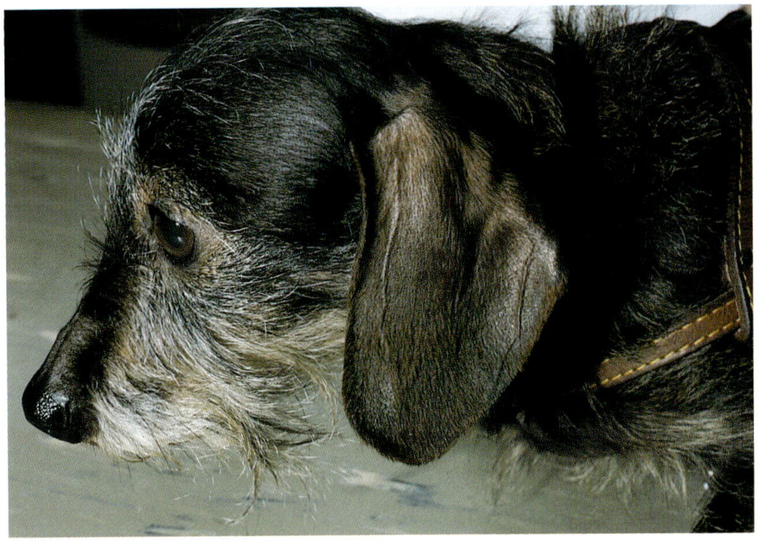

8.2 Feline idiopathische symmetrische Alopezie

8.2 A   Vollständiger Haarverlust an den Flanken und den Hinterläufen.

8.2 B   Symmetrische Hypotrichose in der anogenitalen Region und an den Oberschenkeln.

Allgemeines
Die Ätiologie der felinen idiopathischen symmetrischen Alopezie (FISA) ist unbekannt. Obwohl ein durch eine Kastration verursachter Hypogonadismus mit daraus resultierenden erniedrigten Testosteronplasmawerten als Ursache vermutet wird, fehlt bislang ein entsprechender Nachweis.
Die FISA wird hauptsächlich bei kastrierten Katern, die über 2 Jahre alt sind, gesehen. Gelegentlich tritt sie auch bei kastrierten Katzen oder nicht kastrierten Tieren auf.

Klinisches Bild
Das erste Symptom ist gewöhnlich eine nicht juckende, bilateral symmetrische Hypotrichose in der perinealen und der genitalen Region. Das noch vorhandene Haar ist normal ausgebildet. Die Hypotrichose kann sich langsam zu einer partiellen oder totalen Alopezie der Anogenitalregion, der Oberschenkel, Brust, Flanken und des Abdomens in verschiedenen Kombinationen entwickeln.

Diagnose
Die Diagnose beruht primär auf der Vorgeschichte und der klinischen Untersuchung und wird, wenn nötig, durch Hautbiopsien gestützt. Die Histopathologie ist zwar nicht von diagnostischer Bedeutung, sie kann aber Veränderungen aufgrund endokriner Störungen aufdecken. Die mikroskopische Untersuchung von ausgezogenem Haar zeigt, daß dieses sich in der telogenen Phase befindet und normal beschaffen ist.

Therapie
Die Therapie mit Depot-Testosteron (12,5 mg) und Depot-Diäthylstilböstrol (0,625 mg) wird intramuskulär ein- oder zweimal in einem Intervall von 6 Wochen durchgeführt und soll wirkungsvoll sein. Nebenwirkungen wie eine Östrusinduktion oder Inkontinenz können während der ersten Woche nach der Injektion auftreten.
Da die Nebenwirkungen der Progestagene häufig und gravierend sind, werden sie für die Therapie nicht empfohlen, obwohl sie das Krankheitsbild bessern sollen.
Es wurde auch berichtet, daß Liothyronin (T3; 50 µg zweimal täglich) in einigen Fällen der FISA 3 Monate nach Therapiebeginn eine therapeutische Wirkung zeigt.
Da eine Alopezie eine Katze nicht beeinträchtigt und auch ein spontanes Nachwachsen der Haare gelegentlich auftritt, sollte in Anbetracht der Nebenwirkungen genau überlegt werden, ob man diese Erkrankung nicht besser unbehandelt läßt.

Diagnostische Parameter
Alopezie; Hypotrichose.

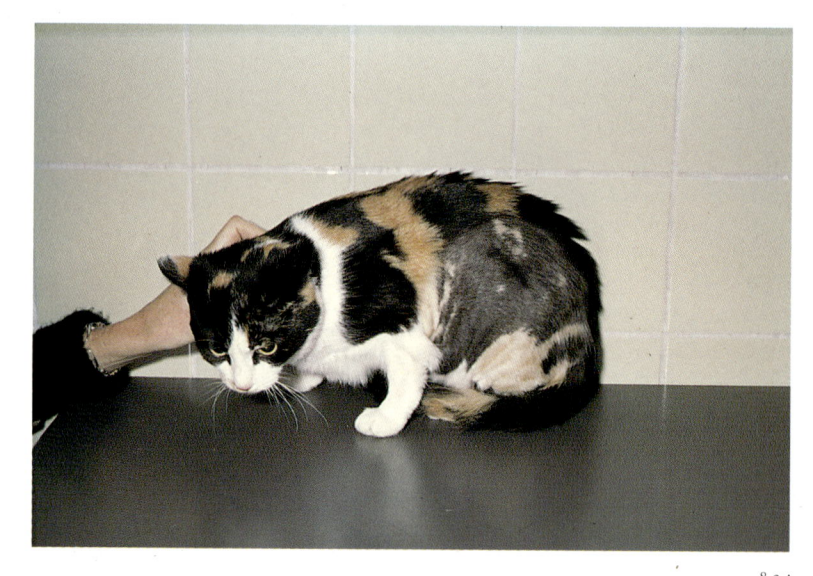

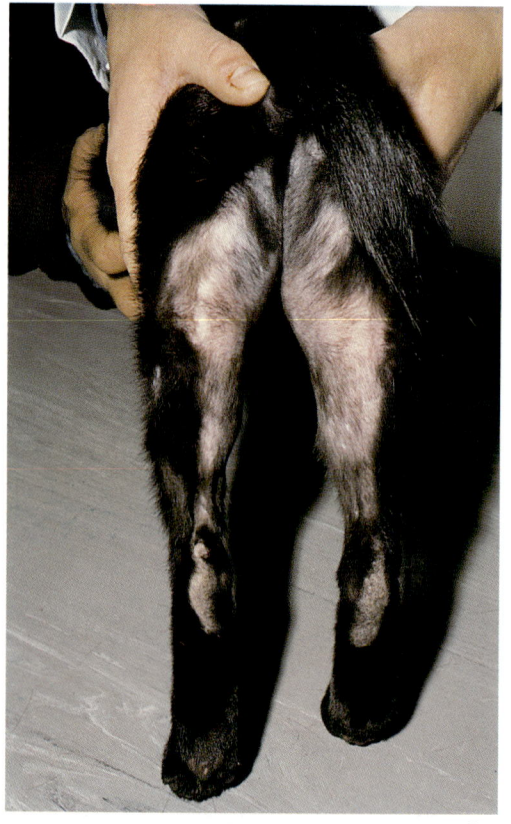

8.3 Iatrogene Alopezie

8.3 A Alopezie und Hautatrophie nach der Injektion eines Depotkortikoids.

8.3 B Ulzeration der Haut nach einer Depotprogestageninjektion.

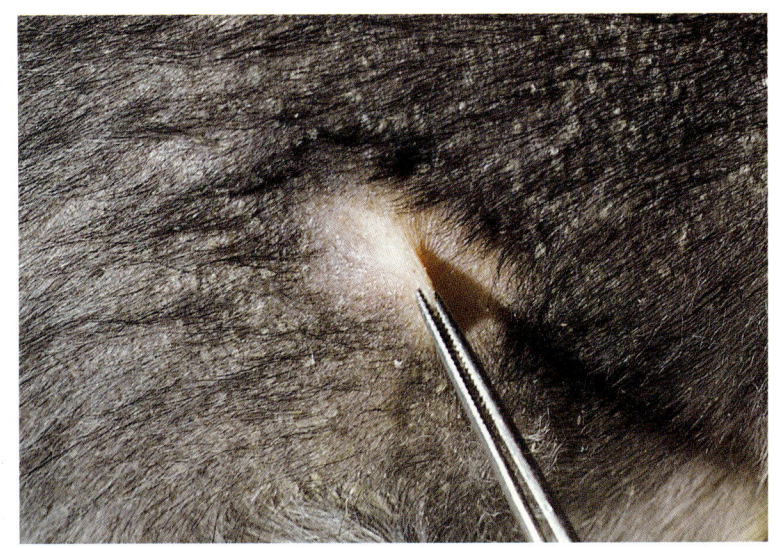

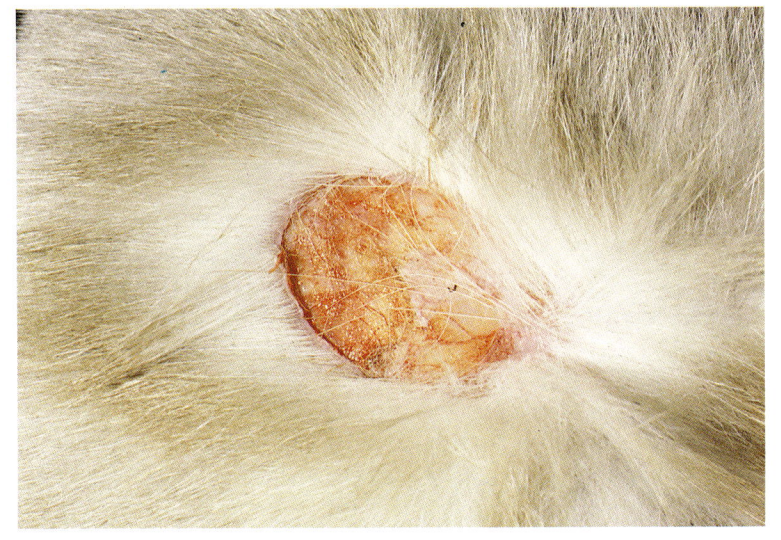

Allgemeines
Die Langzeittherapie mit Kortikosteroiden ist die häufigste Ursache für eine diffuse Hypotrichose und eine Alopezie bei Hunden als Teil des iatrogenen Hyperadrenokortizismus. Katzen scheinen für derartige Nebenwirkungen der Kortikosteroide weniger anfällig zu sein. Gelegentlich sieht man eine fokale Alopezie an der Injektionsstelle von Depotkortikosteroiden oder Depotprogestagenen oder nach der topikalen Applikation von Fenthiontropfen gegen Flöhe.

Klinisches Bild
Die Alopezie und die Hypotrichose sind mit einem iatrogenen Hyperadrenokortizismus verbunden, ähnlich dem in Kapitel 7 beschriebenen. Die Haut ist normalerweise dünn, schlaff und schuppt leicht. Es ist bemerkenswert, daß die systemischen Symptome wie Polyurie, Polydipsie und Polyphagie weniger stark ausgebildet sind. Hunde mit einem iatrogenen Hyperadrenokortizismus zeigen häufig einen Pruritus, juckende Hautkrankheiten sind gewöhnlich der Grund für eine Kortikoidgabe.
Die fokale Alopezie nach einer Arzneimittelinjektion sieht man meistens an der lateralen Brustwand. Sie beginnt mit einem Haarverlust und einem lokalen Dünnerwerden der Haut. Wenn die Alopezie weiter fortschreitet, können Depigmentierungen und Ulzerationen im Zentrum der Veränderung auftreten. Im übrigen sind die Tiere gesund.

Diagnose
Die Vorgeschichte gibt eindeutige Hinweise auf die Diagnose. Der iatrogene Hyperadrenokortizismus kann durch Bestimmungen des Kortisol/Kreatinin-Verhältnisses im Morgenurin oder mit der Messung der Veränderung der Plasmakortisolwerte nach einer ACTH-Stimulation bestätigt werden.

Therapie
Das Absetzen der Kortikosteroide führt zur Umkehr der Symptome des iatrogenen Hyperadrenokortizismus. Möglicherweise muß man sich aus der Therapie ausschleichen, um die Nebenwirkungen eines plötzlichen Absetzens der Medikation zu verhindern. Antiseborrhoische Shampoos sind hilfreich. Die eigentliche Ursache des Pruritus sollte getrennt behandelt werden. Kann auf die Gabe von Kortikosteroiden nicht verzichtet werden, ist Prednison oder Prednisolon jeden 2. Tag in der niedrigsten, noch wirksamen Erhaltungsdosis empfehlenswert. Die lokale Alopezie mit oder ohne eine Ulzeration bleibt oft bestehen. Eine spontane Besserung wird nur gelegentlich beobachtet. Jede Therapie ist wirkungslos. In Zukunft sollte eine Therapie mit den Alopezieverursachenden Präparaten nur noch vorsichtig durchgeführt werden.

Diagnostische Parameter
Alopezie; Hypertrichose; Schuppen; Ulzera; Depigmentierung.

9. Psychogene dermatologische Veränderungen

9.1 Psychogene Alopezie und Dermatitis

Allgemeines
Die psychogene Alopezie und Dermatitis bei Hunden und Katzen wird durch verstärktes Säubern, Lecken und Kauen aufgrund eines emotionalen Stresses verursacht. Faktoren, die einen solchen Streß hervorrufen können, sind ein weiteres Haustier in der unmittelbaren Umgebung, der Tod eines anderen Tieres, Bedrohung des Territoriums bei Katzen, Umzug, die Anwesenheit eines neuen Babies, Lärm, dem das Tier vorher nicht ausgesetzt war, und, besonders bei Hunden, Langeweile und Zwingeraufenthalt.
Streß bewirkt möglicherweise die Produktion von Endorphinen und bei Katzen auch von alpha-MSH, wodurch das Säuberungs- und Leckverhalten verstärkt wird.
Die Hautveränderungen können in jedem Alter auftreten. Der Zeitraum zwischen dem Auftreten des ersten Stresses und der klinischen Manifestation kann von einigen Wochen bis zu einigen Jahren schwanken. Im letztgenannten Fall ist u.U. der auslösende Streßfaktor nicht mehr vorhanden, aber er war dann stark genug, um einen Teufelskreis von verstärktem Putzen und Lecken in Gang zu setzen. Obwohl sensible Rassekatzen wie Abessinier und Siamkatzen prädisponiert zu sein scheinen, sind Mischlinge und Europäische Kurzhaarkatzen auch häufig betroffen. Bei Hunden wird die psychogene Dermatose häufiger beim Deutschen Schäferhund, der Dänischen Dogge, Dobermannpinscher und dem Labrador Retriever gesehen.

Klinisches Bild
Bei **Katzen** ist das auffälligste Symptom das intensive Putzen und Lecken. Die Hautveränderungen sind normalerweise auf eine Hypotrichose und eine partielle Alopezie mit gesträubtem Fell auf der dorsalen Mittellinie, an den Flanken, am Abdomen, den kaudomedialen Oberschenkeln und den Vorderläufen beschränkt. Die verbliebenen Haare sind nicht leicht ausziehbar. An den betroffenen Stellen kann dunkel gefärbtes Haar nachwachsen. Gelegentlich sieht man eine exsudative Dermatitis oder eosinophile plaqueähnliche Läsionen auf der dorsalen Mittellinie, am Bauch, an den Hinterläufen oder den Achseln.
Das Äquivalent zu der felinen psychogenen Dermatitis beim **Hund** ist die akrale Leckdermatitis, die die Folge eines intensiven Leckens und Beißens im distalen, anterioren Bereich von meist nur einem Bein ist. Es entstehen Eryheme, Alopezie, Erosionen, Ulzerationen, Fibrose und eine sekundäre Pyodermie. Chronische Läsionen werden zu festen Plaques mit einer erodierten Oberfläche. In der Regel sind die vorderen Karpal- und Metakarpalflächen betroffen, aber auch die tibialen und metatarsalen Flächen sind häufig verändert. Als Folge der chronischen akralen Leckdermatitis können sekundäre periostale Reaktionen auftreten.

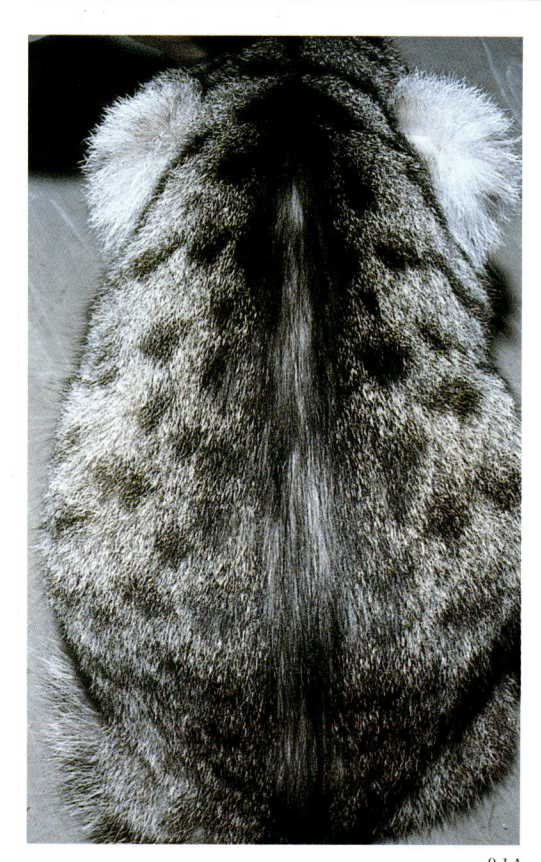

9.1 A Lineare Hypotrichose auf dem Rücken einer Katze als Folge exzessiven Leckens.

9.1 B Akrale Leckdermatitis auf der Dorsalseite des Karpalgelenkes.

9.1 C Durch Streß verursachte Alopezie auf dem linken Vorderlauf.

9.1 D Psychogene Dermatitis auf dem Rücken einer Katze.

9.1 E Vergrößerung von Bild 9.1 D, den nässenden Charakter der Dermatitis hervorhebend.

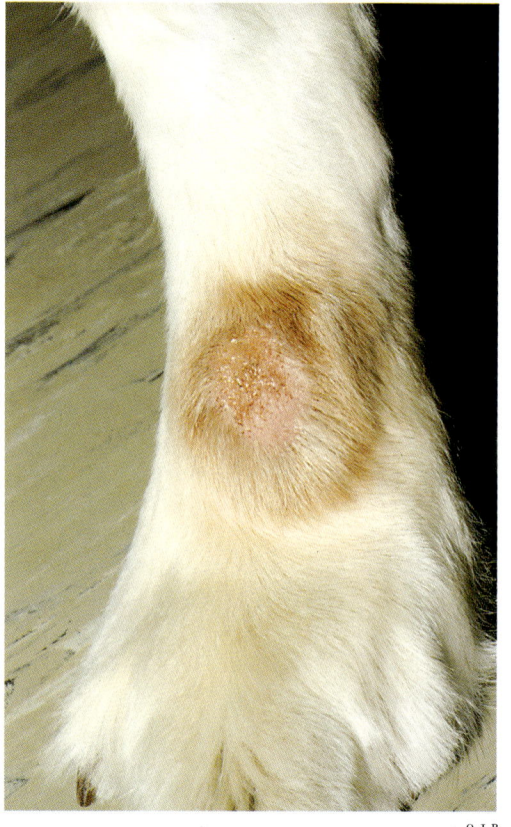

Diagnose

Die charakteristische Vorgeschichte und das klinische Bild sind die Grundlage für die Diagnose der psychogenen Alopezie und Dermatitis bei Hunden und Katzen.

Bei **Katzen** erscheint das Haar bei der mikroskopischen Untersuchung wie abgebrochen. Die eosinophile Plaque und eine Futtermittelallergie sollten durch eine histologische Untersuchung von Hautbiopsien und die Gabe einer hypoallergenen Diät ausgeschlossen werden.

Bei **Hunden** sind die wichtigsten Krankheiten, die abgegrenzt werden müssen, die Druckpunktpyodermie, Neoplasien, Fremdkörperreaktionen und zugrundeliegende Muskel- oder Nervenkrankheiten. Dafür sind Röntgenaufnahmen und histopathologische Untersuchungen von Hautbiopsien geeignet.

Therapie

Das primäre therapeutische Vorgehen sollte sich auf das Ausschalten des zugrundeliegenden Stresses konzentrieren. Ist dies nicht möglich, kann nur eine zeitweilige Besserung erwartet werden.

Bei **Katzen** wurde mit unterschiedlichem Erfolg Diazepam (1–2 mg zweimal täglich oral), Phenobarbital (2,5–10 mg zweimal täglich oral) oder Naloxon (1 mg/kg s.c., Wiederholung bei einem Rezidiv) eingesetzt. Von der Applikation von Progestagenen wird wegen der Nebenwirkungen abgeraten. Haloperidol (0,5–1 mg/kg zweimal täglich oral für mindestens 4 Wochen) ist bei der Katze das beste Medikament. Etwa ca. 50% der Patienten können geheilt werden, bei weiteren 25% läßt sich das Krankheitsbild durch intermittierende Haloperidolgabe kontrollieren. Es ist ratsam, die Katzen zu Therapiebeginn 3 bis 5 Tage im Haus zu halten, da sie mitunter bei der höheren Dosierung Halluzinationen zeigen (Gliedmaßenzuckungen, Beißen in Schlafkörbe, Jagen imaginärer Objekte). Diese Nebenwirkungen sind durch Dosisreduktion binnen 24 Stunden reversibel. Im Fall der psychogenen Dermatitis kann Depotmethylprednisolon (1–2 mg/kg s.c.) eingesetzt werden, um den Teufelskreis zeitweise zu durchbrechen.

Bei **Hunden** ist der Erfolg (oder Mißerfolg) bei den im folgenden aufgeführten Behandlungsmethoden ähnlich: Auftragen einer Lösung von Fluocinolonacetonid (0,01%) und Flunixin (5%) in DMSO (1:1), 3- bis 5mal täglich über 4 bis 8 Wochen; intraläsionale Injektionen von Depotmethylprednisolon (eine Gesamtdosis von 1 mg/kg); chirurgische Entfernung frischer Veränderungen; Verbände; Elisabethanischer Halskragen; orale Gaben von Naltrexon (2,5 mg/kg einmal täglich); oder Kombinationen der beschriebenen Methoden.

Bei Therapieresistenz zeigt die orale Verabreichung von trizyklischen Antidepressiva bei manchen Hunden einen gewissen Erfolg. Fluoxetin (1 mg/kg einmal täglich) und Clomipramin (1–3 mg/kg einmal täglich) werden am häufigsten eingesetzt. Nebenwirkungen sind u.a. Lethargie, Anorexie und Diarrhö.

Diagnostische Parameter

Alopezie; Plaques; Erosionen; Ulzera.

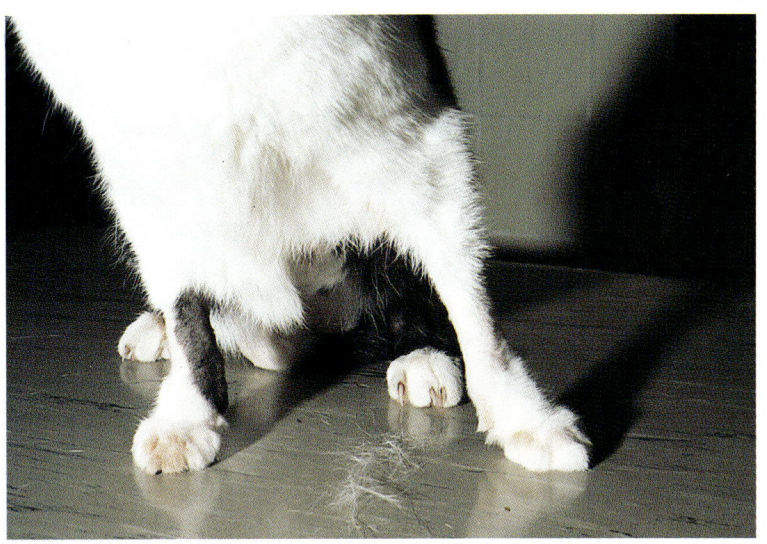

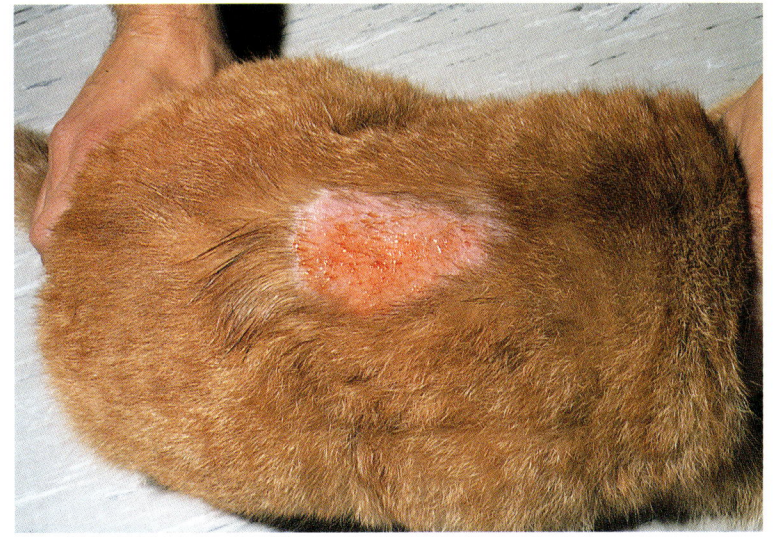

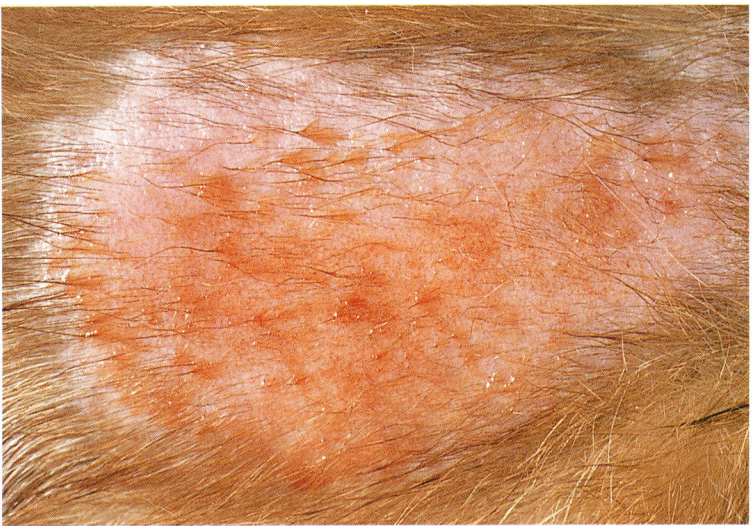

10. Keratinisierende Veränderungen

10.1 Idiopathische Seborrhö

Allgemeines

Die Seborrhö entsteht durch einen chronischen Keratinisierungseffekt und eine gestörte Talgdrüsensekretion. Sie stellt in der Mehrzahl der Fälle eine Komplikation einer anderen Grundkrankheit dar. Gut bekannte Beispiele dafür sind Stoffwechselstörungen (Hypothyreose, Hyperadrenokortizismus, Hyposomatotropismus, Diätfehler, Malabsorption/Maldigestion, Erkrankungen des Pankreas), Endo- und Ektoparasiten (Cheyletiellose, Demodikose, Räude), Überempfindlichkeiten (Atopie, Flohbißallergie, Futtermittelallergie), Dermatophyteninfektionen und einige Autoimmunkrankheiten. Einzelheiten über diese Krankheiten finden Sie in den entsprechenden Kapiteln. Einige Hunde leiden an einer Seborrhö, ohne daß eine Grundkrankheit erkennbar wäre. Diese idiopathische Seborrhö wird häufig beim Springer Spaniel, Cocker Spaniel, West Highland White Terrier, Dobermannpinscher, Irischen Setter, Golden Retriever, Dackel und Shar Pei gesehen. Die Symptome treten gewöhnlich erstmalig vor dem 2. Lebensjahr auf. Eine besondere, erbliche Form der idiopathischen Seborrhö sieht man bei bestimmten Zwergschnauzern; sie wird **Schnauzer-Komedo-Syndrom** genannt.

Klinisches Bild

Typisch für die idiopathische Seborrhö sind trockene oder am Haar klebende Schuppen. Schuppiges und fettiges Material sammelt sich vermehrt in der Linea alba, den Hautfalten und an den Ohren, Ellbogen und dem Sprunggelenk. Eine Generalisation kann auftreten. Bei 90% der Hunde mit einer idiopathischen Seborrhö sieht man eine trockene Haut und eine exzessive Schuppenbildung. Die restlichen 10% zeigen eine bemerkenswerte fettige und seborrhoische Dermatitis. Diese ist durch umschriebene hyperkeratotische Plaques und Schuppen, z.T. mit einer sekundären Follikulitis, charakterisiert. Wenn die Fettbildung stark ist, kann die Hauptbeschwerde ein unangenehmer Geruch sein. Normalerweise bestehen bei allen Formen der idiopathischen Seborrhö gleichzeitig eine zeruminöse Otitis externa und eine sekundäre Pyodermie mit epidermalen Ringbildungen. Das Ausmaß des Juckreizes ist unterschiedlich. Bei dem **Schnauzer-Komedo-Syndrom** sind die Veränderungen auf den Rücken beschränkt. Sie schließen zahlreiche Komedonen (follikuläre Keratinpfropfen) und Papeln ein, die sich in einigen Fällen zu einer pustulären Follikulitis weiterentwickeln können. Der Juckreiz ist in der Regel nur sehr schwach ausgeprägt. Gelegentlich sieht man kleine follikuläre Zysten, die mit Talg und Keratin gefüllt sind.

Diagnose

Die Diagnose der idiopathischen Seborrhö wird durch den Ausschluß aller anderen Grundkrankheiten gestellt, bei denen eine Seborrhö auftritt. Daher ist ein systematisches Vorgehen wichtig. Verschiedene Hautgeschabsel, eine Untersuchung mit der Woodschen Lampe, Pilzkulturen, Kotuntersuchungen und Bakterienkulturen sollten immer durchgeführt werden. Je nach der Vorgeschichte und dem klinischen Bild sind zusätzlich spezifische Tests notwendig (siehe entsprechende Kapitel).

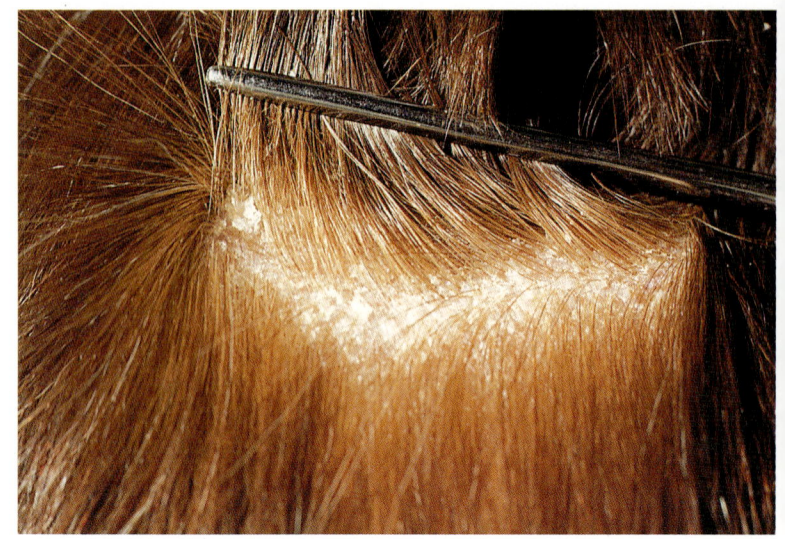

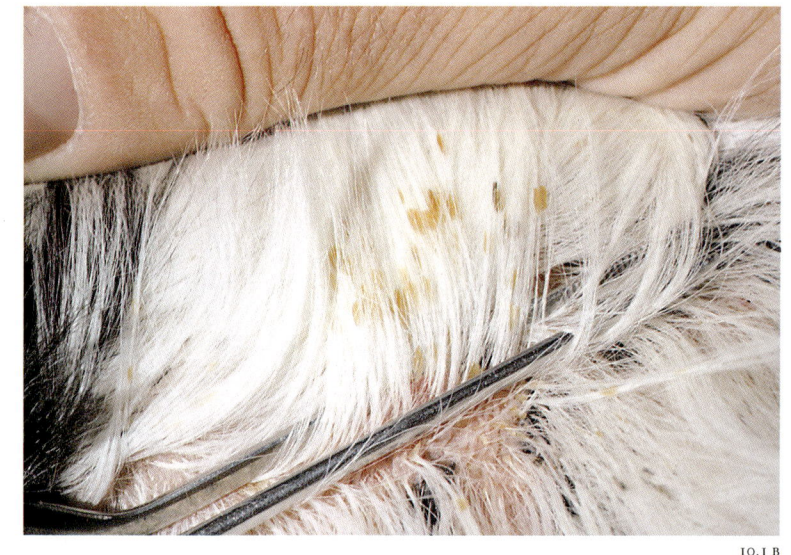

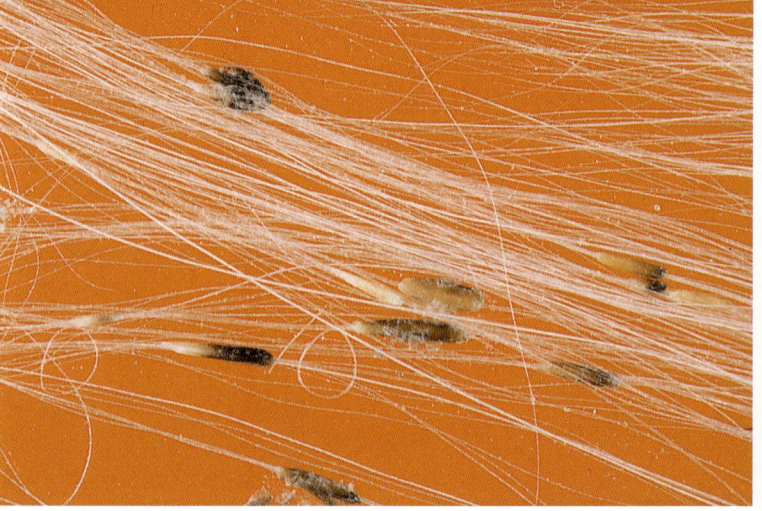

Therapie

Die idiopathische Seborrhö kann nur kontrolliert, aber nicht geheilt werden. Unkomplizierte Fälle der idiopathischen Seborrhö werden am besten mit milden, pflegenden Shampoos, die Laurylsulfat, Imidazol-Harnstoff-Derivate, Lanolin oder Olivenöl in den verschiedenen Kombinationen enthalten, behandelt. Gleichzeitig können milchsäure- oder harnstoffhaltige Feuchtigkeitsspender oder ölige Spülungen zur Anwendung kommen. Diese Präparate sollten anfangs 1- bis 3mal pro Woche angewendet werden, später ist die Anwendungshäufigkeit der Symptomatik anzupassen.

Eine fettige Seborrhö oder eine seborrhoische Dermatitis sollte mit Shampoos behandelt werden, die Schwefel, Salizylsäure, Kohlenteer oder Benzoylperoxid enthalten. Dies sollte bei Hunden bis zum Wirkungseintritt in 5- bis 7tägigen Intervallen und dann nach Bedarf erfolgen. Besonders beim Schnauzer-Komedo-Syndrom ist die aktivierende Wirkung des Benzoylperoxids auf die Follikel günstig. Auch kann sich beim Schnauzer-Komedo-Syndrom eine Gabe von Isotretinoin (13-cis-Retinoidsäure; 1 mg/kg einmal täglich oral) positiv auswirken. Die begleitende Pyodermie muß immer getrennt mit systemischen Antibiotikagaben für mindestens 3 Wochen therapiert werden. Wenn der Pruritus mit den Shampoos alleine nicht gelindert werden kann, ist die gleichzeitige Gabe von Prednison (0,25–1 mg/kg oral jeden 2. Tag) erforderlich. In der Regel muß die Behandlung der idiopathischen Seborrhö lebenslang durchgeführt werden.

Diagnostische Parameter

Schuppen; Hyperkeratose; Plaques; Komedonen; Papeln; Pusteln; ringförmige Veränderungen.

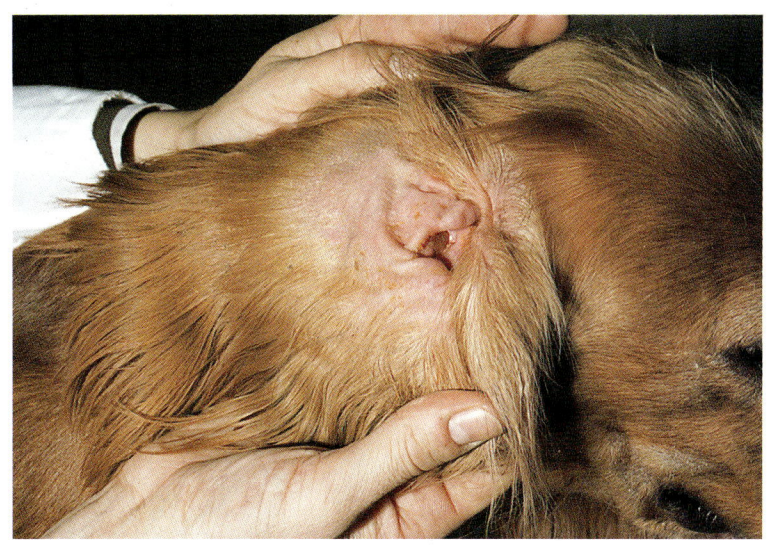

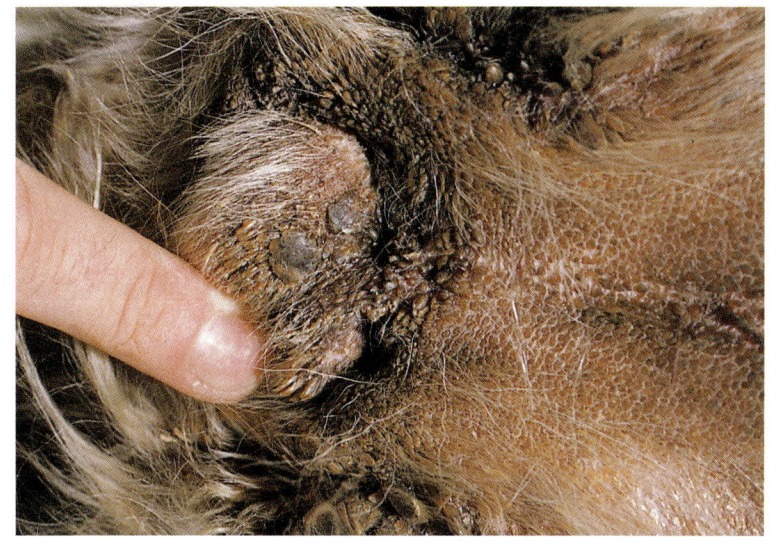

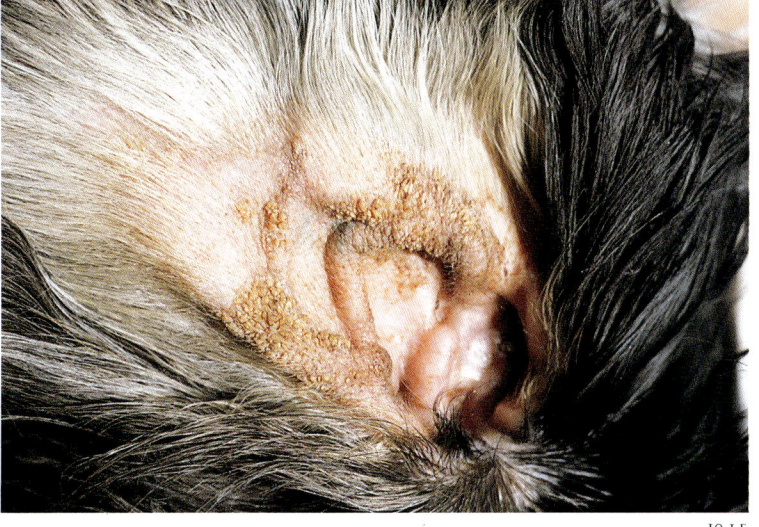

10.1 A   Vergrößerte Darstellung einer trockenen seborrhoischen Haut mit Schuppen.

10.1 B   Keratinöses, fettiges Material an den Haaren.

10.1 C   Herausgewachsener follikulärer Pfropfen, am Haar klebend.

10.1 D   Zeruminöse Otitis externa, wie man sie häufig bei Hunden mit einer Seborrhö sieht.

10.1 E   Hyperkeratose und klebriges, fettiges Material auf der Haut eines Hundes mit einem Hyperadrenokortizismus.

10.1 F   Seborrhoische Plaques.

10.2 Schwanzdrüsenhyperplasie

Allgemeines
Einige Zentimeter von der Schwanzbasis entfernt besitzen **Hunde** eine Schwanzdrüse, die aus einem leicht erhabenen ovalen Hautbezirk mit einzelnen Haarfollikeln und zahlreichen Talgdrüsen besteht. Die Ursache für eine Hyperplasie dieser Schwanzdrüse ist unbekannt, aber sie kommt gehäuft bei Hunden mit Hodentumoren vor. Eine solche Struktur gibt es auch bei **Katzen** am dorsalen Schwanz. Sie wird Suprakaudalorgan genannt. Bei Katzen gibt es keinen Zusammenhang mit testikulären Tumoren oder erhöhten Androgenspiegeln. Die feline Schwanzdrüsenhyperplasie wird gehäuft bei Perserkatzen beobachtet.

Klinisches Bild
Beim **Hund** führt die Schwanzdrüsenhyperplasie zunächst zu Alopezie, Erythem und einer Komedonenbildung. Häufig entstehen nachfolgend pustuläre Läsionen mit einem hämorrhagischen Exsudat oder Geschwüre. Die Schwanzdrüse kann sehr stark vergrößert sein. Auch kann, ausgehend vom perianalen Drüsengewebe, eine Tumorbildung mit einer Ulzeration auftreten.
Bei **Katzen** sind die deutlichsten Symptome eine Überproduktion von braunem, schmierigem, fettigem Material und ein Mattwerden der Haare auf dem dorsalen Teil des Schwanzes. Daraus können eine geringgradige Alopezie und ein Erythem hervorgehen. Ungewöhnlich ist eine Pustelbildung oder die Entstehung eines Tumors.

Diagnose
Diagnostische Hinweise liefern die Vorgeschichte und das klinische Bild. Die Hyperplasie kann von einer Schwanzdrüsenneoplasie mittels der histopathologischen Untersuchung unterschieden werden.

Therapie
Beim **Hund** reicht in den Fällen mit einer geringgradigen Schwanzdrüsenhyperplasie eine lokale Behandlung mit 2,5%igem Benzoylperoxid. Sind Pusteln vorhanden, ist eine antibiotische Behandlung für mindestens 3 bis 4 Wochen nötig. Wenn die Ergebnisse der antibiotischen Therapie unbefriedigend sind und durch die Biopsie eine Neoplasie der Schwanzdrüse festgestellt worden ist, sollte man deren chirurgische Entfernung vorziehen. Da eine vollständige Entfernung der Drüse nicht möglich ist, wird häufig nach 1 bis 3 Jahren ein Rezidiv beobachtet. Liegt ein Hodentumor vor, hat die Kastration eine sehr günstige Wirkung auf die Hyperplasie der Schwanzdrüse.
Bei **Katzen** kann die Schwanzdrüsenhyperplasie sehr gut mit täglichen Waschungen mit Wasser und Seife oder einem Benzoylperoxidshampoo über 7 Tage, gefolgt von einer täglichen Reinigung mit Alkohol, kontrolliert werden.

Diagnostische Parameter
Hyperplasie; Komedonen; Pusteln; Ulzera.

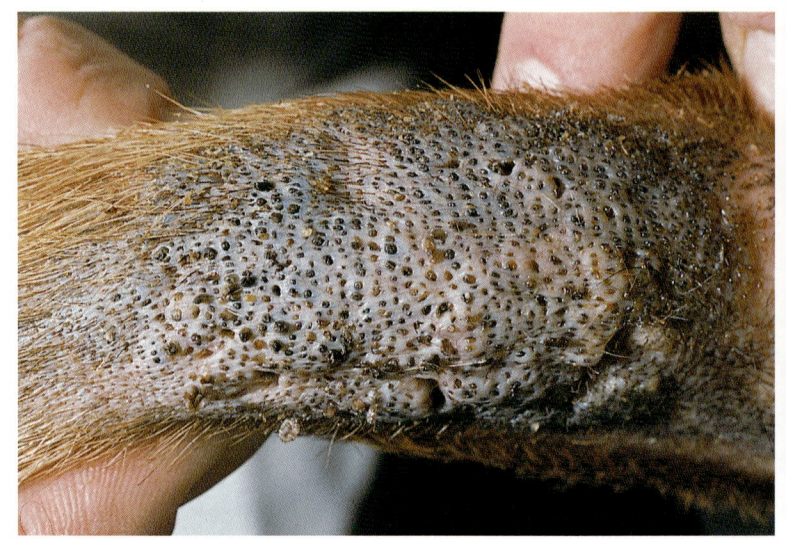

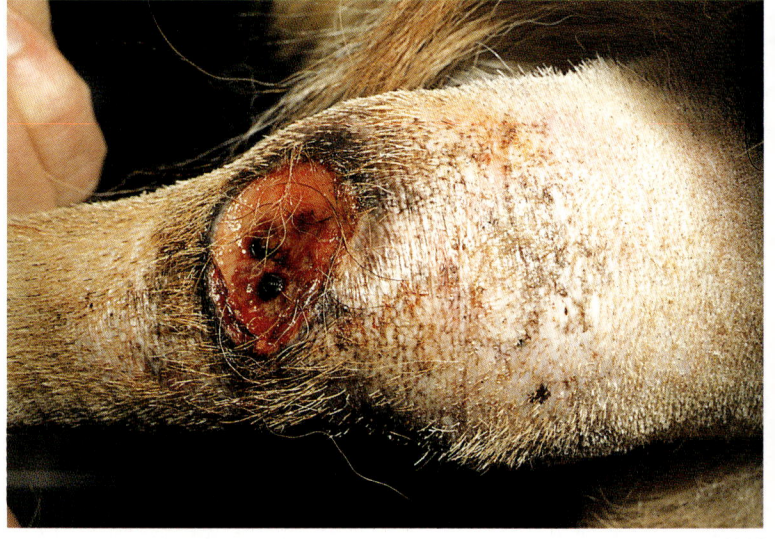

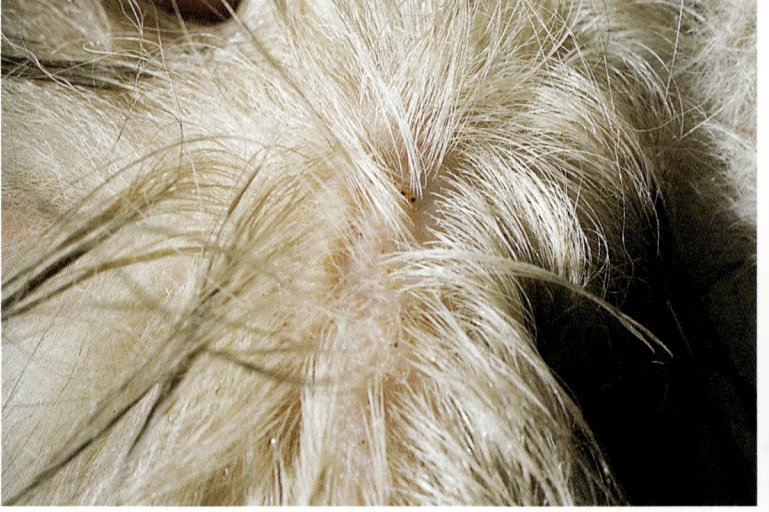

Kapitel 10 Keratinisierende Veränderungen / Canine Ohrrandermatose 10.3

10.3 Canine Ohrranddermatose

10.3 A Schuppen und wachsartige Beläge am Ohrrand.

Allgemeines
Die Ätiologie dieser lokalen seborrhoischen Erkrankung ist nicht bekannt. Sie kann bei allen Rassen mit Hängeohren, vor allem aber bei Dackeln auftreten.

Klinisches Bild
Am lateralen und medialen Ohrrand befindet sich ein wachsartiges, klebriges Material sowie Schuppen. Eine begleitende Entzündung tritt nur selten auf. Nachdem man die fettigen Massen entfernt hat, sieht man ein geringgradiges Erythem. Normalerweise ist kein Pruritus vorhanden.

Diagnose
Das klinische Bild und das Fehlen anderer Symptome sind eindeutig.

Therapie
Schwefel- oder benzoylperoxidhaltige Shampoos werden dazu verwendet, die wachsartigen Beläge und die Schuppen zu entfernen. Die lokale Applikation einer 0,1%igen Triamcinoloncreme oder einer 1%igen Hydrokortisoncreme reicht aus, die leichte Entzündung zu bekämpfen. Üblicherweise treten Rezidive auf.

Diagnostische Parameter
Fettige Beläge; Schuppen.

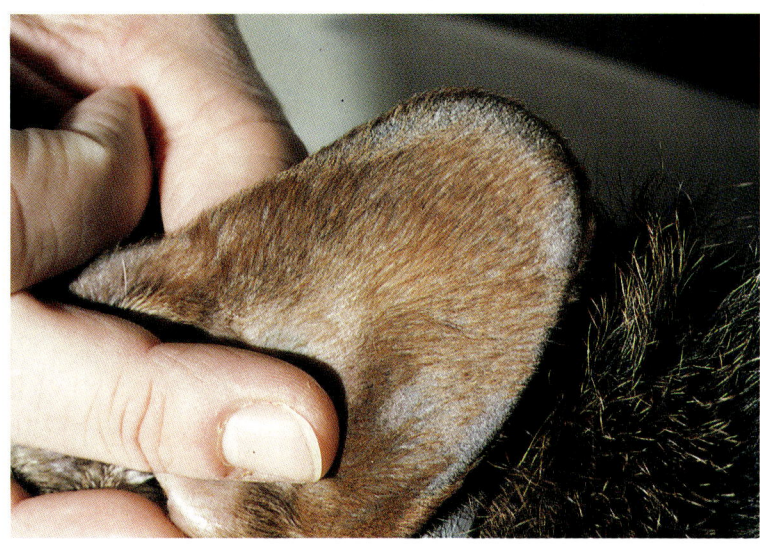

10.2 A Zahlreiche Komedonen auf der Oberfläche einer vergrößerten Schwanzdrüse.

10.2 B Ulzeration der Schwanzdrüse eines Hundes.

10.2 C Öliges Aussehen des Schwanzes einer Perserkatze.

10.4 Ernährungsbedingte Zinkdermatose

Allgemeines
Ein genetischer Defekt der intestinalen Zinkresorption wurde beim Malamute und Bullterrier nachgewiesen. Die Symptome treten gewöhnlich auf, wenn die Tiere erst einige Monate alt sind, und meistens sind mehrere Welpen eines Wurfes betroffen. Obwohl eine Erblichkeit beim Sibirischen Husky bislang noch nicht nachgewiesen wurde, tritt die ernährungsbedingte Zinkdermatose auch bei dieser Rasse gehäuft auf.
Eine getreidereiche (erhöhter Gehalt an Phytinsäure) und kalziumreiche Ernährung senkt möglicherweise durch die Bindung des intestinalen Zinks die Zinkresorption. Ein relativer Zinkmangel kann bei Hunden auftreten, die mit nichtstandardisiertem Hundefutter ernährt werden, und bei frohwüchsigen Welpen der großen Hunderassen, z.B. der Dänischen Dogge, dem Deutschen Schäferhund und dem Labrador Retriever.

Klinisches Bild
Aufgrund der typischen Veränderungen können zwei klinische Symptome voneinander abgegrenzt werden.
Im ersten Fall beobachtet man hyperkeratotische Plaques mit sich weich anfühlendem Keratin auf der Oberfläche. Diese können an einer oder mehreren Stellen auftreten, z.B. um die Augen herum, an den Lippen, Innenseiten der Ohren, Vulva, Anus und Präputium sowie an den Ellenbogen und den Ballen. Das Fell ist stumpf und trocken. Diese Veränderungen kommen häufiger beim Sibirischen Husky, Malamute und den frohwüchsigen Rassen vor und treten meistens vor der Geschlechtsreife auf, obwohl sie auch erstmalig bei schon erwachsenen Tieren auftreten können.
Beim zweiten Typ fällt der Beginn der Erkrankung meistens in den 1. oder 2. Lebensmonat. Ein frühes Erythem entwickelt sich schnell zu einer suppurativen Dermatitis mit Krusten, Schuppen und Alopezie. Diese Veränderungen befinden sich hauptsächlich am Kopf, an den Ellenbogen, Ballen und den Gelenken und werden am häufigsten beim Bullterrier gesehen. Häufig werden ein stumpfes Fell mit einem Welpenfellcharakter, Seborrhö, Depression und eine Wachstumsverzögerung beobachtet. Intestinale Störungen sind selten. Obwohl die **Acrodermatitis enteropathica** als eine spezifische Erkrankung beim Bullterrier beschrieben worden ist, gibt es keine Hinweise dafür, daß sich diese Erkrankung von der Zinkdermatose unterscheidet.

Diagnose
Die Diagnose basiert auf der Vorgeschichte, der klinischen Untersuchung und der Histopathologie der Hautbiopsien, die eine hyperplastische, superfizielle perivaskuläre Dermatitis mit einer ausgeprägten, diffusen und follikulären parakeratotischen Hyperkeratose zeigt. Die Zinkwerte im Serum können erniedrigt sein, die Nachweismethoden sind jedoch oft unzuverlässig.

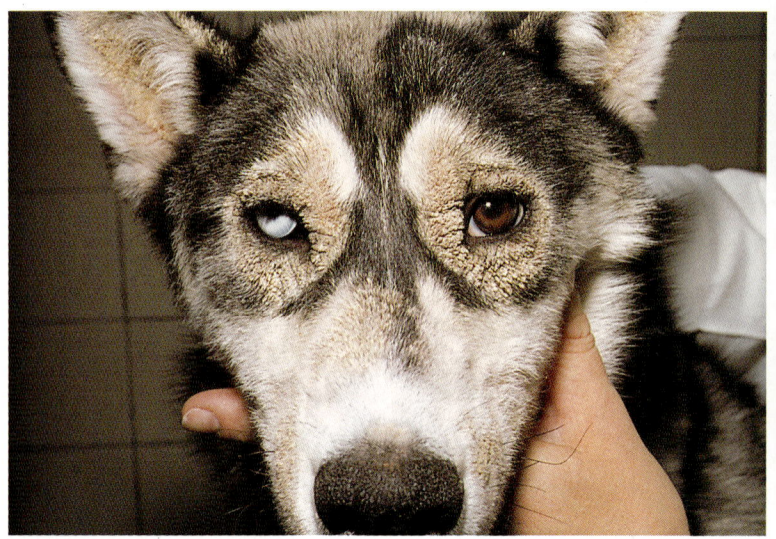

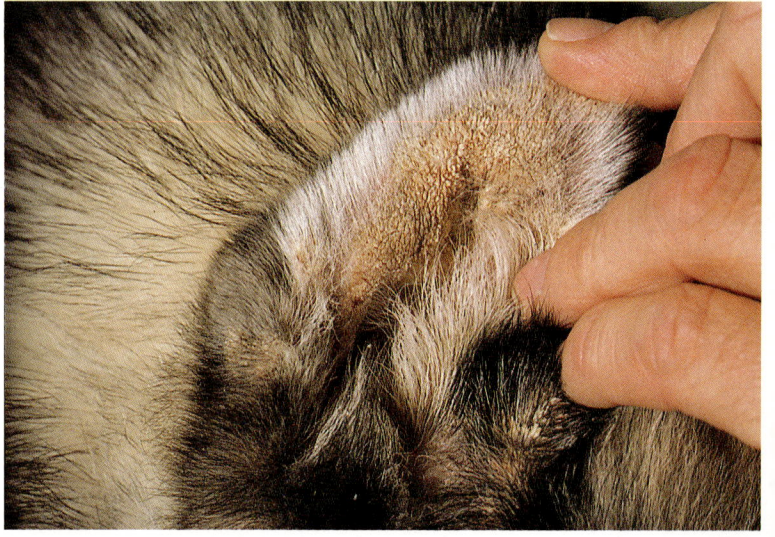

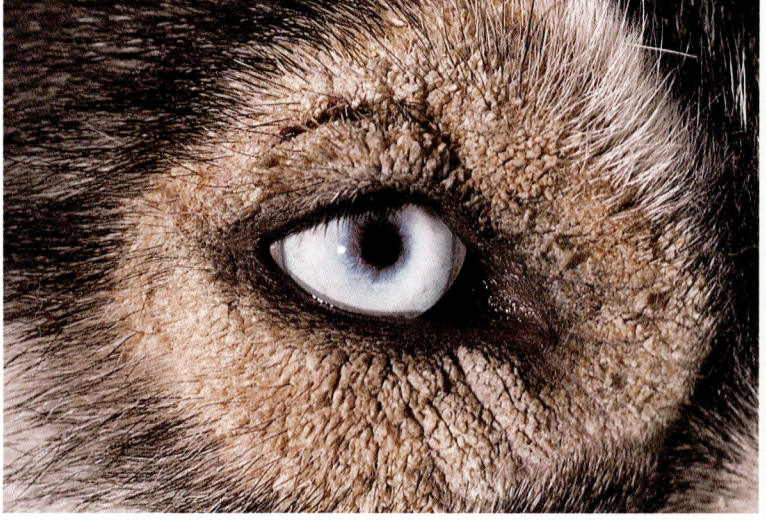

Kapitel 10   Keratinisierende Veränderungen / Ernährungsbedingte Zinkdermatose   10.4

Therapie

Schnellwüchsige Hunde sprechen sofort auf eine Therapie mit Zinksulfat (10 mg/kg täglich) an. Andere Imbalancen der Diät sollten ausgeglichen werden. Bei anderen Hunden mit einer Zinkmangeldermatose ist die Reaktion auf eine orale Zinkgabe nicht vorhersagbar. Bei einigen Hunden ist eine orale Behandlung mit Zinksulfat, Zinkglukonat (10–15 mg/kg täglich) oder Zinkmethionin (2 mg/kg einmal täglich) wirkungsvoll, während sich bei anderen keine Besserung zeigt. Bei der letztgenannten Gruppe kann eine wöchentliche intravenöse Applikation von Zinksulfat (10–15 mg/kg, 1:1 verdünnt mit Kochsalzlösung) über 4 Wochen, dann auf eine Erhaltungsdosis reduziert, effektiv sein. Eine begleitende Seborrhö sollte getrennt behandelt werden.
Es gibt keine Behandlung für Bullterrier mit einer Zinkdermatose. Meistens sterben sie vor dem 15. Lebensmonat an einer schweren Bronchopneumonie und einer Immunschwäche.
Wegen der Erblichkeit der Krankheit sollte mit betroffenen Malamutes, Sibirischen Huskies und Bullterriern nicht gezüchtet werden. Auch Geschwister und Eltern betroffener Bullterrier sollten zur Zucht nicht verwendet werden, da zwei Drittel der Tiere Träger sein können.

Diagnostische Paramater

Hyperkeratose; Plaques; Schuppen; Alopezie.

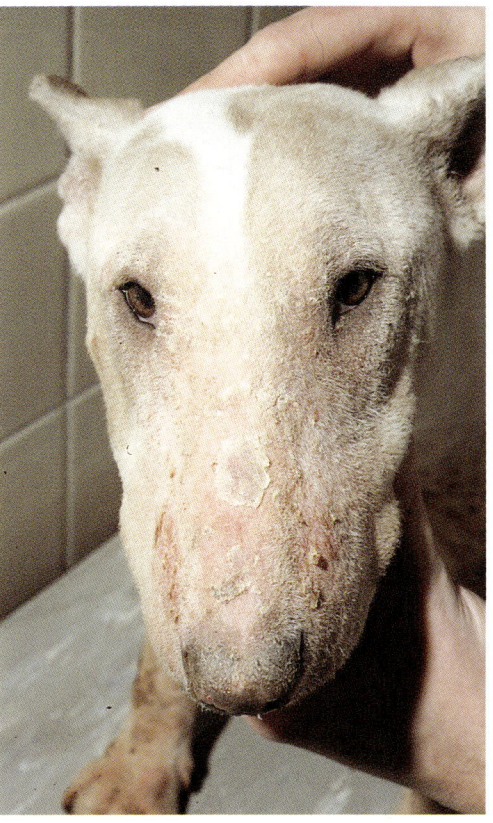

10.4 A   Symmetrische periokuläre Hyperkeratose.

10.4 B   Hyperkeratotische aurikuläre Plaques.

10.4 C   Ausgedehnte Hyper- und Parakeratose der Haut.

10.4 D   Bullterrier mit erythematöser, exfoliativer Dermatitis am Kopf.

10.4 E   Schwere Pododermatitis bei einem Bullterrier.

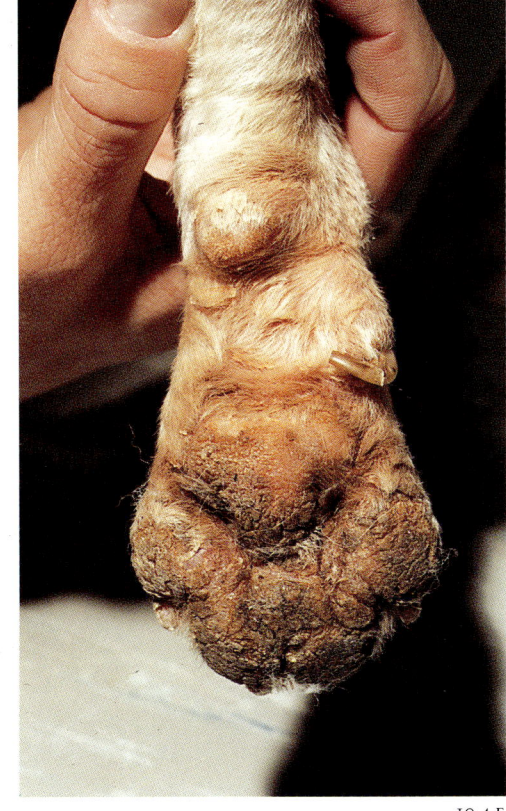

Kapitel 10   Keratinisierende Veränderungen / Ernährungsbedingte Zinkdermatose   10.4

10.4 F   Verzögertes Wachstum, welpenähnliches Fell und ausgedehnte Dermatitis bei einem Bullterrier.

10.4 G   Suppurative Dermatitis am Ohr eines Bullterriers.

10.4 H   Relativer Zinkmangel bei einem schnellwüchsigen Welpen.

10.4 I   Ausschnitt aus Bild 10.4 H, trockene Pyodermie.

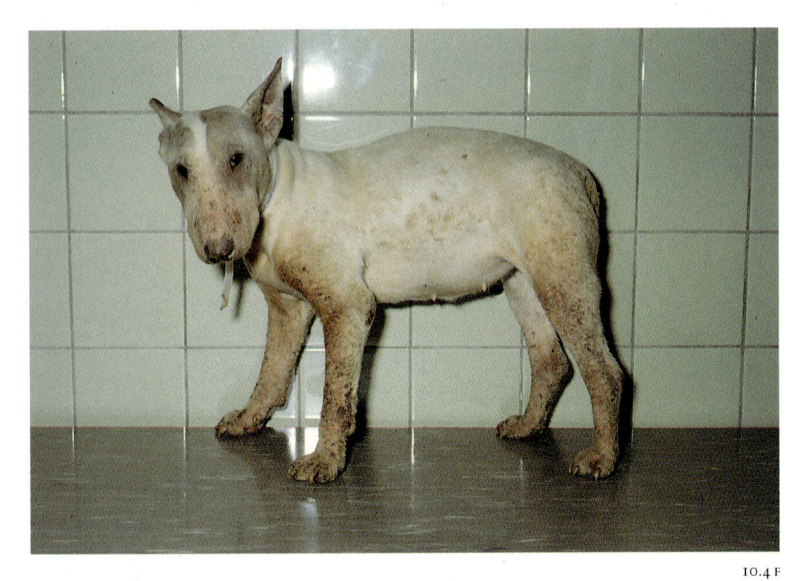

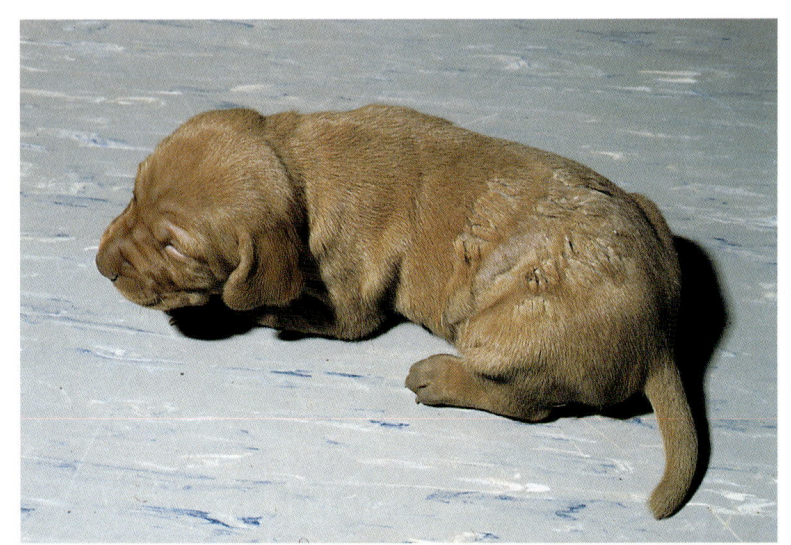

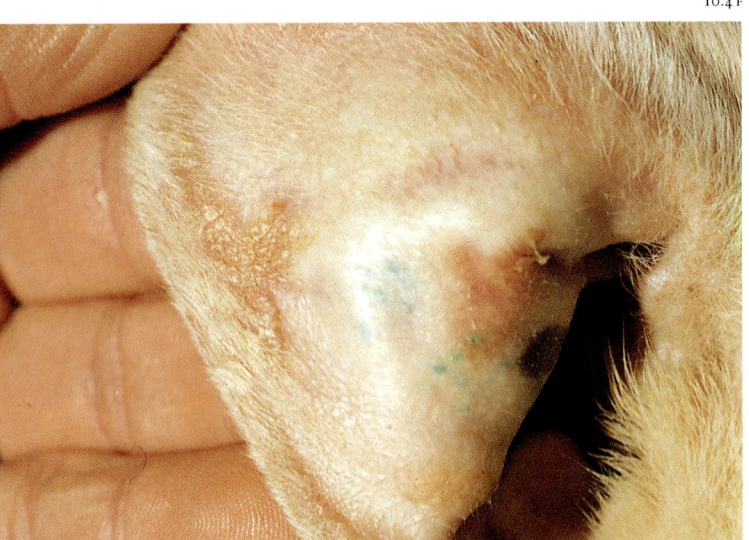

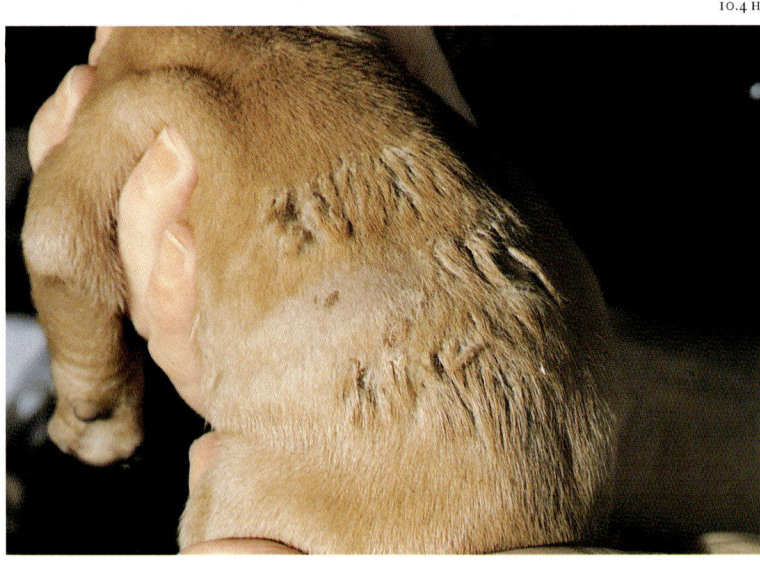

10.5 Vitamin-A-abhängige Dermatose

Allgemeines
Die Vitamin-A-abhängige Dermatose ist eine behandlungsresistente, idiopathische Seborrhö, die nur gelegentlich beim Cocker-Spaniel und beim Shar Pei auftritt.

Klinisches Bild
Die deutlichsten Symptome sind eine ausgeprägte Hyperkeratose und follikuläre Pfropfen, besonders an der ventralen und lateralen Brustwand, dem Bauch, Nacken und dem Gesicht. Das Fell ist brüchig und trocken. Außerdem treten eine Hypotrichose oder Alopezie, Schuppen und eine bilaterale zeruminöse Otitis externa auf. Der Pruritus kann moderat bis schwer sein.

Diagnose
Die Vorgeschichte über eine medikamentös nicht zu beeinflussende, seborrhoische Erkrankung und eine Besserung nach Vitamin-A-Gaben geben Hinweise auf die Krankheit. Die Histopathologie von Hautbiopsien ist hier nicht eindeutig.

Therapie
Die Behandlung besteht in der oralen Gabe von Vitamin A (10 000 I.E.) einmal täglich zusammen mit fettreicher Nahrung. Nach 3 Wochen sollte eine deutliche Besserung und nach weiteren 3 Monaten eine vollständige Heilung eingetreten sein. In der Regel ist eine lebenslange Therapie nötig. Im allgemeinen sind Retinoide wie Isotretinoin und Etretinat nicht wirksam.

Diagnostische Parameter
Hyperkeratose; Komedonen; Schuppen; Alopezie; Hypotrichose.

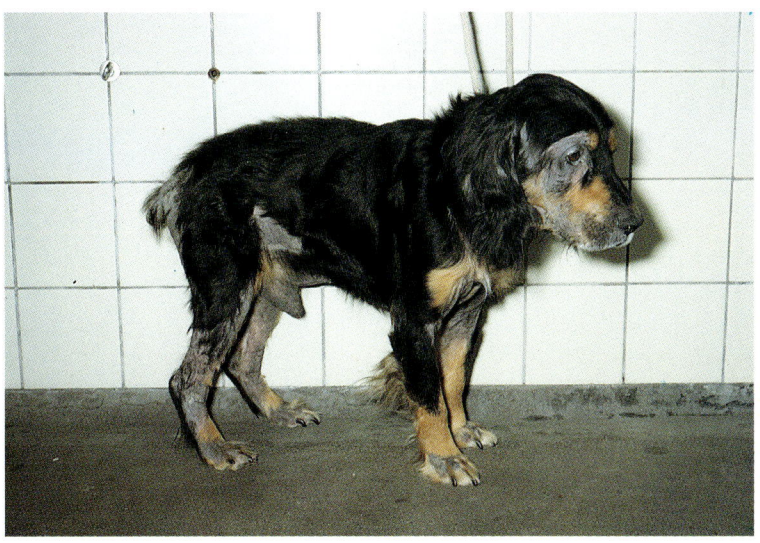

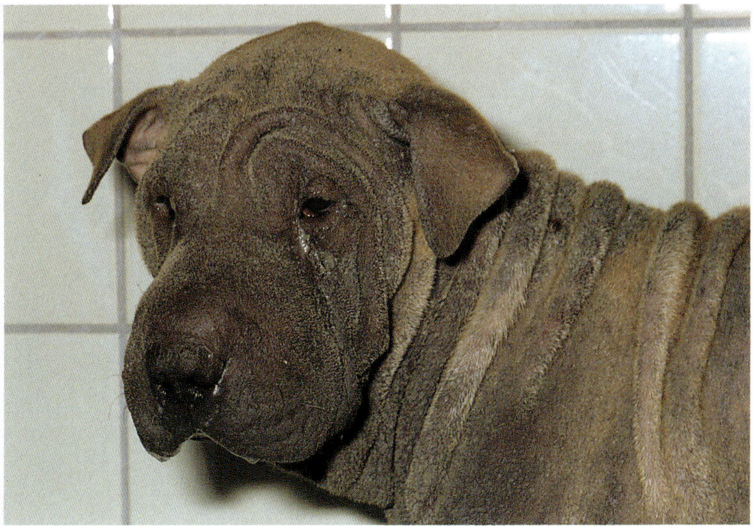

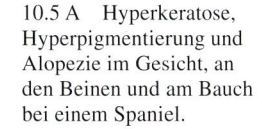

10.5 A Hyperkeratose, Hyperpigmentierung und Alopezie im Gesicht, an den Beinen und am Bauch bei einem Spaniel.

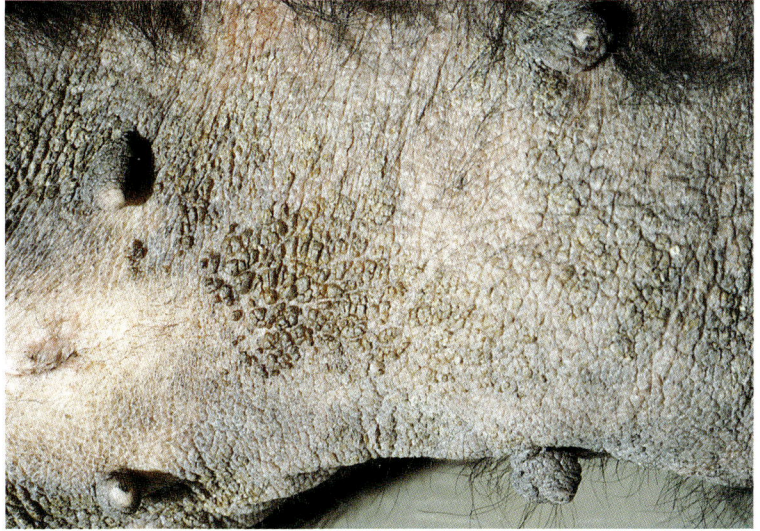

10.5 B Ausschnitt aus Bild 10.5 A, ausgedehnte Hyperkeratose.

10.5 C Vitamin-A-abhängige Dermatose bei einem Shar Pei.

10.6 Talgdrüsenentzündung

Allgemeines
Die Talgdrüsenentzündung ist eine chronische granulomatöse Veränderung unbekannter Ätiologie. Ererbte Defekte der Talgdrüsen, immunvermittelte Reaktionen und Störungen des Lipidstoffwechsels und der Keratinisierung werden als auslösende Faktoren diskutiert. Kürzliche Studien ergaben Hinweise auf einen autosomal rezessiven Erbgang beim Standardpudel. Die Erkrankung kommt allem Anschein nach vorwiegend beim Viszla, Standardpudel, Akita und Samoyeden im Alter von unter 6 Jahren vor.

Klinisches Bild
Es finden sich ringförmige Bereiche mit Schuppenbildung und Alopezie, ausgeprägte Hyperkeratose, stumpfe und brüchige Haare mit anhaftenden hyperkeratotischen Ausgüssen der Haarfollikel, schmieriges, bräunliches Material aus Keratin und Talg und sekundäre oberflächliche Pyodermie. Systemische Symptome sind selten. In der Regel treten die Hautveränderungen bilateral symmetrisch auf mit Kopf, Ohrmuscheln und Rumpf als Prädilektionsstellen. Juckreiz ist unterschiedlich stark ausgeprägt.

Diagnose
Die Diagnose stützt sich auf die Rasse, das Alter bei Krankheitsausbruch, die klinische Symptomatik, die Histopathologie und den Ausschluß anderer Erkrankungen. Zur Minimaldiagnostik gehören daher Hautgeschabsel, bakterielle sowie mykologische Untersuchung. Histologisch ist zu Beginn der Erkrankung eine granulomatöse bis pyogranulomatöse Entzündung der Talgdrüsen charakteristisch. Im chronischen Stadium zeigen sich eine epidermale und follikuläre orthokeratotische und parakeratotische Hyperkeratose, Fibrose sowie Atrophie der Talgdrüsen. Die Talgdrüsen sind nicht mehr sichtbar.

Therapie
Leichte Fälle lassen sich teilweise durch keratolytische Shampoos und durch Bäder mit Emmolienzien kontrollieren. In der Regel ist jedoch die Gabe von synthetischen Retinoiden erforderlich. Isotretinoin (13-cis-Retinsäure; 0,5–1 mg/kg zweimal täglich) kann bei Viszla, Pudel und kurzhaarigen Rassen angewendet werden. Bei langhaarigen Hunden scheint Etretinat (0,5–1 mg/kg zweimal täglich) oder Acitrecin (0,25–0,5 mg/kg zweimal täglich) wirkungsvoller zu sein. Die Wirkung setzt meist nach 4 bis 8 Wochen Therapiedauer ein. Eine lebenslange Behandlung ist dann angezeigt. Nebenwirkungen sind selten ein Problem, sollten jedoch beachtet werden. Zu ihnen zählen Durchfall, Erbrechen, Keratokonjunktivitis, junktionale Erytheme sowie Juckreiz.

Diagnostische Parameter
Schuppen; Hyperkeratose; hyperkeratotische Ausgüsse der Haarfollikel; Haarbruch; Alopezie.

10.6 A An Haaren anhaftende Schuppen und schmieriges Material aus Keratin und Talg bei einem Hund mit Talgdrüsenentzündung.

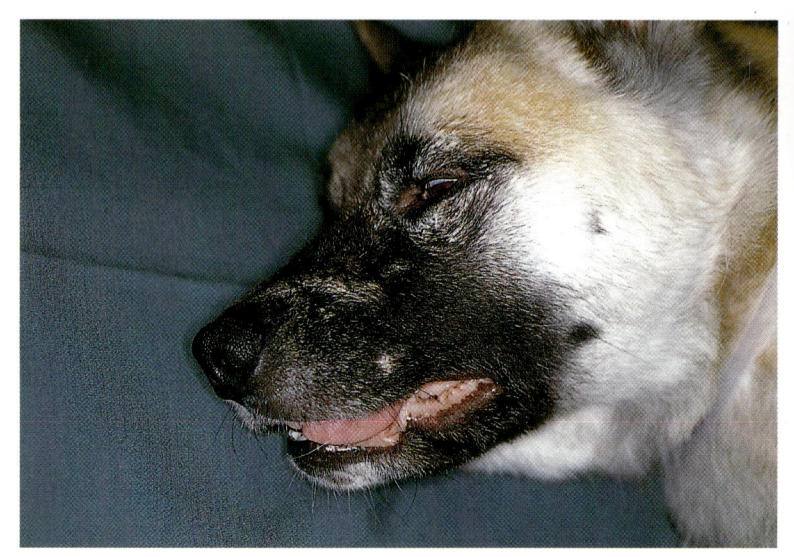

11. Umweltbedingte Krankheiten

11.1 Thalliumvergiftung

11.1 A   Akute Dermatitis um Augen, Lippen und Maul einer Katze mit einer Thalliumvergiftung.

11.1 B   Ausgeprägtes kutanes Erythem, Hypotrichose und Verlust von Krallen bei einem Hund mit einer Thalliumvergiftung.

Allgemeines
Thallium ist ein kumulierendes Rodentizid, das sehr schnell über die Schleimhäute und die Haut resorbiert wird. Die Ausscheidung erfolgt hauptsächlich über den Urin und den Intestinaltrakt, aber es kann auch in verschiedenen Organen, z.B. der Leber, dem Herzen und dem Intestinum, für einige Monate persistieren.

Klinisches Bild
Die **akute** Thalliumvergiftung geht mit Störungen des ZNS und des Kreislaufs einher. Sie führt innerhalb weniger Tage zum Tode.
Die **chronische** Thalliumvergiftung führt zu einer moderaten Diarrhö, Erbrechen und Depression. Nach 2 bis 3 Wochen sieht man eine starke Rötung der Schleimhäute, Erytheme der Haut, Erosionen, Krusten, Nekrosen und eine Alopezie. Die Hautveränderungen befinden sich normalerweise rund um die Körperöffnungen, an der Nase, den Ohren, dem Bauch und den Zehen. Eine Generalisation ist möglich. Die Haare sind leicht ausziehbar.

Diagnose
Die Diagnose beruht auf einer Vorgeschichte, die auf eine mögliche Thalliumvergiftung hinweist, einem positiven Urintest für Thallium und den Hautbiopsien. Die histologischen Befunde sind eine epidermale und follikuläre parakeratotische Hyperkeratose mit einer Degeneration der Keratinozyten und spongiforme Mikroabszesse. Differentialdiagnostisch müssen Autoimmunkrankheiten, Arzneimittelallergien, die toxische epidermale Nekrolyse, das Erythema multiforme und Neoplasien abgegrenzt werden.

Therapie
Die einzige wirksame Therapie der chronischen Thalliumvergiftung ist die tägliche Gabe von Berliner Blau (100 mg/kg i.v.), bis der Harntest für Thallium negativ ist. Dieses Antidot verhindert die intestinale Rezirkulation von Thallium und verstärkt die Ausscheidung des kumulierten Giftes. Zusätzlich ist eine intravenöse Gabe von Elektrolytlösungen ratsam.
Antibiotika können sekundäre Hautinfektionen verhindern.
Wenn sich einmal eine Besserung eingestellt hat, können lokale Applikationen von Antibiotika- und/oder Kortikosteroidsalben hilfreich sein.
Die Prognose der Thalliumvergiftung ist unsicher.

Diagnostische Parameter
Erytheme; Erosionen; Krusten; Nekrosen; Alopezie.

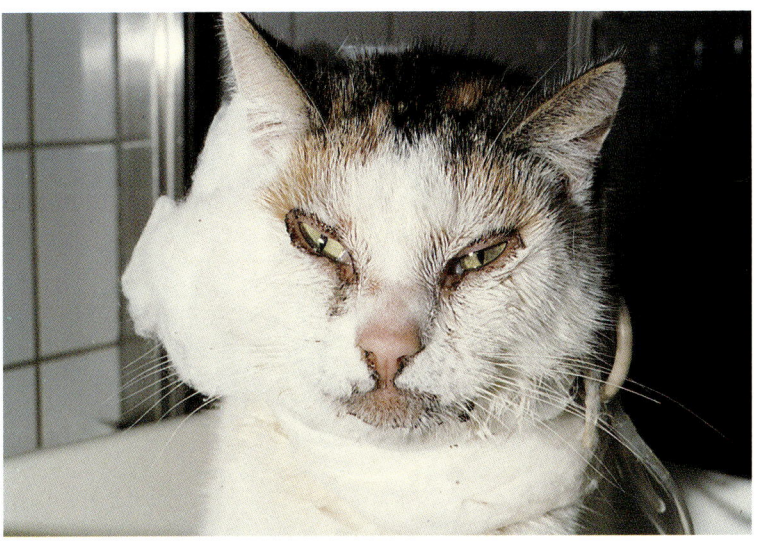

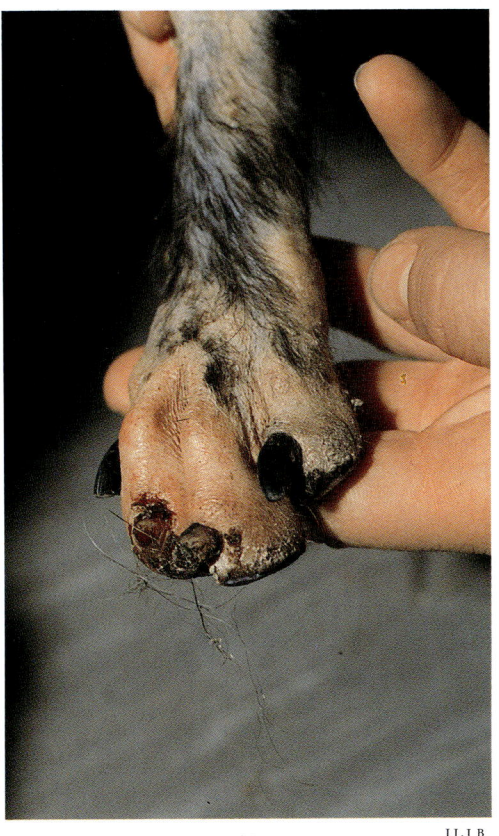

11.2 Flohhalsbanddermatitis

11.2 A Lineare, lokale, nässende Dermatitis durch das Tragen eines Flohhalsbandes.

11.2 B Ausgedehnte akute Dermatitis am Hals eines Hundes.

Allgemeines
Die Flohhalsbanddermatitis ist eine Kontaktdermatitis bei Hunden und Katzen, die durch das Tragen von mit Insektiziden imprägnierten Polyvinylchloridplastikhalsbändern hervorgerufen wird. Sie entsteht, wenn das Flohhalsband zu eng um den Hals befestigt ist, wenn es naß wird oder wenn es so lose ist, daß die Katze ein Vorderbein hindurchstrecken kann, wodurch das Halsband eng an die Achsel gepreßt wird.

Klinisches Bild
An den Kontaktstellen sieht man eine akute Dermatitis mit Erythem und Erosionen, die sich auf die angrenzenden Hautbezirke ausbreiten kann. In schweren Fällen können auch Nekrosen und Ulzerationen auftreten. Die Dermatitis ist eher schmerzhaft als juckend. Gelegentlich kommt es zur Plaquebildung.
Eine chronische Flohhalsbanddermatitis führt zu einer exfoliativen Dermatitis. Besonders bei den Tieren mit einer axillären Dermatitis können sich auch granulomähnliche Veränderungen bilden.

Diagnose
Die Lokalisation der Dermatitis zusammen mit der Vorgeschichte über das Tragen eines Flohhalsbandes ist eindeutig.

Therapie
Das Entfernen des Halsbandes ist das Wichtigste. Wirkungsvoll ist ein Scheren der Haare und die Applikation von einer 1%igen Hydrokortison- oder einer 0,5%igen Triamcinoloncreme zweimal täglich. Fortgeschrittene Fälle einer Flohhalsbanddermatitis benötigen manchmal Monate bis zur vollständigen Heilung.
Die durch ein Flohhalsband verursachte axilläre Dermatitis ist normalerweise nur durch einen chirurgischen Eingriff zu heilen. Die Prognose ist unsicher.

Diagnostische Parameter
Erytheme; Erosionen; Schuppen; Ulzera; Plaques; Granulome.

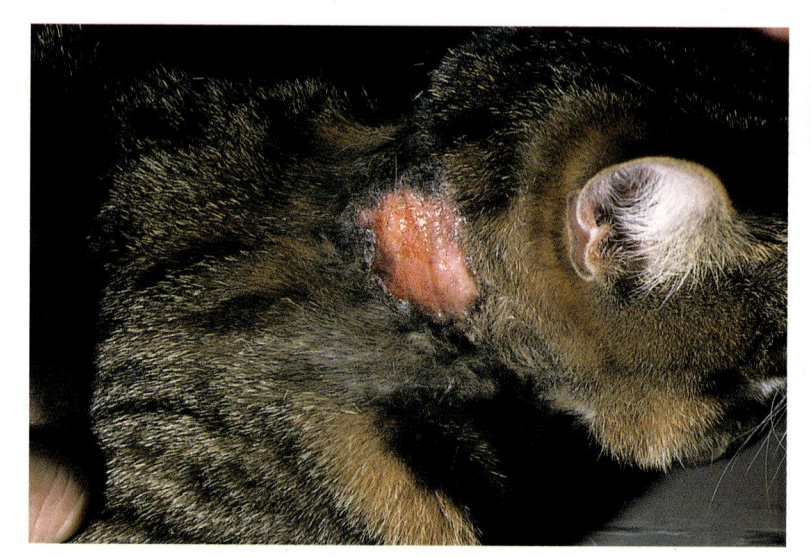

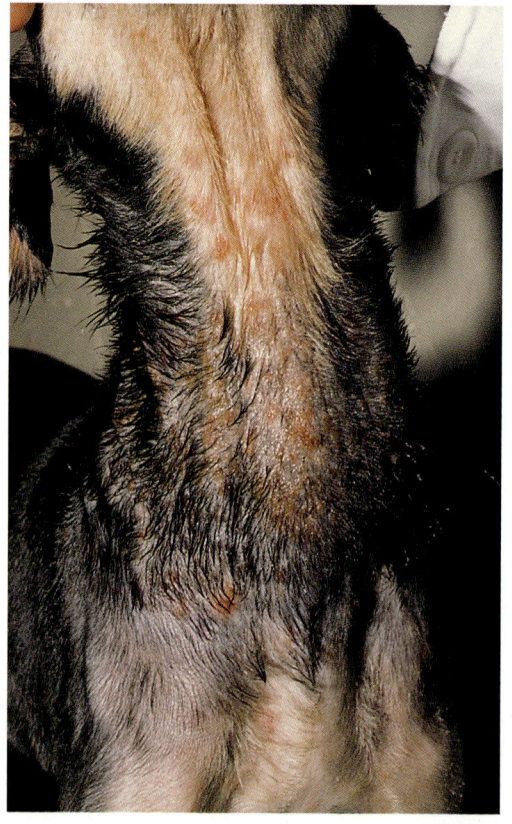

11.3 Feline Solardermatitis

11.3 A Erytheme und Krusten an den Ohren einer weißen Katze.

Allgemeines
Wiederholter Sonnenbrand kann zu einem aktinischen Schaden an den Ohrspitzen führen. Die feline Solardermatitis tritt bei weißen Katzen oder bei farbigen Katzen mit weißen Ohren in jedem Alter auf. Exazerbationen während des Sommers geben Hinweise auf die Diagnose. Aus der Solardermatitis entwickelt sich gewöhnlich bei älteren Tieren ein Plattenepithelkarzinom.

Klinisches Bild
Zu Beginn zeigt sich eine erythematöse Reaktion an den Ohrspitzen und -rändern. Wenn die Läsionen chronisch und schmerzhaft werden, folgen Krusten, Schuppen und Alopezie. Die Ohrränder können sich aufrollen. Gelegentlich sind auch die Augenlider, Nasenlöcher und die Lippen betroffen.

Diagnose
Der Typ der Katze, die Vorgeschichte und die Lokalisation der Veränderungen geben diagnostische Hinweise. Die Histopathologie der Hautbiopsien unterscheidet eindeutig zwischen der Solardermatitis und dem Plattenepithelkarzinom.

Therapie
Um eine weitere Verschlimmerung der Dermatitis zu verhindern, ist es nötig, die Sonne zu meiden und Sonnenschutzmittel aufzutragen. Es sollte ernsthaft erwogen werden, die Ohren radikal zu amputieren, wenn die Diagnose der Solardermatitis gestellt wurde, weil dadurch die Entwicklung eines Plattenepithelkarzinoms verhindert und eine gute Prognose garantiert werden kann.

Diagnostische Parameter
Erytheme; Schuppen; Krusten.

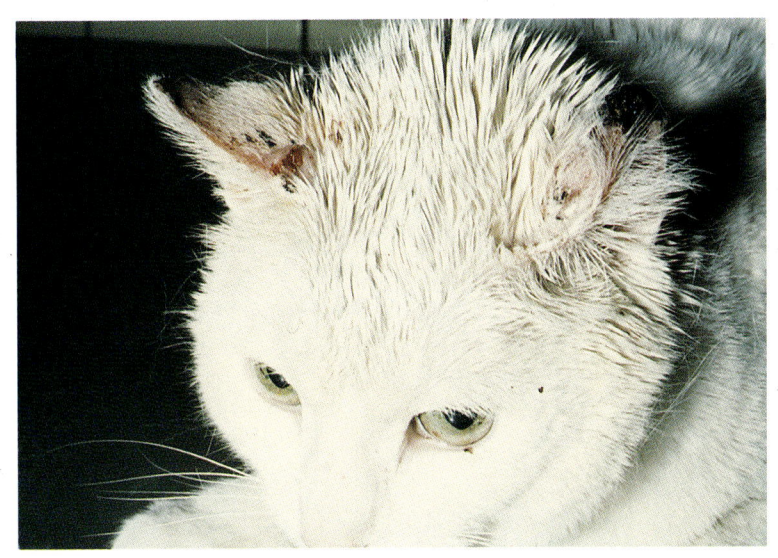

12. Erbliche und angeborene Veränderungen

12.1 Kutane Asthenie

Allgemeines
Die kutane Asthenie repräsentiert eine Gruppe angeborener, erblicher kollagener Krankheiten bei Hunden und Katzen. Bei Katzen gibt es einen rezessiven Erbgang, verbunden mit einem Fehlen der Prokollagenpeptidase, und einen autosomal dominanten Erbgang.

Klinisches Bild
Die ersten Anzeichen einer kutanen Asthenie sind spontane Risse an verschiedenen Stellen der Haut. Die Heilung verläuft normal, aber die Narbenbildung ist auffallend. Bei der klinischen Untersuchung sind die charakteristischen Befunde eine übermäßige Dehnbarkeit und eine auffallende Fragilität der Haut. Die Haut ist dünn und geschmeidig. Die Narben auf dem Rücken haben oft ein fischgrätenähnliches Muster und werden mit der Zeit länger.

Diagnose
Das Alter zu Beginn der Erkrankung und das klinische Bild geben eindeutige Hinweise auf die Diagnose. Die Diagnose kann durch histologische oder elektronenmikroskopische Untersuchungen der Hautbiopsien untermauert werden, die Kollagenbündel irregulärer Größe, eine falsche Vernetzung, muzinöse Degeneration, fragmentierte oder ungeordnete Kollagenfasern oder Kombinationen dieser Abnormalitäten zeigen.

Therapie
Die Risse sollten genäht werden. Im übrigen ist die Krankheit unheilbar. Es sollte davon abgeraten werden, mit betroffenen Tieren zu züchten.

Diagnostische Parameter
Risse; Narben; Hyperfragilität; Hyperextensibilität.

12.1 A Hyperelastizität der Haut bei einem Dalmatiner.

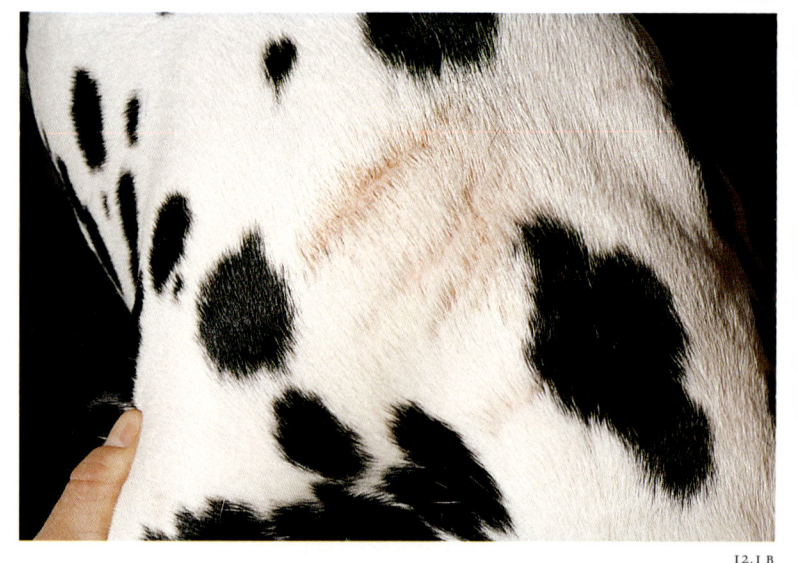

12.1 B Fischgrätenähnliche Narben auf dem Rücken.

12.1 C Demonstration der Hyperfragilität der Haut, die zum Zerreißen der Haut führt.

12.2 A Alopezie, Papeln und Narben auf der Nase.

12.2 B Traumatisch bedingte Lazeration am Lauf eines Hundes.

12.2 C Vesikel und Erosionen an der Haut der Achseln.

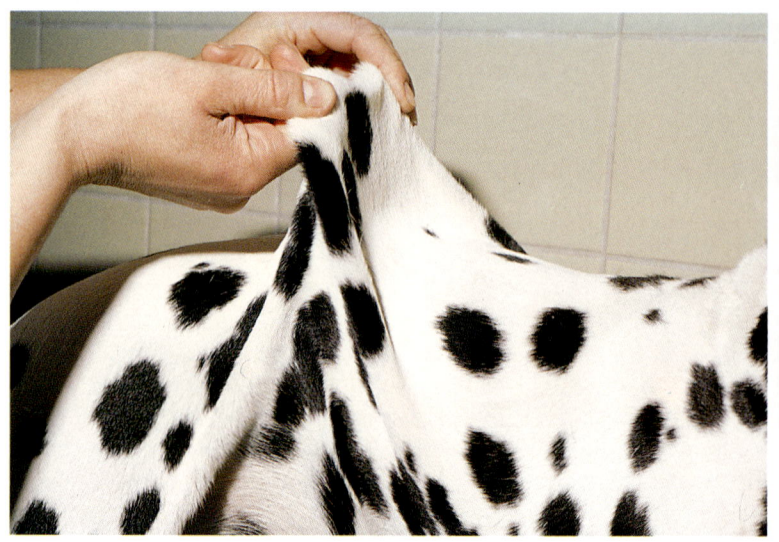

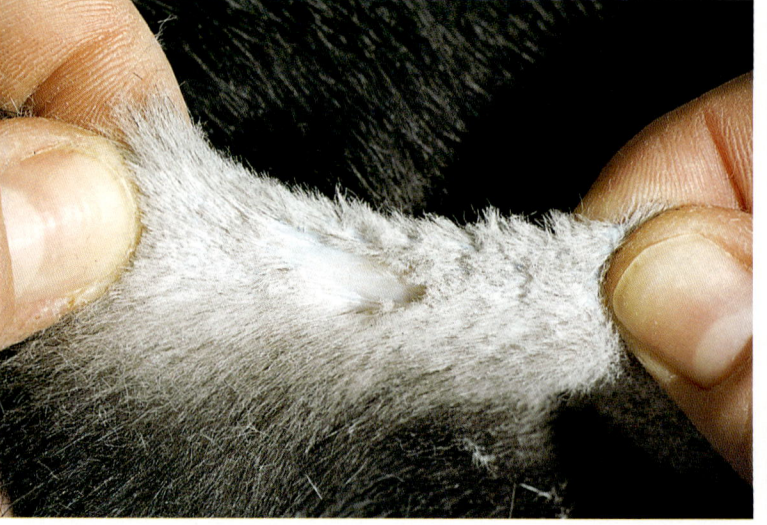

12.2 Familiäre canine Dermatomyositis

Allgemeines
Die familiäre Dermatomyositis ist eine idiopathische, erbliche Krankheit bei Collies und Schottischen Schäferhunden, die die Haut und die Muskulatur betrifft. Bei Collies wurde eine autosomal dominante Vererbung nachgewiesen. Die ersten Läsionen findet man im Alter von 2 bis 3 Monaten, und normalerweise sind mehrere Hunde eines Wurfes betroffen. Die **Epidermolysis bullosa simplex** wird als das frühe oder gutartige Stadium der Dermatomyositis angesehen.

Klinisches Bild
Die ersten Läsionen treten an den Lippen, Nase, Ohrspitzen und der Haut über den Knochenvorsprüngen auf. Ein Trauma oder Sonnenlicht können die Veränderungen verschlimmern, die als kleine Pusteln, Vesikel und Papeln beginnen und aus denen schnell Erosionen, Ulzera und Krusten mit einer Alopezie und Narben entstehen. Schmerz oder Pruritus fehlen. Die Läsionen können zu- und abnehmen, so daß verschiedene Schweregrade auf dem gleichen Tier zu verschiedenen Zeiten auftreten können. Obwohl die Erkrankung auf die Haut beschränkt bleiben kann, entwickelt die Mehrzahl der Hunde eine Polymyositis, wobei die Temporal- und Massetermuskulatur meistens betroffen ist. In chronischen Fällen wird eine Muskelatrophie beobachtet. Gelegentlich ist ein Megaösophagus mit einer caninen Dermatomyositis assoziiert.

Diagnose
Die Diagnose beruht auf der Vorgeschichte, den klinischen Befunden, der Elektromyographie, einem positiven Nikolski-Zeichen auf einem erwärmten Hautgebiet und der Histopathologie von Haut- und Muskelbiopsien. Die Hautbiopsie kann eine hydropische Degeneration der Basalzellen mit einer subepidermalen Vaskularisation, follikulären Atrophie, einer Perifollikulitis, perifollikulären Fibrose und einer superfiziellen perivaskulären Dermatitis ergeben.

Therapie
Es ist nicht möglich, eine Prognose zu stellen, da einige Hunde spontane Remissionen zeigen. Andere Fälle hingegen können nur durch die Behandlung mit Prednison bzw. Prednisolon (1–2 mg/kg einmal täglich oral, reduziert auf die kleinste wirksame Erhaltungsdosis jeden 2. Tag), Vitamin E (50–200 I.E. zweimal täglich oral) oder lokale Kortikosteroidcremes sowie mittels Kombinationen dieser Therapeutika unter Kontrolle gehalten werden. Traumata und eine Sonnenlichtexposition sollten weitestgehend vermieden werden. Abhängig vom Ausmaß der muskulären Veränderung muß in einigen Fällen die Euthanasie erwogen werden.

Diagnostische Parameter
Papeln; Pusteln; Vesikel; Erosionen; Schuppen; Narben.

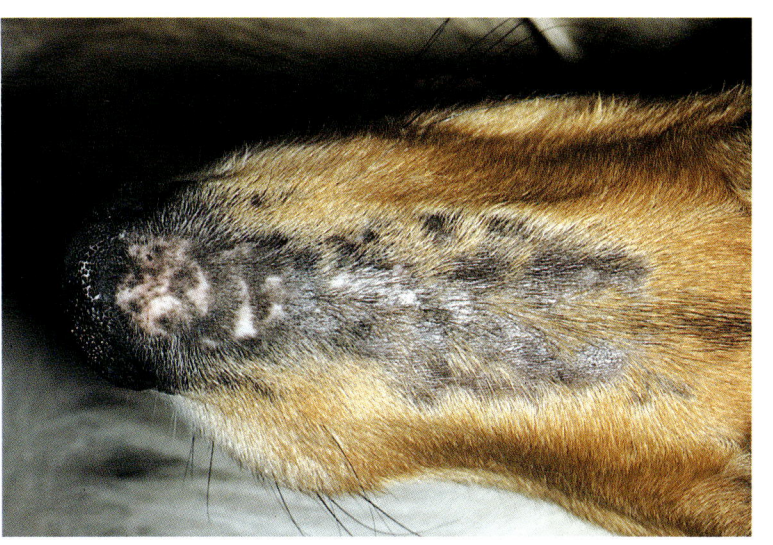

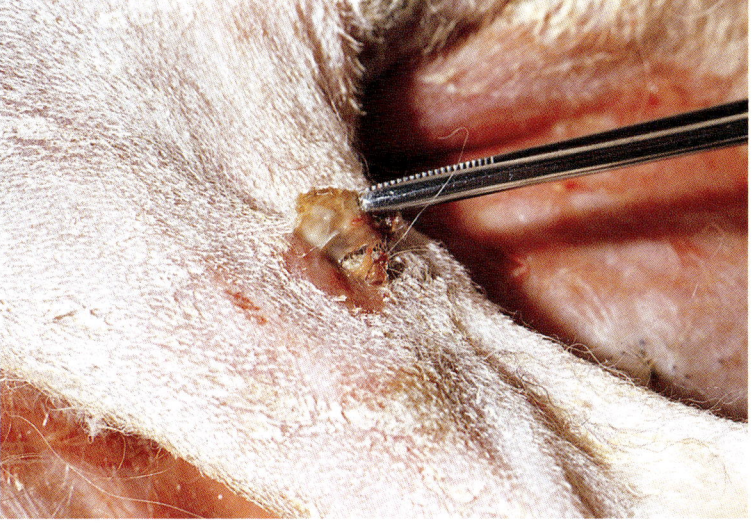

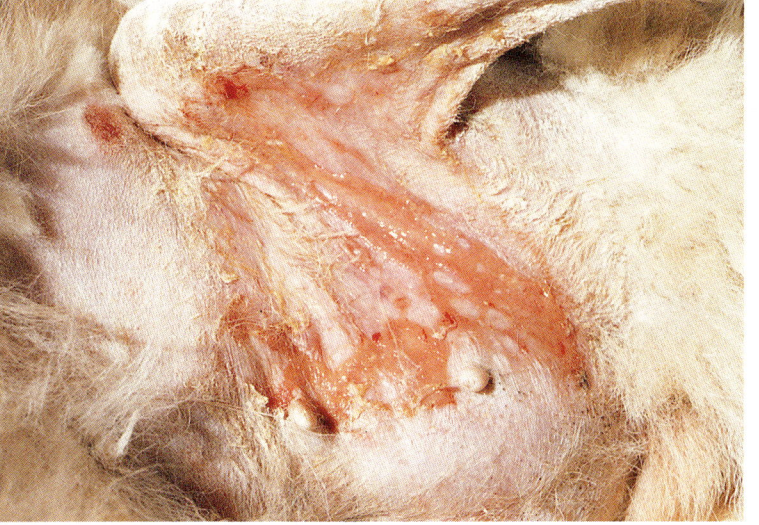

12.3 Vitiligo und nasale Depigmentierung

Allgemeines
Ein Leukoderm ist eine Depigmentierung der Haut, die erblichen, autoimmunen oder idiopathischen Ursprungs sein kann. Das erbliche Leukoderm sieht man bei Belgischen Schäferhunden, Deutschen Schäferhunden, Bobtails, Dobermannpinschern, Rottweilern und Siamkatzen. Nur bei Belgischen Schäferhunden mit Vitiligo wurden Antimelanozytenantikörper gefunden. Die ersten Anzeichen der Vitiligo treten zwischen dem 6. und 12. Lebensmonat auf.
Beim Golden Retriever und gelegentlich auch bei anderen Rassen wurde eine nasale Depigmentierung unbekannten Ursprungs beschrieben.

Klinisches Bild
Die Veränderungen der Vitiligo bestehen in symmetrischen, fleckigen Depigmentierungen der Lippen, Nase, Ballen, Krallen, Augenlider und der bukkalen Mukosa in allen Kombinationen. Im übrigen sind die Tiere klinisch unauffällig.
Golden Retriever mit einer nasalen Depigmentierung sind bei der Geburt normal, entwickeln aber langsam eine Verfärbung des dunklen Pigments nach gelblichbraun.

Diagnose
Die klinischen Symptome und das Alter zu Beginn der Erkrankung geben deutliche Hinweise auf die Diagnose. Autoimmunkrankheiten sollten ausgeschlossen werden, da sie die wichtigste Differentialdiagnose darstellen.

Therapie
Es gibt keine wirksame Therapie. Spontane Remissionen kommen vor, sind aber selten.

Diagnostische Parameter
Flecken; Depigmentierung.

12.3 A Fleckige Depigmentierung der Lefze.

12.3 B Leukoderm des Augenlids.

12.3 C Nasale Depigmentierung bei einem Golden Retriever.

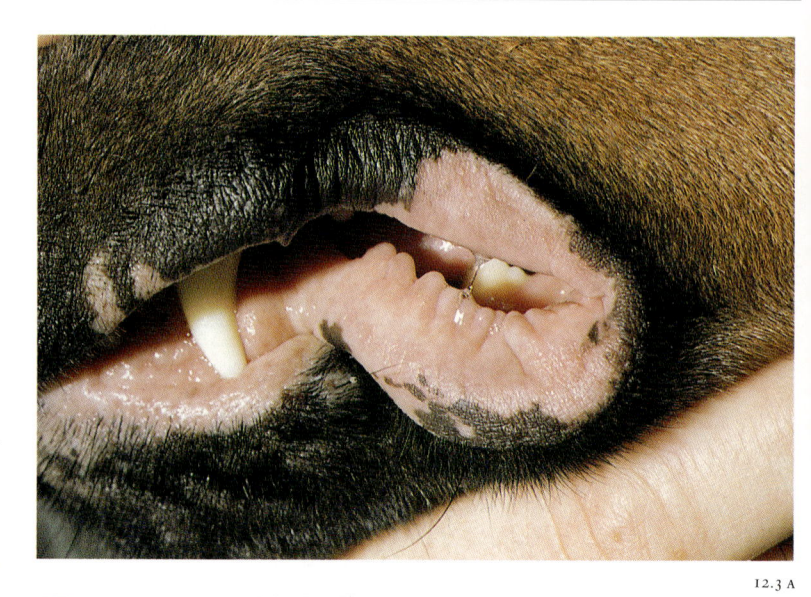

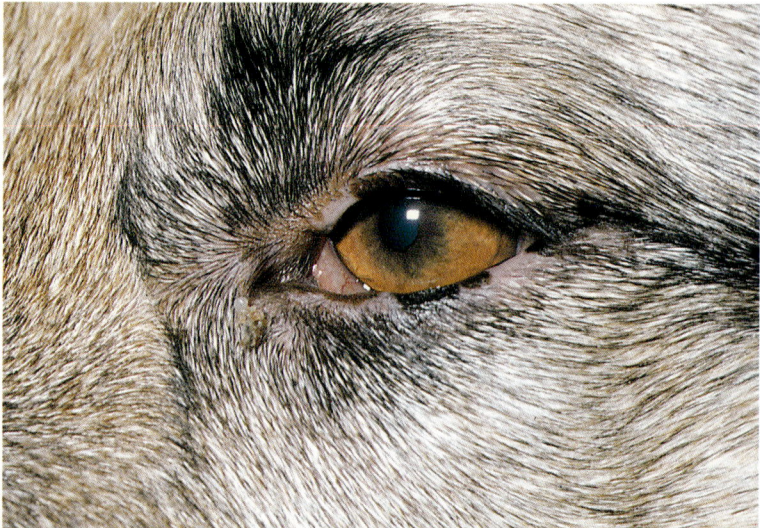

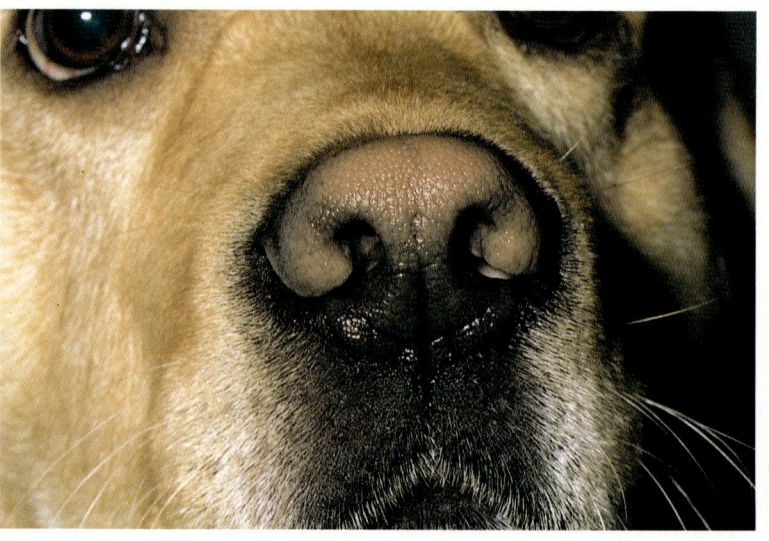

12.4 Kongenitale symmetrische Alopezie (KSA) der Zwergpudel und fleckige Alopezie der Dackel

12.4 A   Alopezie an Kopf, Beinen und Thorax bei einem Zwergpudel mit einer KSA.

12.4 B   Fleckige Alopezie an ventralem Abdomen und Thorax bei einem Dackel.

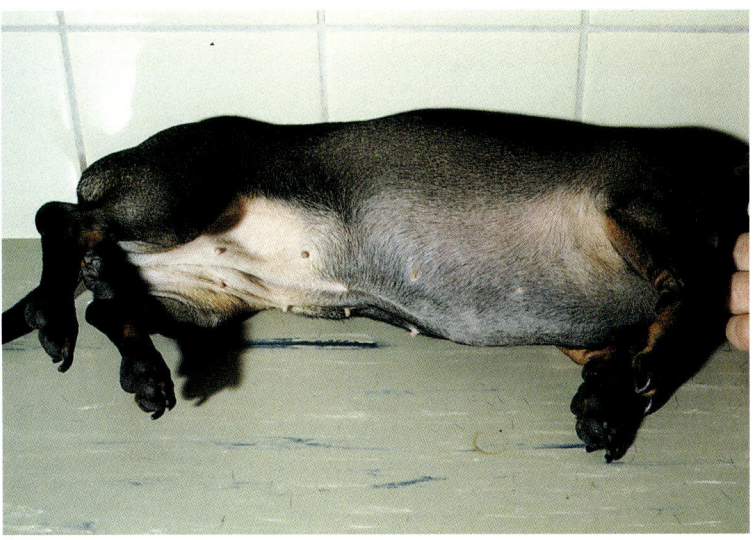

Allgemeines
Die KSA ist eine seltene Erkrankung, die nur beim Zwergpudel auftritt und geschlechtsgebunden vererbt wird, da sie nur bei männlichen Tieren beobachtet wird. Mehrere Welpen eines Wurfs können betroffen sein. Die fleckige Alopezie ist eine erbliche, progressive Alopezie, die besonders beim Dackel vorkommt.

Klinisches Bild
Die ersten Symptome der KSA sind eine Hypotrichose und eine bilateral symmetrische Alopezie, die schon in den ersten Lebenswochen zu sehen sind. Große Teile des Körpers können betroffen sein. Normalerweise sind die Ohrspitzen, Schnauze und die distalen Gliedmaßen ausgespart. Eine geringgradige Schuppenbildung kann beobachtet werden. Ein Pruritus fehlt. Die klinische Untersuchung ist im übrigen ohne weiteren Befund. Die fleckige Alopezie beginnt bei Tieren vor der Vollendung des 12. Lebensmonats. Männliche Hunde weisen zuerst eine bilaterale Alopezie der Ohrmuscheln auf, während bei der Hündin das deutlichste Symptom in einem Dünnerwerden des ventralen Fells besteht, das sich zu einer vollständigen Alopezie weiterentwickeln kann. Juckreiz fehlt.

Diagnose
Die Hautbiopsien sind eindeutig und zeigen entweder ein totales Fehlen der Haarfollikel und ihrer Anhänge oder inaktive und dystrophische Haarfollikel mit keratotischem Detritus.

Therapie
Die Alopezie ist unheilbar. Man sollte von der Zucht mit erkrankten als auch mit verwandten Tieren ersten Grades abraten.

Diagnostische Parameter
Alopezie; Hypotrichose.

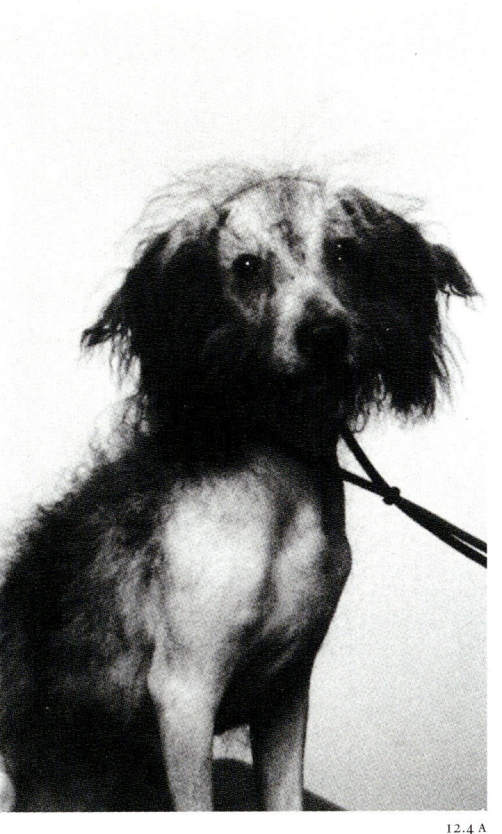

12.5 Alopezie der Farbmutanten

Allgemeines
Die Alopezie der Farbmutanten ist eine erbliche Hautveränderung der Farbmutanten bestimmter Rassen. Die Fellfarbe bestimmende Gene auf dem D-Lokus spielen bei dieser Erkrankung eine bedeutende Rolle. Zunächst wurde sie nur bei blaufarbenen Hunden diagnostiziert, inzwischen wurde sie auch bei anderen Farbmutanten und bei normalgefärbten Tieren beobachtet, deren Vorfahren diese Krankheit hatten. Die Alopezie der Farbmutanten ist bei blauen, rehbraunen, roten und bei black-and-tan Dobermannpinschern, rehbraunen Irischen Settern und blauen Mutanten der Chow-Chows, Dänischen Doggen, Whippets, Dackeln und den Italienischen Greyhounds bekannt.
Die ersten Symptome treten in der Regel vor dem ersten Lebensjahr auf, können aber auch schon in den ersten Lebensmonaten vorhanden sein. Normalerweise sind mehrere Hunde eines Wurfs betroffen.

Klinisches Bild
Nach und nach entwickelt sich eine mehr oder weniger diffuse Hypotrichose mit brüchigem, gesträubtem Haar und einer trockenen Haut an Rumpf, Hals und Flanken. Die Hautveränderungen bestehen in Papeln und Pusteln, die gewöhnlich zystöse Haarfollikel ohne Haare sind. In einigen Fällen ist das erste Symptom eine Follikulitis mit einer fokalen Alopezie.
Pruritus und eine Beteiligung anderer Körperteile kommen in der Regel nicht vor. Der Allgemeinzustand der Hunde ist gut.

Diagnose
Die Farbe des Hundes, die Vorgeschichte und die klinischen Befunde sind weitgehend eindeutig. Hautgeschabsel, Untersuchungen mit der Woodschen Lampe sowie Pilz- und Bakterienkulturen sollten durchgeführt werden, um eine Demodikose, Dermatophyteninfektionen und eine Follikulitis bakteriellen Ursprungs als die wahrscheinlichsten Differentialdiagnosen auszuschließen. In der Hautbiopsie sieht man zahlreiche zystöse Haarfollikel ohne Haare sowie dystrophische Haare, follikuläre kortikale Deformationen und follikuläre Melaninklumpen.

Therapie
Die Krankheit ist unheilbar und eine Reaktion auf jegliche Therapie nur schwach. Die Anwendung antiseborrhoischer Shampoos und von Feuchtigkeitsspendern verbessert das Aussehen der Haare. Von der Zucht sollte abgeraten werden.

Diagnostische Parameter
Hypotrichose; Papeln; Pusteln; Schuppen; Alopezie.

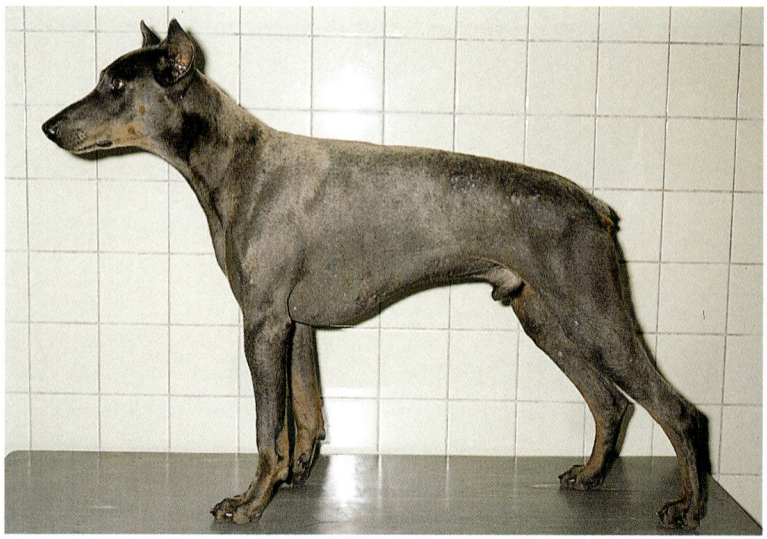

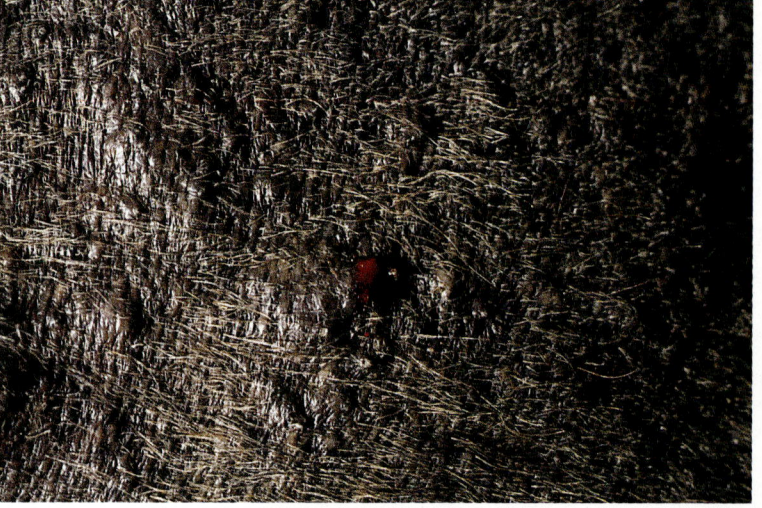

12.5 A Ausgedehnte Alopezie und Hypotrichose bei einem Dobermannpinscher.

12.5 B Ausschnitt aus Bild 12.5 A, Papeln, zystöse Haarfollikel und Hypotrichose.

12.5 C Haut eines Hundes mit einer milden Form der Alopezie der Farbmutanten.

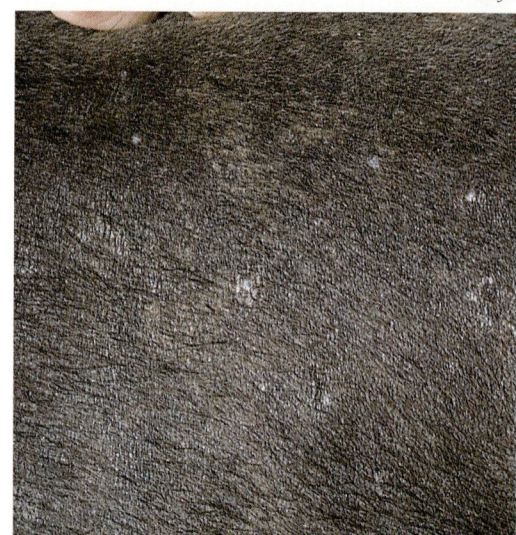

12.6 Follikeldysplasie des schwarzen Haars

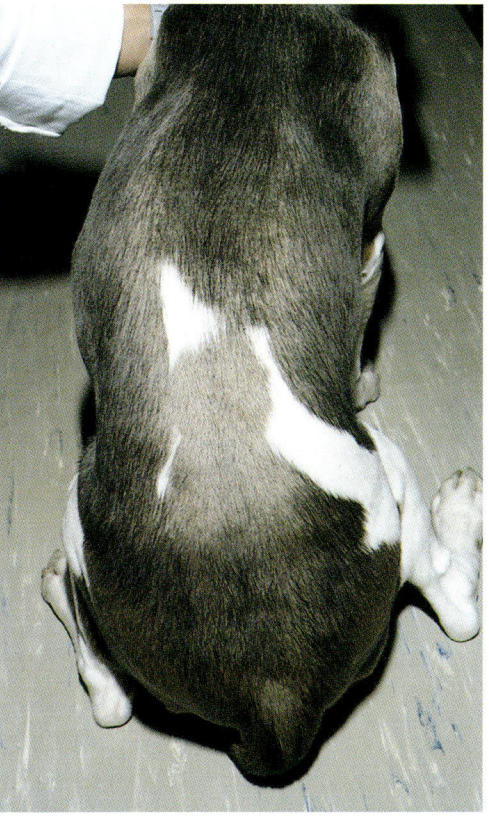

12.6 A Alopezie und Hypotrichose im Bereich des schwarzen Haars.

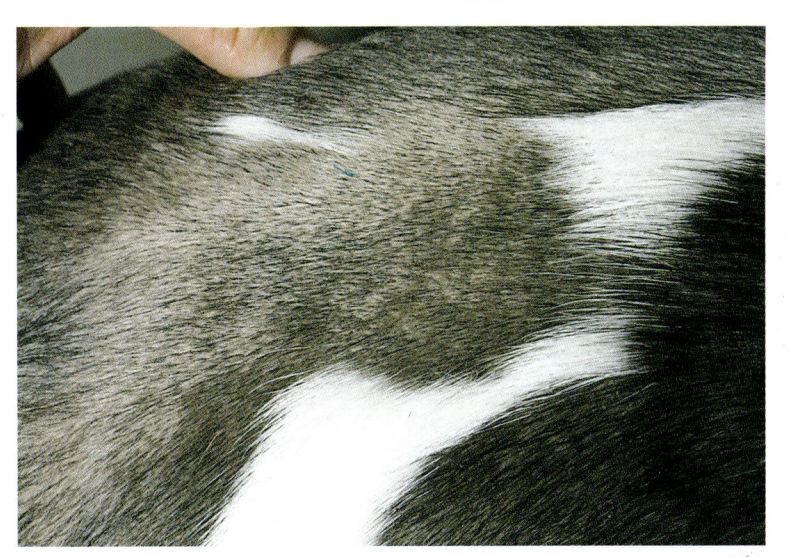

12.6 B Ausschnitt aus Bild 12.6 A; zu beachten ist die scharfe Abgrenzung hinsichtlich der Alopezie zwischen den weißen und schwarzen Fellregionen.

Allgemeines

Die Follikeldysplasie des schwarzen Haars ist eine familiär erbliche Erkrankung mit wahrscheinlich autosomal dominantem Erbgang. Sie tritt bei reinrassigen Hunden als auch Mischlingen der Rassen Schipperke, Dackel, Basset, Beagle und Pointer auf. Bei Welpen mit schwarzem Fell sind alle Körperbereiche nahezu gleichermaßen betroffen.

Die Hunde können bei der Geburt noch symptomlos sein und die ersten Symptome im Alter von einigen Wochen oder Monaten entwickeln. Wahrscheinlich liegt eine Störung beim Aufbau der Haarmatrix und der Pigmenteinlagerung vor, wobei letztere vermutlich auf einem erblichen Defekt oder einem Mangel an melanozytenstimulierendem Hormon beruht.

Klinisches Bild

Eine Hypotrichose mit stoppeligem Haar oder gelegentlich eine totale Alopezie entwickelt sich nur in den Regionen, die schwarzhaarig sind, während die weißhaarigen Gebiete normal bleiben. Nicht immer sind alle schwarzhaarigen Gebiete betroffen. Eine geringgradige Schuppenbildung ist möglich. Aufgrund von Haarbruch wird das Fell stoppelig.

Diagnose

Die Diagnose basiert auf dem klinischen Befund und der Histopathologie der Hautbiopsien, die eine Dysplasie der Follikel des schwarzen Haares mit einer unregelmäßigen Struktur der Haarfollikel und keratotisches Material zeigen.

Therapie

Es gibt keine wirksame Therapie. Es sollte davon abgeraten werden, mit betroffenen Tieren zu züchten.

Diagnostische Parameter

Hypotrichose; Schuppen.

13. Tumoröse Veränderungen

13.1 Epitheliale Neoplasien

Allgemeines
Die häufigsten epithelialen Neoplasien der Hunde sind Talgdrüsentumoren, Papillome und intrakutane verhornende Epitheliome (Keratoakanthome), während bei den Katzen die Plattenepithelkarzinome und die Basalzelltumoren am häufigsten vorkommen. Eine weitere epitheliale Neoplasie, die in diesem Kapitel beschrieben wird, ist der Schweißdrüsentumor des Hundes.
Talgdrüsentumoren treten in der Regel bei älteren Hunden auf. Prädisponierte Rassen sind Cocker-Spaniel, Pudel, Dackel, Kerry Blue Terrier und Boston Terrier.
Die **Papillomatose** kann in die orale Papillomatose, eine übertragbare Krankheit bei Jagdhunden, und die kutane Papillomatose, die besonders bei älteren Hunden beobachtet werden kann, eingeteilt werden. Eine Rassendisposition besteht beim Kerry Blue Terrier und dem Cocker-Spaniel.
Intrakutane verhornende Epitheliome treten sehr häufig bei männlichen Hunden unter 5 Jahren auf. Keeshond, Norwegischer Elchhund und Deutscher Schäferhund scheinen eine besondere Prädisposition für die generalisierte Form zu haben.
Schweißdrüsentumoren der älteren Hunde sind relativ seltene Tumoren, die normalerweise von den apokrinen Schweißdrüsen ausgehen. Es gibt keine auffallende Rassendisposition.
Plattenepithelkarzinome neigen dazu, bei Katzen und Hunden unter 7 Jahren aufzutreten. Bei Katzen sind sie mit der UV-Licht-Exposition korreliert. Eine Rassendisposition besteht wahrscheinlich für Scotch Terrier, Boxer, Pudel und Bullterrier.
Basalzelltumoren sind die häufigsten kutanen Neoplasien bei Katzen. Sie treten öfter bei alten Hunden und Katzen auf, besonders bei Siamkatzen, beim Cocker-Spaniel und Pudel.

Klinisches Bild
Talgdrüsentumoren sind einzelne oder multiple Neoplasien, die an jedem Körperteil vorkommen können. Obwohl verschiedene Typen von der knötchenförmigen Talgdrüsenhyperplasie bis zu Adenomen, Epitheliomen oder Adenokarzinomen differenziert werden können, kommen die noduläre Hyperplasie und Adenome am häufigsten vor. Sie zeigen sich als gut umschriebene, feste oder weiche, gelappte Knötchen verschiedener Größe. Adenokarzinome können ulzerieren.
Die Läsionen der **viralen Papillomatose** sind grauweiße, feste bis weiche, glatte oder blumenkohlähnliche Papillome, die auf der bukkalen Mukosa, dem Gaumen, Lippen, Augenlidern, Bindehäuten und anderen Hautpartien auftreten können. Üblich ist ein multiples, papuläres Erscheinungsbild, u.U. mit Plaques. Ihre Größe schwankt von einigen Millimetern bis zu einigen Zentimetern.
Kutane Papillome sind oft pendelnde, blumenkohlähnliche oder fadenförmige, gut umschriebene, weiche oder verruköse, feste oder halbweiche Gebilde, und sie treten in der Regel als multiple Läsionen von weniger als einem halben Zentimeter Größe auf. Meistens sind der Kopf und die Extremitäten betroffen.

13.1 A Fadenförmige kutane Neoplasien.

13.1 B Blumenkohlähnliche Fibropapillome an der Gliedmaße.

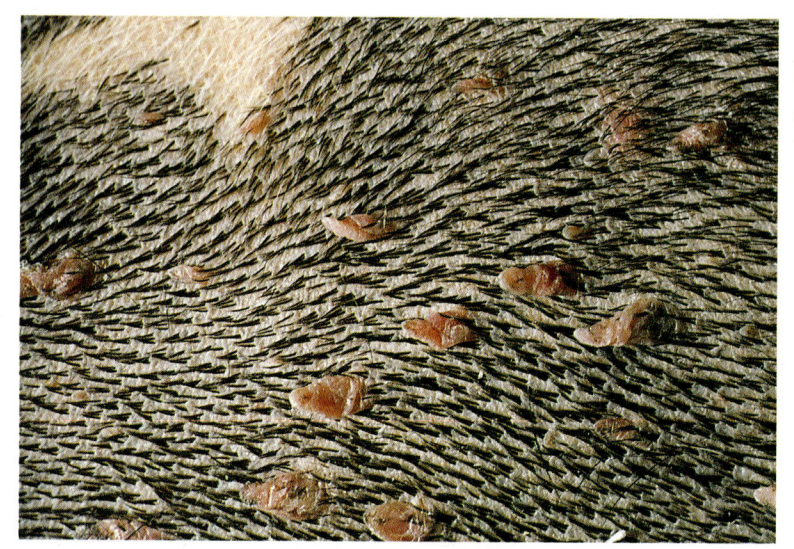

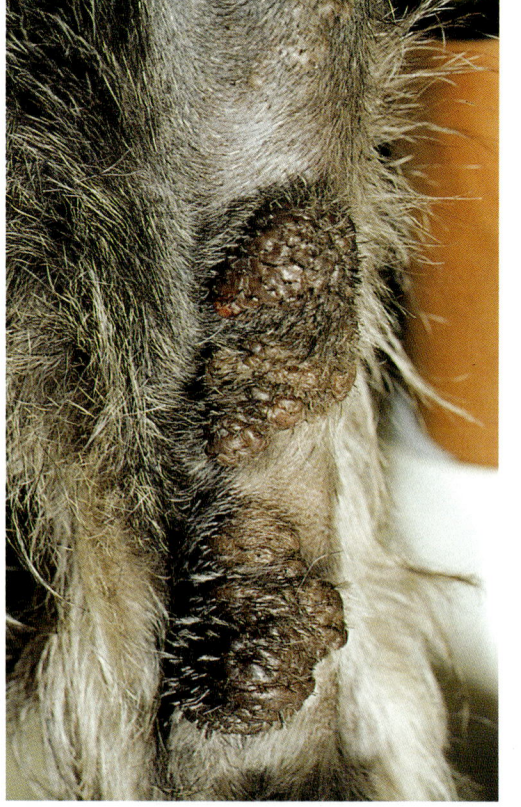

Intrakutane verhornende Epitheliome sind meistens solitäre Neoplasien an Nacken, Thorax und Rücken. Der Tumor hat einige Zentimeter Durchmesser, ist fest oder halbweich, gut umschrieben und hat eine zentrale Pore, die mit einem keratinisierten Pfropfen verstopft ist. Gelegentlich ist das Auftreten generalisiert.

Apokrine Schweißdrüsentumoren sind normalerweise solitäre, gut umschriebene dermoepidermale Erhebungen von einigen Zentimetern, die häufiger auf dem Rücken, an den Flanken und dem ventralen Thorax vorkommen. Apokrine Adenokarzinome sind wenig umschrieben, wachsen infiltrativ und ulzerieren.

Plattenepithelkarzinome treten einzeln auf. Sie zeigen normalerweise ein sowohl proliferatives als auch ulzerierendes Bild. Die Läsionen bei der Katze (siehe auch 11.3) neigen zur Geschwürs- und Krustenbildung. Prädilektionsstellen sind die Ohren, Lippen, Nase und die Augenlider. Beim Hund sieht man ulzerierende Veränderungen des nodulären Typs am häufigsten an den Lefzen, Nase, Skrotum und am Krallenwall. Wenn die letztgenannten betroffen sind, liegt in der Regel ein infiltratives Wachstum in das darunter liegende Knochengewebe vor.

Canine **Basalzelltumoren** sind solitäre Neoplasien, die vor allem am Hals und am Kopf zu finden sind. Bei der Katze gibt es keine Prädilektionsstellen. Basalzelltumoren sind gut umschrieben, fest und ulzerieren nur selten. Der Tumor ist gewöhnlich gutartig, aber gelegentlich wächst er lokal invasiv und rezidiviert, er metastasiert jedoch nicht.

Diagnose

Mit Hilfe der Zytologie einer Aspirationsbiopsie kann nur für das Plattenepithelkarzinom eine Diagnose gestellt werden. Im allgemeinen erfordert die Diagnose eine histologische Untersuchung von Hautbiopsien.

Detaillierte Informationen über die Histologie finden sich in den entsprechenden Fachbüchern. In diesem Kapitel werden nur die charakteristischen Befunde erwähnt. Sollte es Hinweise auf eine Malignität geben, muß der Allgemeinzustand des Tieres sorgfältig geprüft, und es sollte eine thorakale Röntgenaufnahme angefertigt werden.

Bei **Talgdrüsenadenomen** wird eine Proliferation unregelmäßig geformter Talgdrüsenzellen mit gelegentlich undifferenzierten Germinalzellen gefunden. Eine Proliferation von pleomorphen, atypischen Talgdrüsenzellen ist charakteristisch für ein **Adenokarzinom der Talgdrüse.**

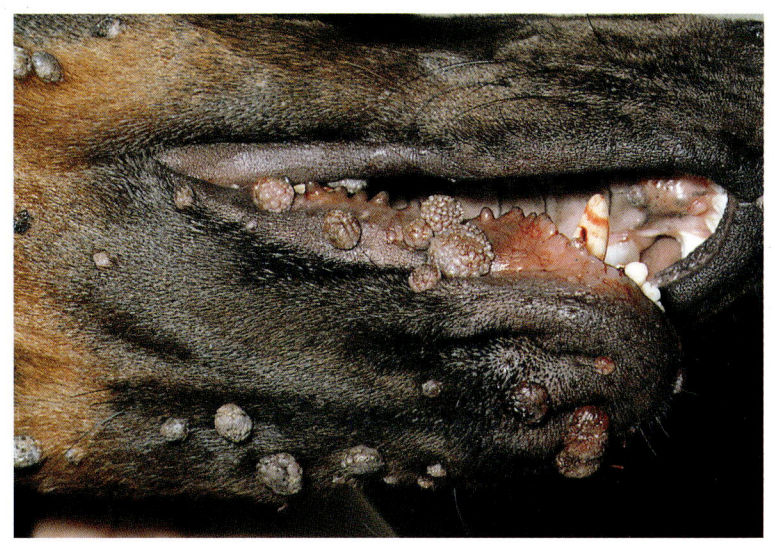

13.1 C   Multiple, pendelnde, virusinduzierte Papillome.

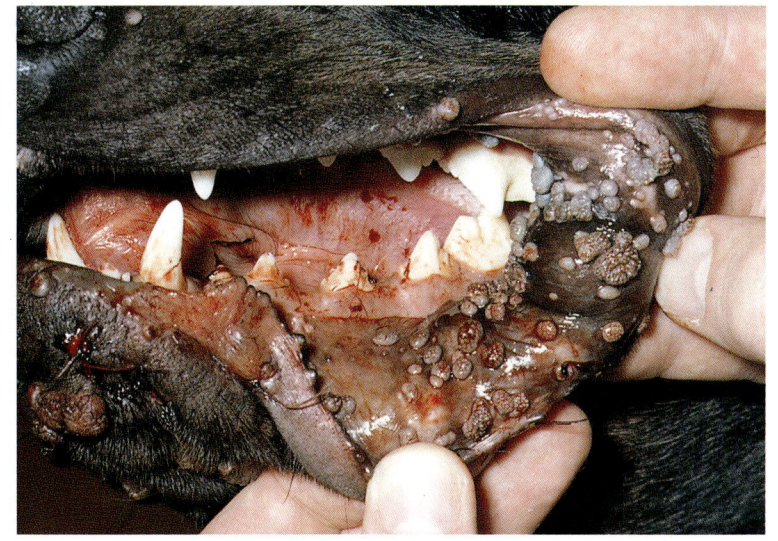

13.1 D   Virale Papillomatose auf der oralen Mukosa.

13.1 E   Talgdrüsenadenom.

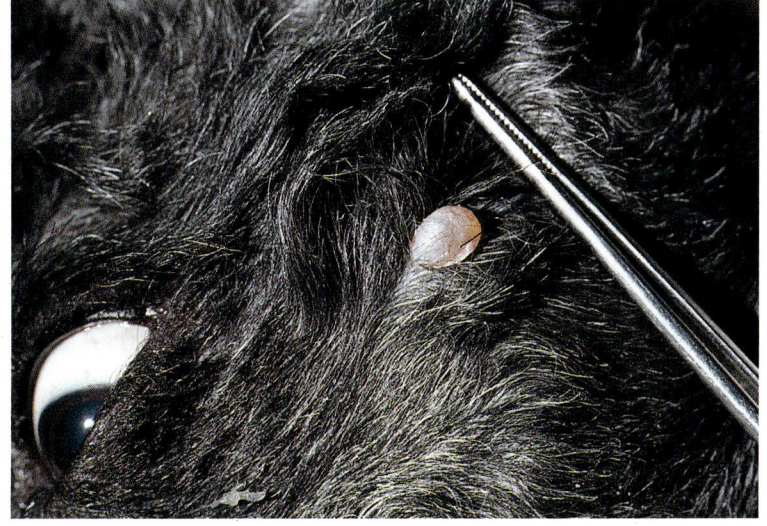

Papillome sind charakterisiert durch eine papilliforme epidermale Hyperplasie mit oder ohne eine Kollagenproliferation.
Intrakutane verhornende Epitheliome sind charakterisiert durch keratingefüllte Krypten, bestehend aus gut differenziertem, geschichtetem Plattenepithel mit Säulen aus squamoiden Zellen, die isolierte epitheliale Zusammenballungen bilden.
Apokrine Schweißdrüsentumoren können ein breites Spektrum an Veränderungen zeigen, einschließlich einer säulenförmigen glandulären Hyperplasie mit apikalem Budding, mit oder ohne Ausbildung von papillären Prozessen, Zysten oder Proliferation von Schweißdrüsenzellen. Charakteristika der Malignität können vorhanden sein oder fehlen.
Plattenepithelkarzinome bestehen aus irregulären Proliferationen epidermaler Zellen, die eine Atypie, Mitose, dichte Keratinmassen (Hornperlen) und eine Invasion der Kutis zeigen.
Die Histopathologie des **Basalzelltumors** ist durch Basalzellproliferation charakterisiert. Interzelluläre Desmosomen fehlen. Die basaloiden Zellen sind uniform in ihrer Größe und zeigen nur eine moderate Mitose.

Therapie
Die chirurgische Exzision, die Elektrochirurgie und die Kryochirurgie sind die möglichen Behandlungsmethoden für den Talgdrüsentumor, die kutane Papillomatose, das intrakutane verhornende Epitheliom, den Schweißdrüsentumor und den Basalzelltumor. Mit Ausnahme des Adenokarzinoms haben sie alle eine gute Prognose.
Bei der oralen Papillomatose kommt eine spontane Remission innerhalb von 3 Monaten häufig vor. Der therapeutische Effekt einer autogenen oder kommerziell erhältlichen Vakzine ist zweifelhaft.
Das Plattenepithelkarzinom kann chirurgisch oder durch Radiotherapie behandelt werden. Bei Hund und Katze ist die Chemotherapie ohne Wirkung. Eine späte Metastasierung ist möglich. Das Plattenepithelkarzinom hat in der Regel eine schlechte bis ungünstige Prognose. Dies gilt besonders für die Tumoren an den Zehen. Eine Ausnahme macht das frühe Stadium des Plattenepithelkarzinoms am Ohr der Katze, das eine gute Prognose hat (siehe auch 11.3). Genauere Hinweise über das Behandlungsschema entnehmen Sie bitte den entsprechenden Fachbüchern über Onkologie und Chirurgie.

Diagnostische Parameter
Knötchen; Ulzera; Plaques; Proliferationen.

13.1 F Talgdrüsenadenokarzinom am Abdomen.

13.1 G Solitäres verhornendes Epitheliom.

13.1 H Plaqueähnliches Schweißdrüsenadenom.

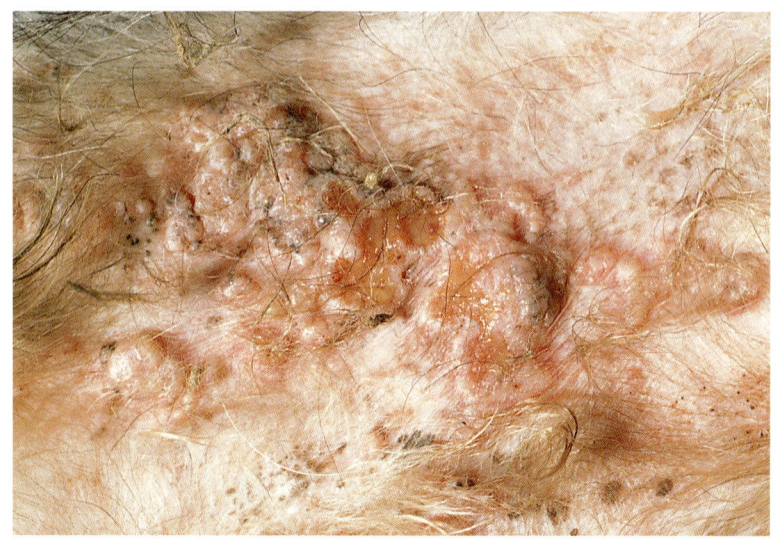

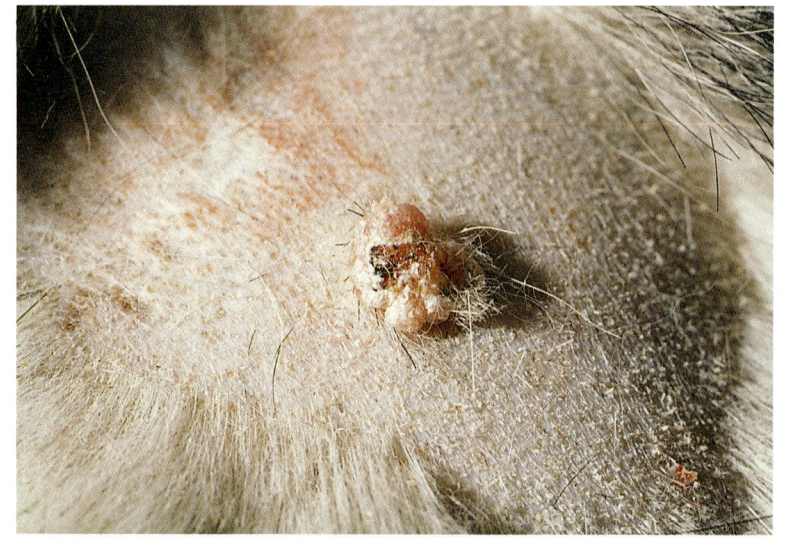

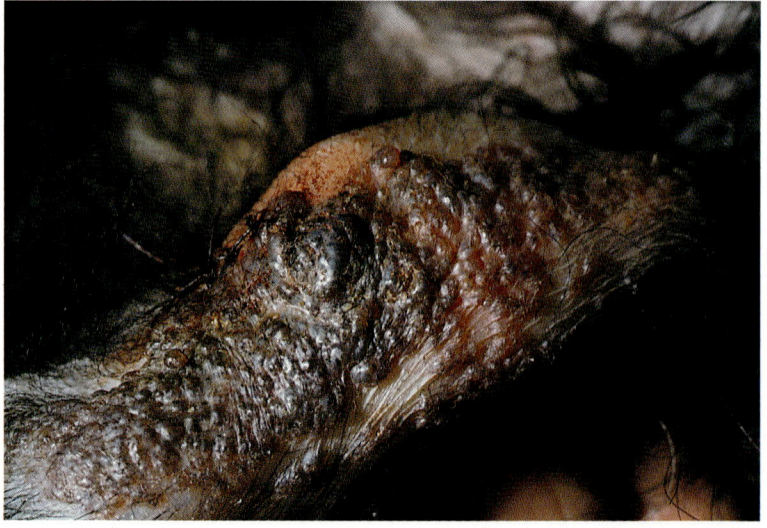

Kapitel 13   Tumoröse Veränderungen / Epitheliale Neoplasien   13.1

13.1 I   Symmetrischer, bilateraler Tumor auf der Bauchhaut.

13.1 J   Ausschnitt aus Bild 13.1 I, ulzerierendes, schlecht abgegrenztes Schweißdrüsenadenokarzinom in der Achsel.

13.1 K   Ausgeprägte Ulzeration auf der Nase durch ein Plattenepithelkarzinom.

13.1 L   Plattenepithelkarzinom auf der Nase einer Katze.

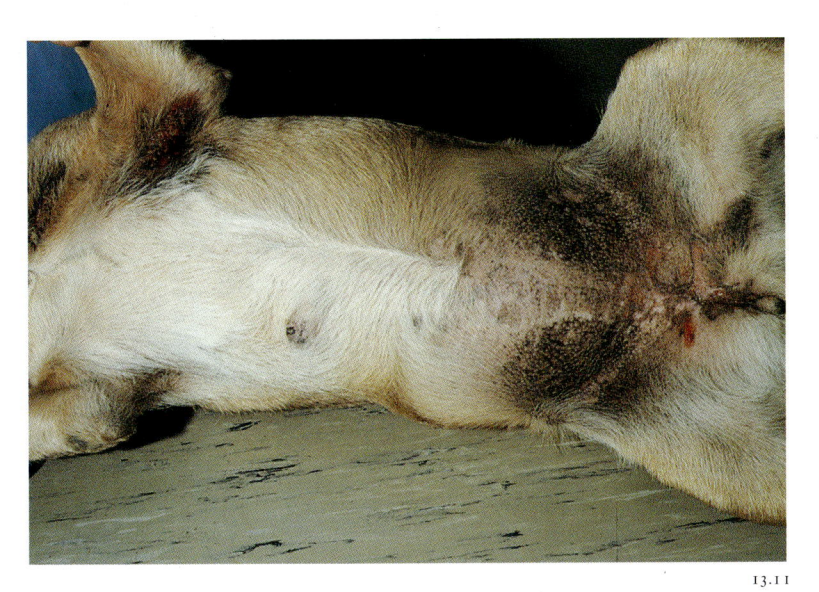

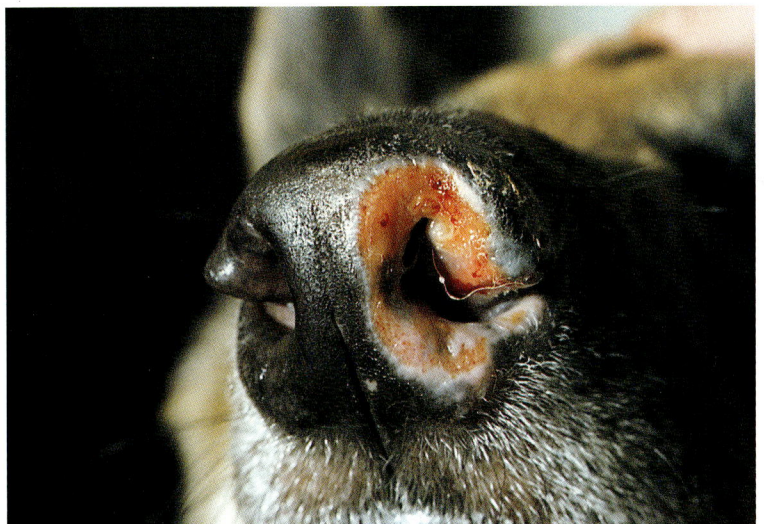

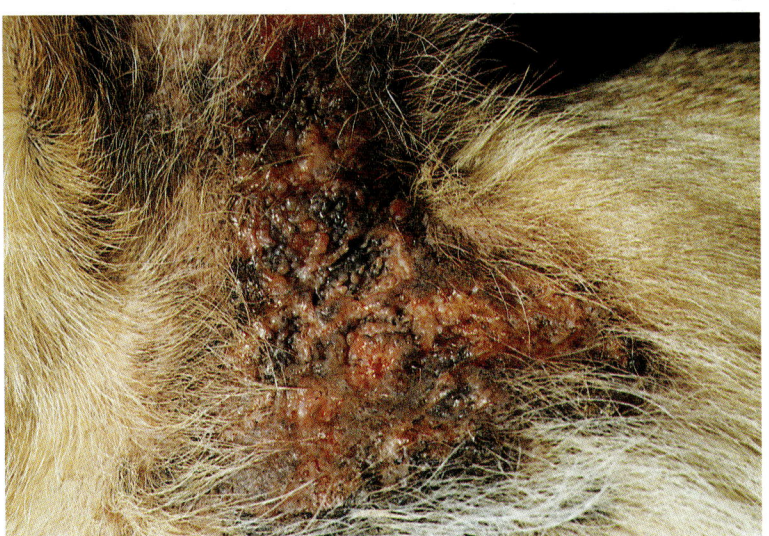

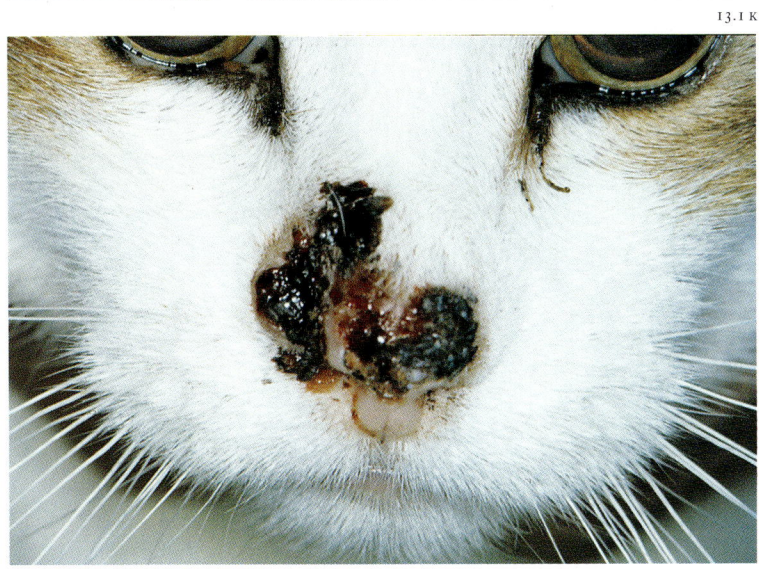

Kapitel 13   Tumoröse Veränderungen / Epitheliale Neoplasien   13.1

13.1 M   Ausgeprägtes Plattenepithelkarzinom am Abdomen.

13.1 N   Ausschnitt aus Bild 13.1 M, multinoduläre Veränderungen, eine schwache Demarkation und Ulzeration.

13.1 O   Geringgradige Erosion und Ulzeration auf der Nase einer Katze durch einen Basalzelltumor.

13.1 P   Basalzelltumor, der einige Zehen befallen hat.

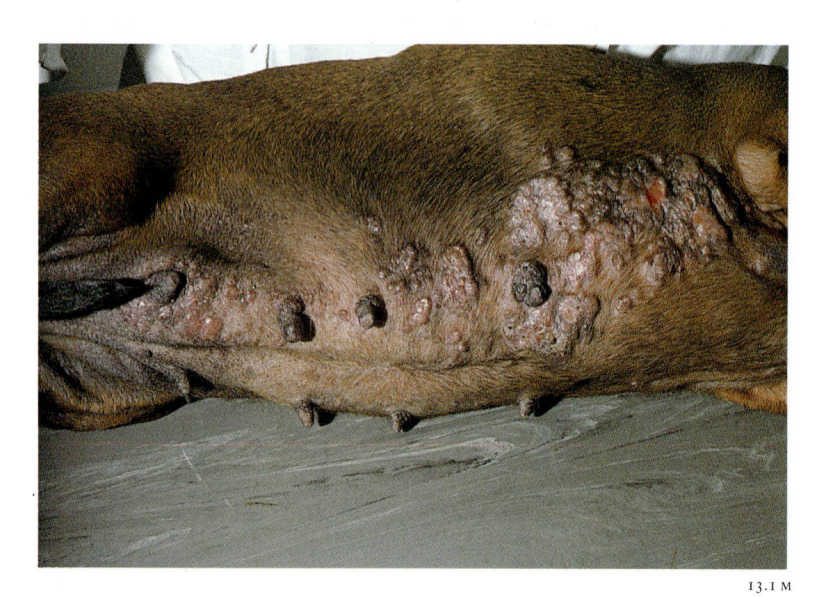

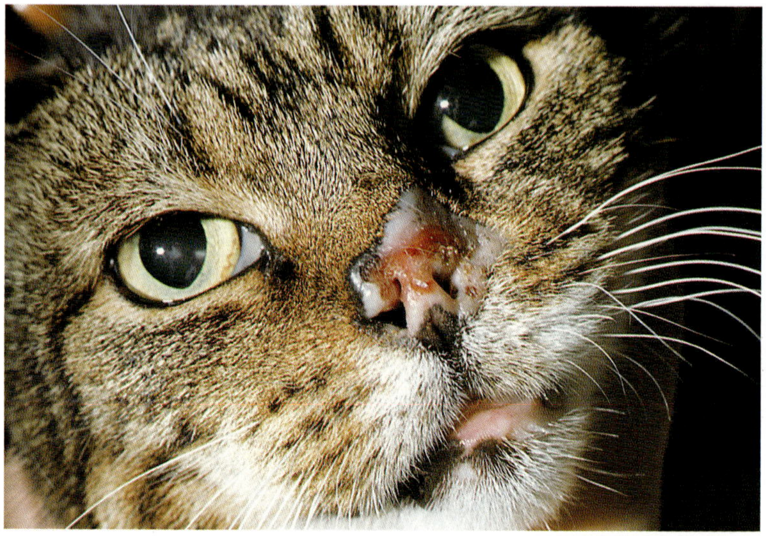

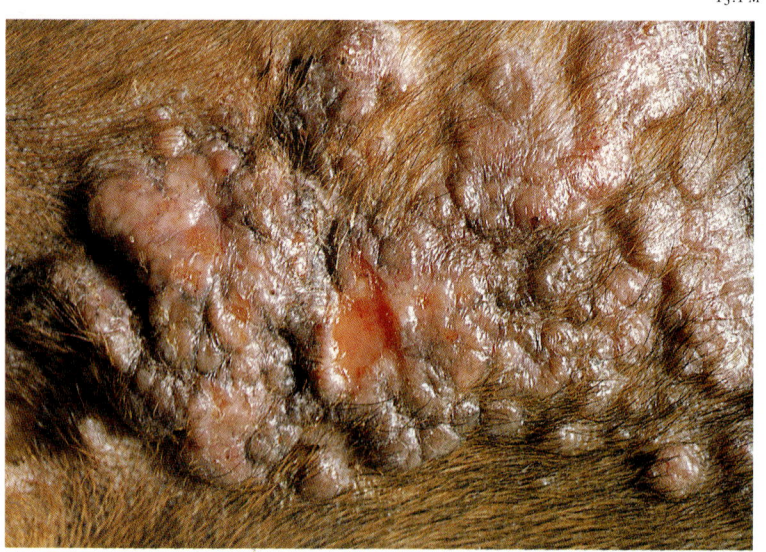

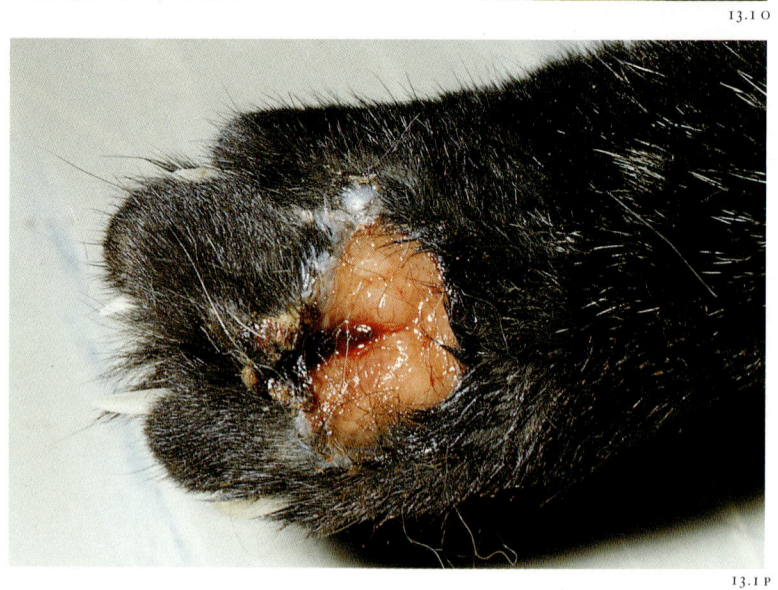

13.2 Mesenchymale Neoplasien

13.2 A   Lokales Fibrom am Ohrrand einer Katze.

13.2 B   Schlecht abgegrenztes, ulzerierendes Fibrosarkom an Nase und Maul.

Allgemeines
60% der kutanen Neoplasien beim Hund und 45% der Neoplasien bei der Katze sind mesenchymalen Ursprungs.
Fibrome, Fibrosarkome, Lipome, Hämangiosarkome, Hämangioperizytome und Mastzellentumoren sind bei Hunden und Katzen die häufigsten mesenchymalen Neoplasien.
Die Pathogenese und die Ätiologie dieser Tumoren ist in der Regel nicht bekannt, jedoch konnten **Fibrosarkome** bei Katzenwelpen unter 4 Monaten mit Extrakten des felinen Sarkomvirus (FeSV) induziert werden. Da das FeSV virologisch mit dem felinen Leukosevirus (FeLV) verwandt ist, sind Katzen mit einem durch FeSV induzierten Tumor FeLV-positiv.
Beim Hund konnten **Mastzellentumoren** ebenfalls durch zellfreie Extrakte übertragen werden, was auf eine Virusätiologie hinweist. Mit Ausnahme des FeSV-indizierten Fibrosarkoms treten die mesenchymalen Neoplasien gewöhnlich bei älteren Tieren auf.
Fibrome sieht man häufiger bei Boxern, und eine erhöhte Inzidenz für **Lipome** kennt man beim Cocker-Spaniel, Labrador Retriever, Dackel, Pudel und übergewichtigen weiblichen Tieren. Der Deutsche Schäferhund und der Boxer sind für **Hämangioperizytome** und **Hämangiosarkome** prädisponiert, während **Mastzellentumoren** häufiger bei Boxern, Bulldoggen, Retrievern und Boston Terriern auftreten. Beim Hund haben Hämangioperizytome einen Anteil von 10% an allen mesenchymalen Neoplasien.
Bei der Katze sind Fibrome, Lipome, Hämangiosarkome und Hämangioperizytome seltene Neoplasien.

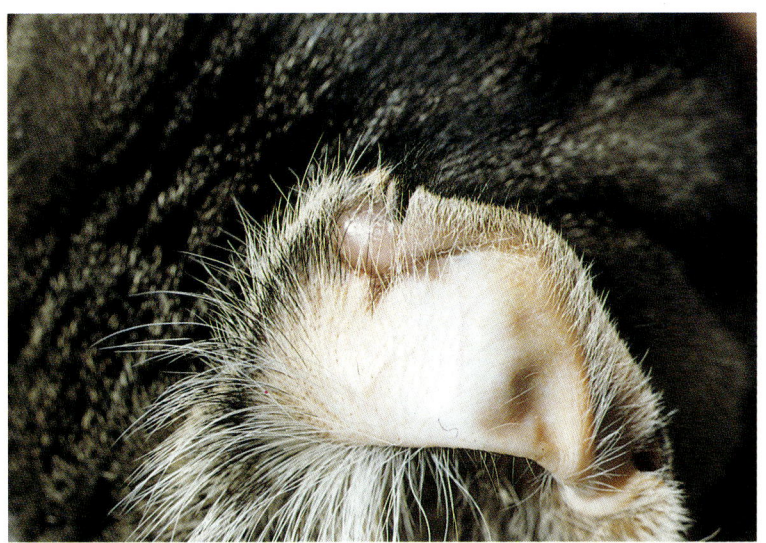

Klinisches Bild
Fibrome sind feste oder weiche, gewölbte und gut umschriebene Neoplasien von unterschiedlicher Größe, die das dermoepidermale und das subkutane Gewebe einbeziehen, aber keine invasive Tendenz zeigen. Bei Hunden befinden sie sich besonders an den Gliedmaßen. Gelegentlich treten pendelnde Fibrome auf.
Fibrosarkome stellen solide und von der Umgebung wenig abgegrenzte Massen von unregelmäßiger Größe und unregelmäßigem Aussehen dar, die das dermoepidermale und das subkutane Gewebe infiltrieren und eine Prädilektion für den Rumpf, die Schnauze und die Extremitäten besitzen. Fibrosarkome ulzerieren oft. Sie sind normalerweise solitär, das virusinduzierte Fibrosarkom der Katze ist jedoch multizentrisch.
Lipome sind weichliche bis schlaffe subkutane Massen, mehr oder weniger gut abgegrenzt, glatt und von variabler Größe. Obwohl sie an jedem Körperteil vorkommen können, sind sie am häufigsten am Rumpf und den Gliedmaßen als solitäre Tumoren zu finden. Gelegentlich infiltrieren Lipome an den Extremitäten und dem Nacken die darunter liegenden Muskeln oder das Bindegewebe.

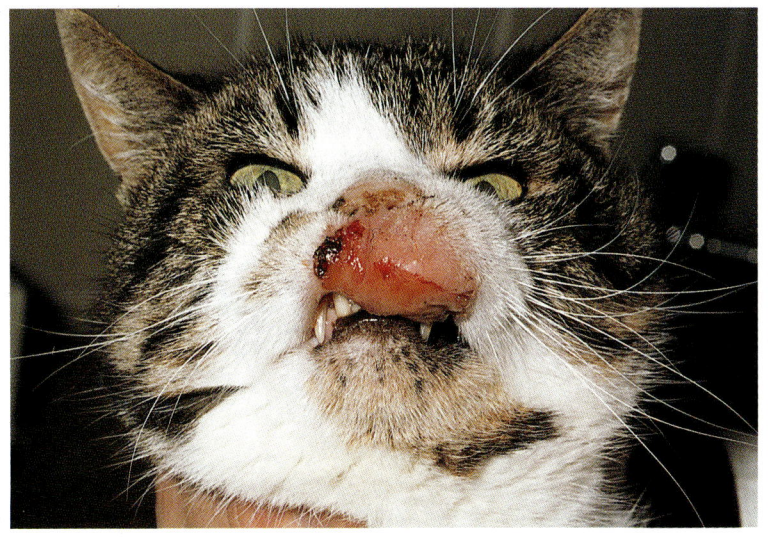

Kapitel 13   Tumoröse Veränderungen / Mesenchymale Neoplasien   13.2

Hämangiosarkome zeigen das klinische Bild maligner Neoplasien. Sie neigen dazu, schlecht abgegrenzt zu sein, wachsen schnell, sind weich und schwammig und ulzerieren und bluten leicht. Hämangiosarkome sind in der Regel solitäre Tumoren am Rumpf und den Extremitäten. Im Gegensatz dazu sind **Hämangioperizytome** solitäre, solide, gut umschriebene, multinoduläre Neoplasien, die häufig an den Extremitäten gesehen werden. Sie sind dermoepidermal und subkutan lokalisiert und können bis zu 20 Zentimeter groß werden. Große Tumoren sind unscharf begrenzt und ulzerieren oft. Bei Hunden sind **Mastzellentumoren** solitäre Neubildungen mit einer Morphologie, die von knötchenförmigen Veränderungen bis hin zur Plaquebildung variieren kann. Sie sind normalerweise fest und haben eine glänzend rote Oberfläche. Sie ulzerieren häufig. Obwohl sie gut abgegrenzt erscheinen, infiltrieren sie stark die umgebende Haut. Prädilektionsstellen sind der Rumpf, Perineum, Präputium und die Gliedmaßen. Bei Katzen stellen Mastzellentumoren häufig multiple, schlecht abgegrenzte Knötchen dar, die ulzerieren können. Der Kopf und der Nacken sind prädisponierte Regionen. Sowohl beim Hund als auch bei der Katze können begleitend histamininduzierte gastrointestinale Tumoren auftreten.

Diagnose
Die Ergebnisse der Aspirationsbiopsien geben Hinweise auf Lipome und Mastzellentumoren. Die histologische Untersuchung der Biopsien sollte immer durchgeführt werden, um eine definitive Diagnose zu stellen. Besteht der Verdacht auf maligne Neoplasien, sind eine klinische Allgemeinuntersuchung und eine thorakale Röntgenaufnahme angezeigt. Bei Mastzellentumoren kommen häufig Lebermetastasen vor. In diesem Kapitel werden nur die charakteristischen histopathologischen Veränderungen erwähnt. Weitergehende Informationen entnehmen Sie bitte den entsprechenden Fachbüchern der Onkologie und Pathohistologie.
Fibrome sind durch verdrehte und verwobene Bündel gut differenzierter Fibroblasten und Kollagenfasern sowie verschmolzenen, neoplastischen Zellen mit gelegentlichen Mitosen charakterisiert.
Im Gegensatz dazu bestehen **Fibrosarkome** vor allem aus unreifen Fibroblasten, weniger aus kollagenen Fasern und zeigen viele Mitosen und eine zelluläre Atypie.
Die Proliferation von normal erscheinenden Lipozyten ist das histologische Charakteristikum der **Lipome**.

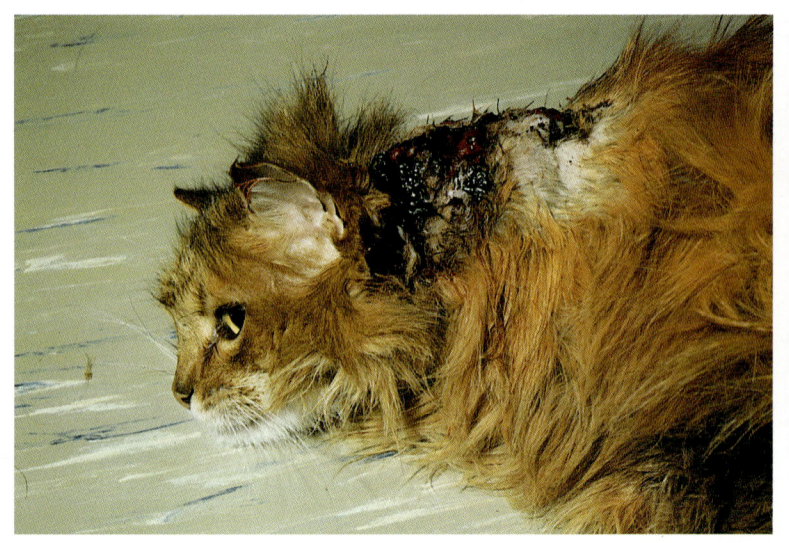

13.2 C   Fibrosarkom im Nacken.

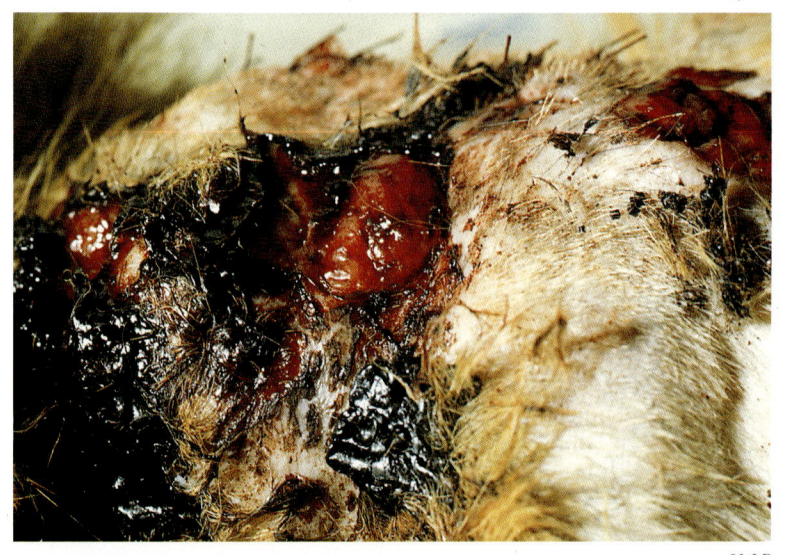

13.2 D   Ausschnitt aus Bild 13.2 C, unregelmäßig begrenzter, stark ulzerierender Tumor.

13.2 E   Weiche, subkutan liegende Masse, typisch für ein Lipom.

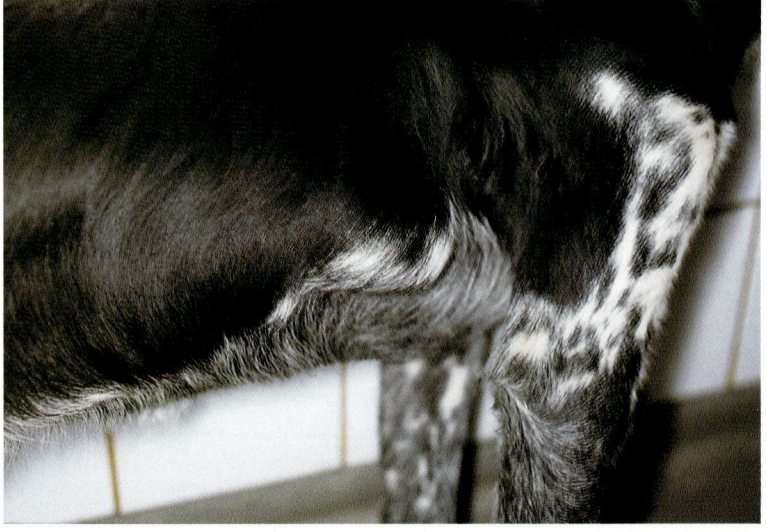

Von den Gefäßen ausgehende Tumoren sind durch eine invasive Proliferation von atypischen Endothelzellen (**Hämangiosarkome**) oder von um die Blutgefäße herum quirlig angeordneten, spindeligen oder ovoiden Zellen (Perizyten; **Hämangioperizytome**) charakterisiert. Eine diffuse oder multinoduläre Proliferation von Mastzellen ist das hervorstechende histologische Bild des **Mastzellentumors**. Bei Hunden sind eine Gewebeeosinophilie und eine Kollagendenaturierung häufige Nebenbefunde. Eine spezielle Färbung mit Toluidinblau oder nach Giemsa zeigt die charakteristischen Granula in den Mastzellen.

Therapie
Detaillierte Informationen über die Behandlung finden Sie in den entsprechenden Fachbüchern der Onkologie und der Chirurgie.
Je nach der Lokalisation und der Größe des Tumors ist eine großzügige chirurgische Exzision die Therapie der Wahl. Dies gilt für **Fibrome, Fibrosarkome, Lipome, Hämangioperizytome** und **Mastzellentumoren.**
Obwohl ein chirurgisches Vorgehen auch bei **Hämangiosarkomen** angezeigt ist, sollte man diesen Schritt gut überlegen, da die durchschnittliche Lebensdauer nach der Diagnosestellung 4 Monate beträgt und nach der Operation lokale Rezidive und Metastasen häufig vorkommen. Bei nicht resezierbaren oder multiplen **Mastzellentumoren** sollten die Kryochirurgie, Elektrochirurgie, Immuntherapie oder eine Kombination dieser Methoden erwogen werden. Vor der Kryochirurgie sollten Antihistaminika und intravenöse Natriumchloridlösungen zusammen mit Epinephrin verabreicht werden, um einen anaphylaktischen Schock aufgrund einer Histaminfreisetzung nach einer massiven Zerstörung von Mastzellen zu verhindern.
Eine Behandlung mit Prednison oder Prednisolon (0,5–1 mg/kg einmal täglich, nach 10 Tagen bis zur Heilung auf eine Erhaltungsdosis reduziert) hat in der Regel eine positive therapeutische Wirkung. Die gleichzeitige Gabe von Cimetidin (2 mg/kg viermal täglich) ist angezeigt, wenn gastrointestinale Ulzera oder Blutungen diagnostiziert wurden. Resezierbare oder gut differenzierte Mastzellentumoren haben gewöhnlich eine gute Prognose, während sie für rezidivierende, schlecht differenzierte und von ihrer Umgebung schlecht abgegrenzte Tumoren ungünstig bis schlecht ist.
Bei 30% der caninen **Fibrosarkome** treten nach der Operation lokal Rezivide auf. 50% der **Mastzellentumore, Lipome** und **Fibrome** haben eine gute Prognose, jedoch gibt es bei den infiltrativ wachsenden Lipomen häufig Rezidive.

Diagnostische Parameter
Knötchen; Plaques; kuppelförmige Massen; Ulzerationen.

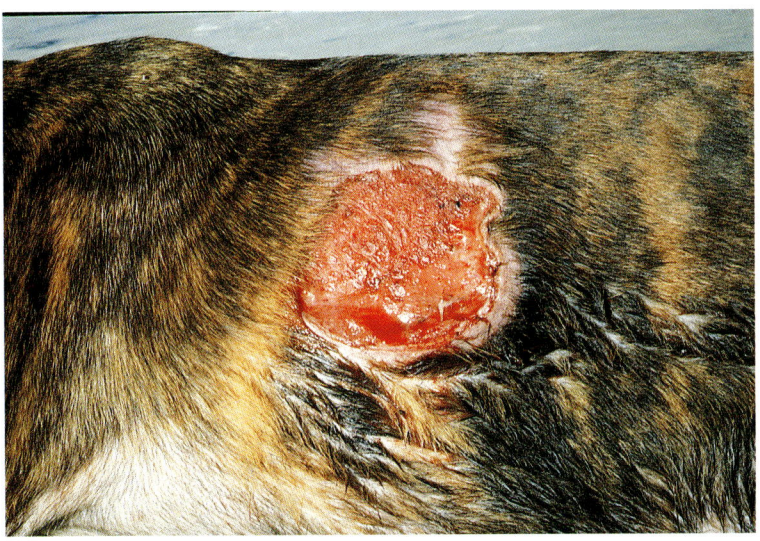

13.2 F   Solitäres, ulzerierendes Hämangiosarkom am Rumpf.

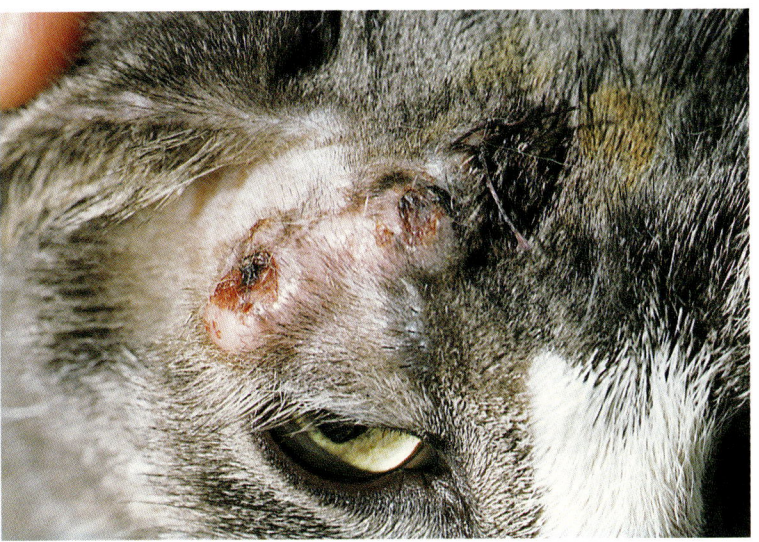

13.2 G   Multinoduläre Mastozytome auf dem Kopf einer Katze.

13.2 H   Kleiner, solitärer Mastzellentumor an der Unterlippe.

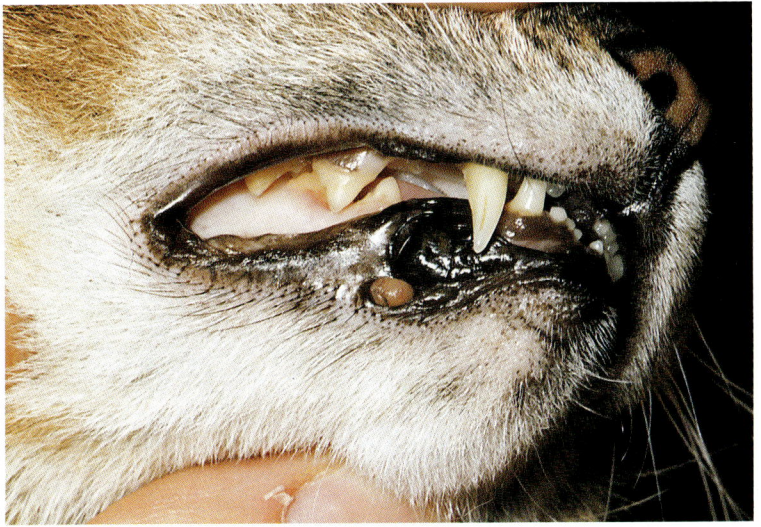

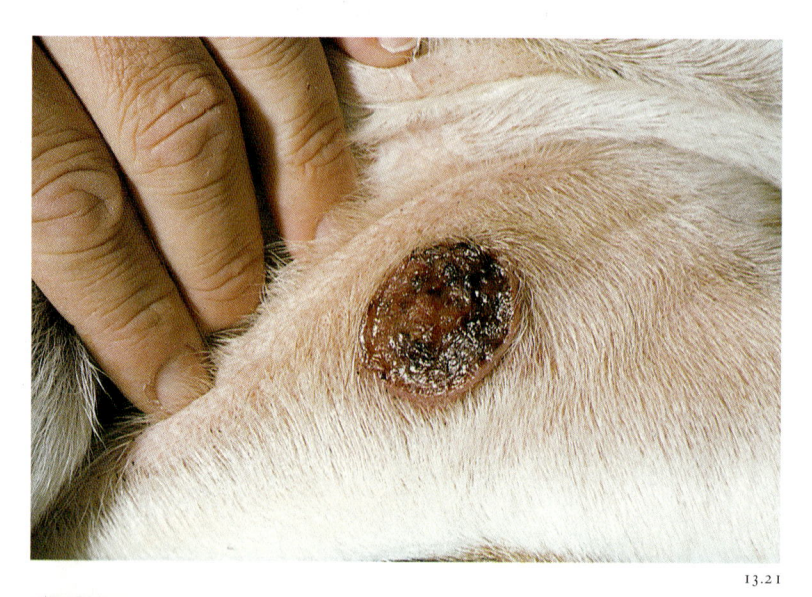

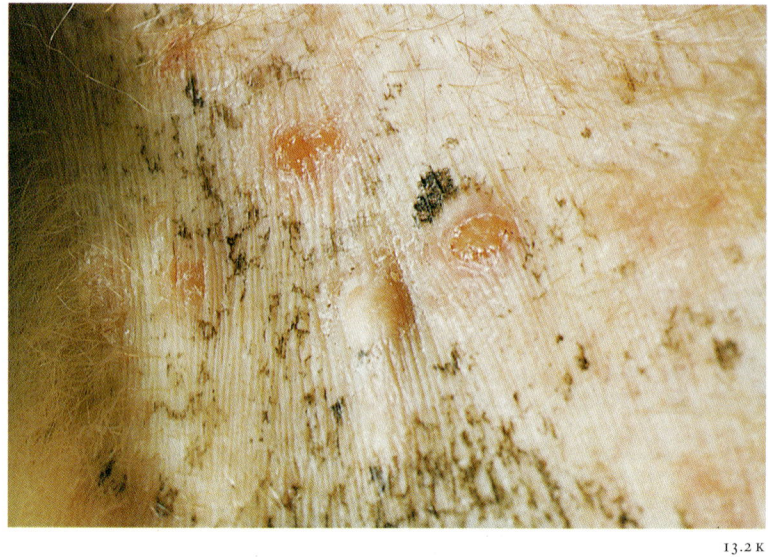

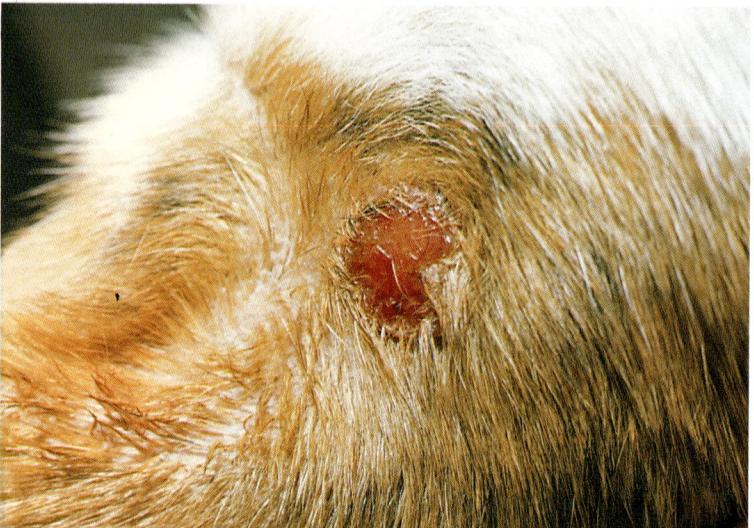

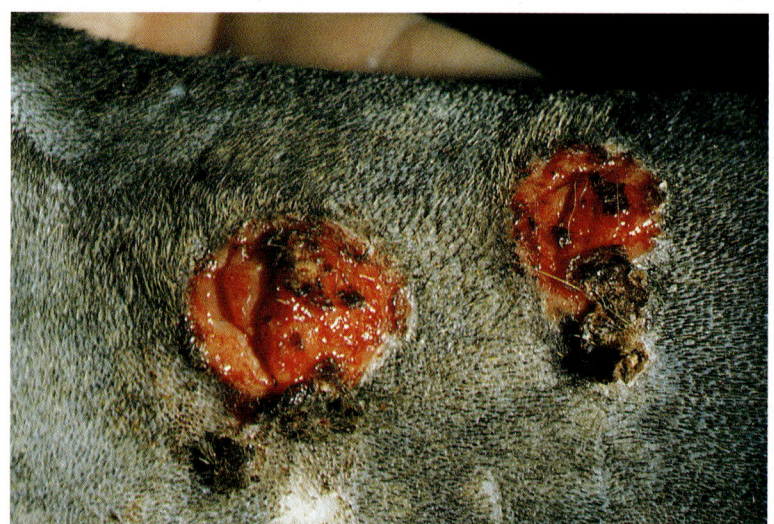

Kapitel 13   Tumoröse Veränderungen / Mesenchymale Neoplasien   13.2

13.2 I   Ulzerierende Plaque durch einen Mastzellentumor.

13.2 J   Glänzend roter, knötchenförmiger Mastzellentumor.

13.2 K   Multiple, schlecht von der Umgebung abgegrenzte Mastozytome am Abdomen.

13.2 L   Ausgedehnte Ulzerationen der Haut durch einen Mastzellentumor.

13.2 M   Abklatschmetastase auf der Zunge durch einen Mastzellentumor an der Zehe.

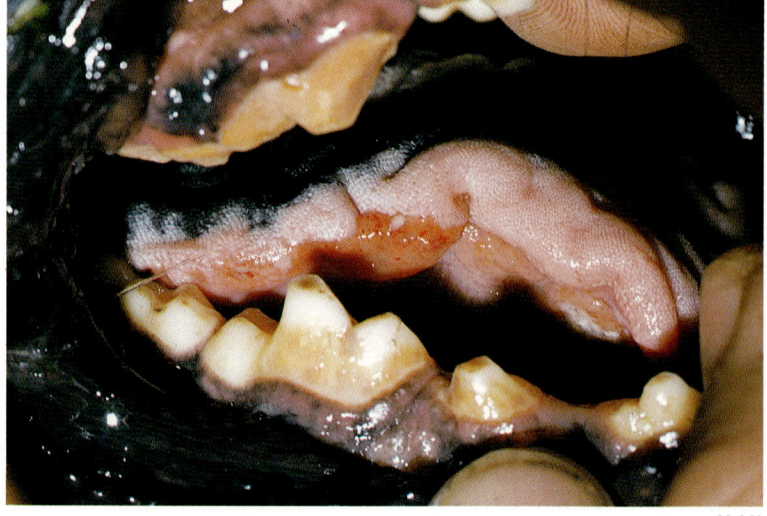

Kapitel 13   Tumoröse Veränderungen / Melanome   13.3

13.3 Melanome

Allgemeines
Melanome gehen von den Melanoblasten und Melanozyten in der epidermalen Basalschicht und der Dermis aus. Bei Katzen vermutet man einen Zusammenhang mit Fibromvirusinfektionen.
Melanome treten bei älteren Tieren auf. Dobermannpinscher, Airedale Terrier, Chow-Chow und Pudel sind dafür prädisponiert.

Klinisches Bild
Benigne Melanome sind schwarze bis braune Flecken, Plaques oder feste, glatte Knötchen. Bei Knötchen, die einen größeren Durchmesser als 2 cm haben, schlecht abgegrenzt sind, ulzerieren oder schnell gewachsen sind, handelt es sich normalerweise um maligne Melanome. Bei Hunden sind die Zehen, das Skrotum, der Rumpf und die Pfoten Prädilektionsstellen, während bei Katzen die Ohren und das Gesicht häufiger betroffen sind.

Diagnose
Die Ergebnisse der zytologischen Untersuchung der Aspirationsbiopsien und die histologische Untersuchung der Hautbiopsien sind diagnostisch eindeutig. Charakteristisch ist die epitheloide Tumorzellaktivität in der dermal-epidermalen Verbindungsschicht. Kriterien für die Unterscheidung benigner und maligner Tumoren sind die Zahl der Zellen in Mitose, die Anwesenheit atypischer Zellen, die Anzahl an Melanophagen und die Infiltration in der Dermis.
Wird eine Malignät vermutet, sollte man eine sorgfältige klinische Untersuchung durchführen und thorakale Röntgenaufnahmen anfertigen.

Therapie
Jedes Melanom sollte radikal chirurgisch entfernt werden. Bei Katzen ist die Mehrzahl der Melanome maligne. Bei Hunden sind 90% der Melanome, die die mukokutanen Regionen betreffen, maligne, jedoch nur 25 bis 50% der kutanen Melanome an den Zehen und dem Skrotum.
Die mittlere Überlebenszeit für Tiere mit Melanomen beträgt 12 Monate. Bei 6% der Hunde, bei denen histologisch benigne Melanome chirurgisch entfernt wurden, treten innerhalb von 2 Jahren Rezidive auf.

Diagnostische Parameter
Flecken; Plaques; Knötchen; Ulzera.

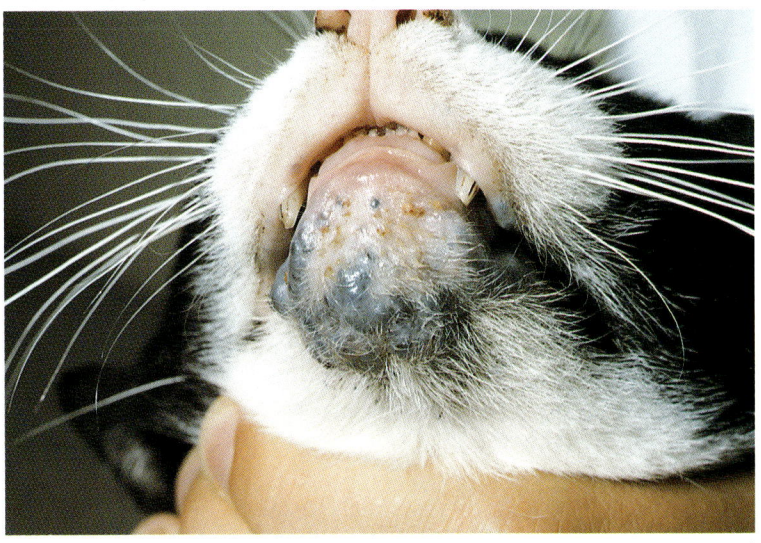

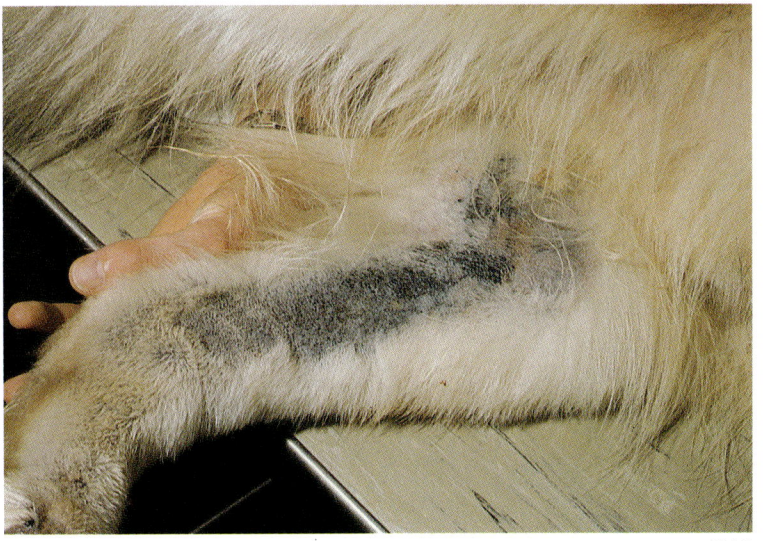

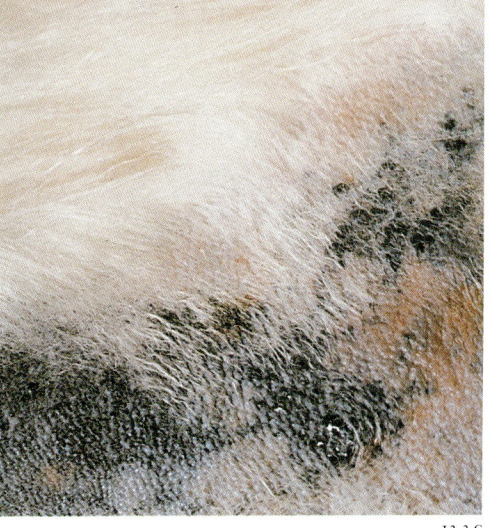

13.3 A   Multinoduläres Melanom am Kinn einer Katze.

13.3 B   Schlecht abgegrenztes, hyperpigmentiertes Hautgebiet an der medialen Seite des Vorderlaufs, das sich als Melanom entpuppte.

13.3 C   Ausschnitt aus Bild 13.3 B, kleine Knötchen und schwarze Flecken.

13.4 Lymphohistiozytäre Neoplasien

Allgemeines

Kutane lymphohistiozytäre Tumoren sind selten bei Katzen und Hunden. Zu den Tumoren dieses Zelltyps gehören Histiozytome, kutane Lymphome und venerisch übertragbare Tumoren (Synonym infektiöse Sarkome, Kondylome). Obwohl noch andere Tumoren, wie die systemische Histiozytose (nur beim Berner Sennenhund), maligne Histiozytose und maligne fibröse Histiozytome beschrieben worden sind, treten sie so selten auf, daß ihre Beschreibung den Rahmen dieses Kapitels sprengen würde.

Kutane **Histiozytome** gehen von Langhans-Zellen aus und treten hauptsächlich bei jungen Hunden auf. Prädisponierte Rassen sind Dänische Dogge und Boxer.

Für den **übertragbaren venerischen Tumor** der Hunde und die **Lymphome** bei Katzen und Hunden ist eine Virusätiologie wahrscheinlich. **Übertragbare venerische Tumoren** werden beim Koitus übertragen, aber auch eine Kontaktmetastasierung durch Lecken kommt oft vor. Prädisponiert sind sexuell aktive Hunde und Katzen.

Kutane Lymphome unterteilt man in epidermotrope (i.d.R. von T-Zellen ausgehend) und nichtepidermotrope (i.d.R. von B-Zellen ausgehend). Die **Mycosis fungoides** ist eine häufige Form des epidermotropen Lymphoms beim Hund. Sézary-Syndrom und pagetoide Retikulose sind Varianten der Mycosis fungoides. Eine Prädisposition besteht bei älteren Hunden und Katzen sowie bei den Rassen Boxer und Deutscher Schäferhund.

Klinisches Bild

Histiozytome sind schnell wachsende, gut umschriebene, feste, kuppel- oder knopfförmige Tumoren, die meistens an den Ohren, dem Kopf und den Extremitäten auftreten. Die in der Regel solitären Tumoren ulzerieren gelegentlich.

Übertragbare venerische Tumoren sind schlecht abgegrenzt, fest oder schwammig, ulzerieren häufig und neigen dazu, leicht zu bluten. Sie können eine knötchenförmige, blumenkohlartige oder plaqueähnliche Morphologie aufweisen. Die ersten klinischen Symptome sind gewöhnlich eine Hämaturie oder ein Blutverlust via Penis oder Vagina. Andere Prädilektionsstellen sind Schnauze und Gliedmaßen.

Das **kutane Lymphosarkom** beginnt als generalisierte Hautveränderung oft mit einem Erythem und einer Schuppenbildung. Mit dem Fortschreiten der Krankheit sieht man solitäre oder multiple knötchenförmige Läsionen und Plaques. Diese unterschiedlichen Stadien der Krankheit können zur gleichen Zeit an verschiedenen Stellen am Tier präsent sein. Der Juckreiz ist nur schwach ausgeprägt. Auch können Störungen des Allgemeinbefindens sowie Anorexie, Gewichtsverlust, Fieber und Polydipsie auftreten.

Mukokutane Ulzera und Depigmentierungen zusammen mit einem Erythem, Erosionen, Pusteln und knötchenförmigen Veränderungen der oralen Mukosa werden oft bei der **Mycosis fungoides** beobachtet.

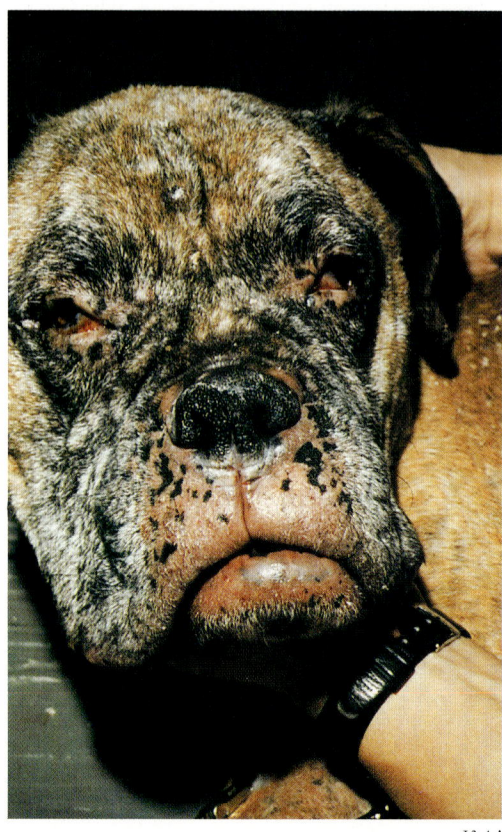

13.4 A Boxer mit generalisierter Mycosis fungoides. Beachten Sie die ausgedehnte Beteiligung des Kopfes mit Erythem, Depigmentierung und den mukokutanen Läsionen am Augenlid.

13.4 B Mycosis fungoides: stark ausgeprägte Schuppenbildung, Alopezie und ein erosiver Knoten am oberen Bildrand.

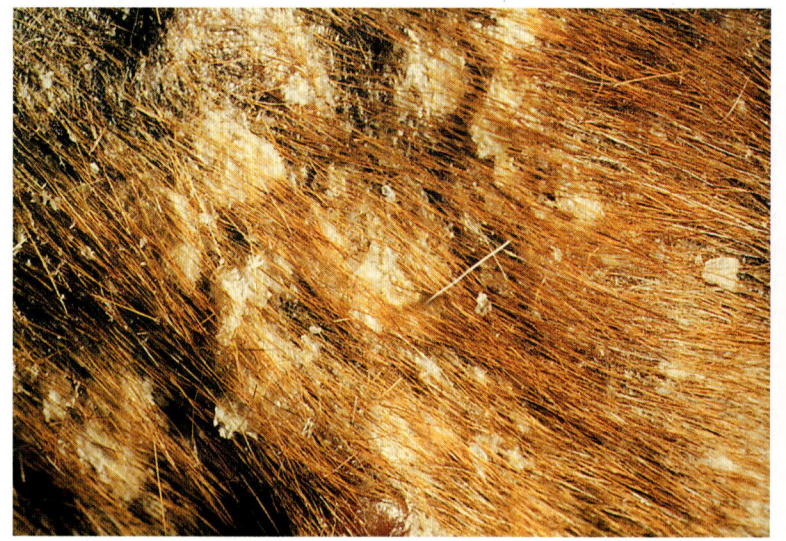

Diagnose

Nur die Histopathologie verschiedener Hautbiopsien zeigt das spezifische Bild lymphohistiozytärer Neoplasien. Detailliertere Informationen entnehmen Sie bitte den entsprechenden Fachbüchern der Pathologie und der Onkologie.

Histiozytome sind durch infiltrierende, uniforme Schichten pleomorpher histiozytärer Zellen mit zahlreichen Mitosen charakterisiert. Stränge uniformer, runder bis polyedrischer, Makrophagen-ähnlicher Zellen mit vielen Mitosen, die in einem zarten Stroma wachsen, sind die Charakteristika des **übertragbaren venerischen Tumors.** Typisch ist die Verteilung der Läsionen, die man durch eine Vaginoskopie oder durch eine Untersuchung des Penis entdecken kann.

Mycosis fungoides wird durch den Epitheliotropismus, die Anwesenheit von Mycosis- und Sezary-Zellen, einem lichenoiden Band lymphoider Zellen in der oberen Dermis und durch intraepidermale Pautrier-Mikroabszesse, die pleomorphe, atypische Lymphozyten enthalten, charakterisiert. Die verschiedenen Besonderheiten der Kerne der Mycosis- und Sezary-Zellen können nur elektronenmikroskopisch untersucht werden.

Therapie

Nähere Einzelheiten zur Behandlung entnehmen Sie bitte den Fachbüchern der Onkologie und Chirurgie.

Histiozytome haben eine gute Prognose, da es oft zu einer spontanen Remission innerhalb von 3 bis 6 Monaten kommt. Die besten therapeutischen Möglichkeiten bieten die chirurgische Exzision und die Kryochirurgie. Gelegentlich unterstützt Prednison (0,5–1 mg/kg einmal täglich, oral) die Therapie.

Der **übertragbare venerische Tumor** wird am besten mit der intravenösen Gabe von Vincristin (0,025 mg/kg) in wöchentlichen Intervallen bis zur vollständigen Remission behandelt, denn die chirurgische Exzision und die Radiotherapie führen oft zu lokalen Rezidiven. Insgesamt ist die Prognose für den venerischen Tumor mäßig.

Nach der Bestätigung der Diagnose beträgt die durchschnittliche Überlebenszeit für Tiere mit einem **kutanen Lymphosarkom** (einschließlich **Mycosis fungoides**) 6 bis 12 Monate. Eine Chemotherapie mit den verschiedensten Medikamentenkombinationen hatte nachweislich keine oder nur eine geringe Wirkung.

Diagnostische Parameter

Erytheme; Schuppen; Knötchen; Plaques; Ulzera; Pusteln.

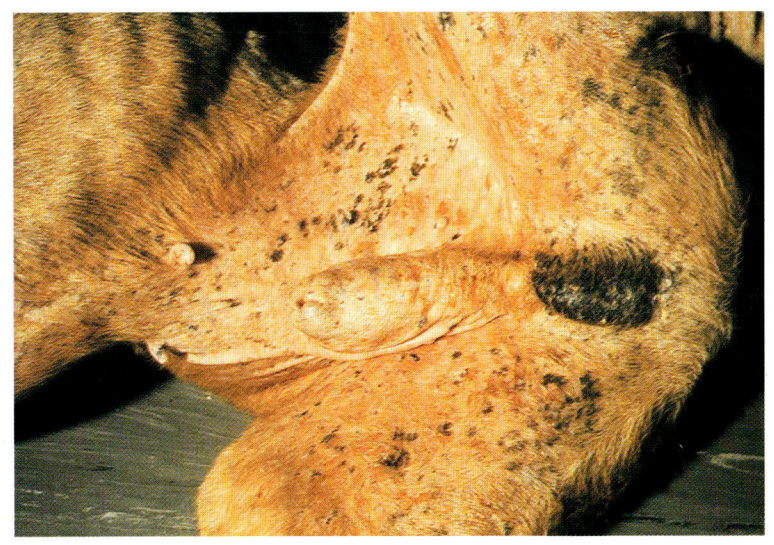

13.4 C Mycosis fungoides: plaqueähnliche Läsionen und hyperpigmentierte Flecken am Bauch.

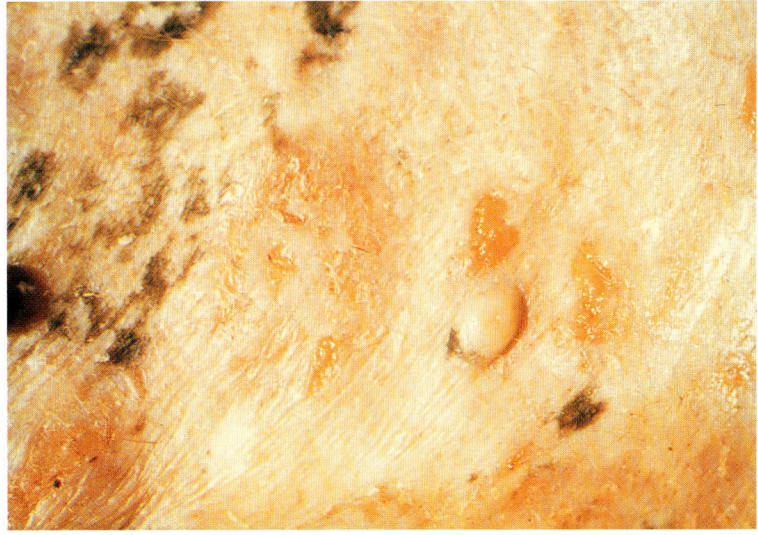

13.4 D Mycosis fungoides: Plaque mit Erythem und Erosionen.

13.4 E Mycosis fungoides: orale Mukosa mit multiplen Knötchen.

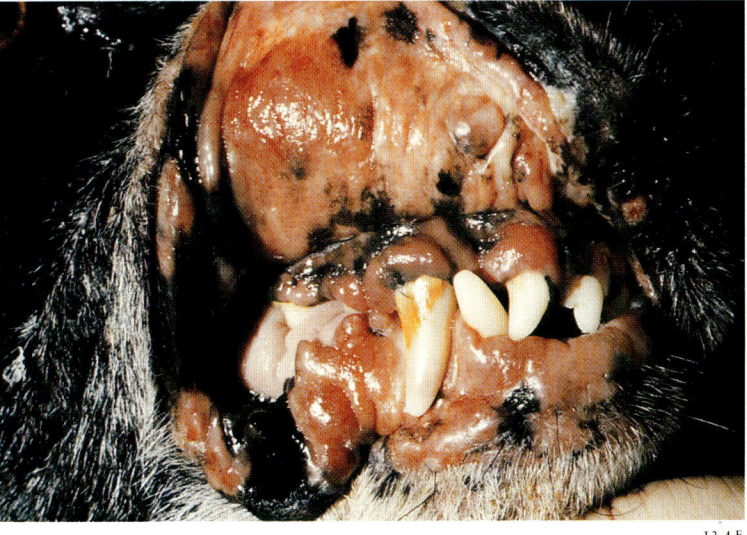

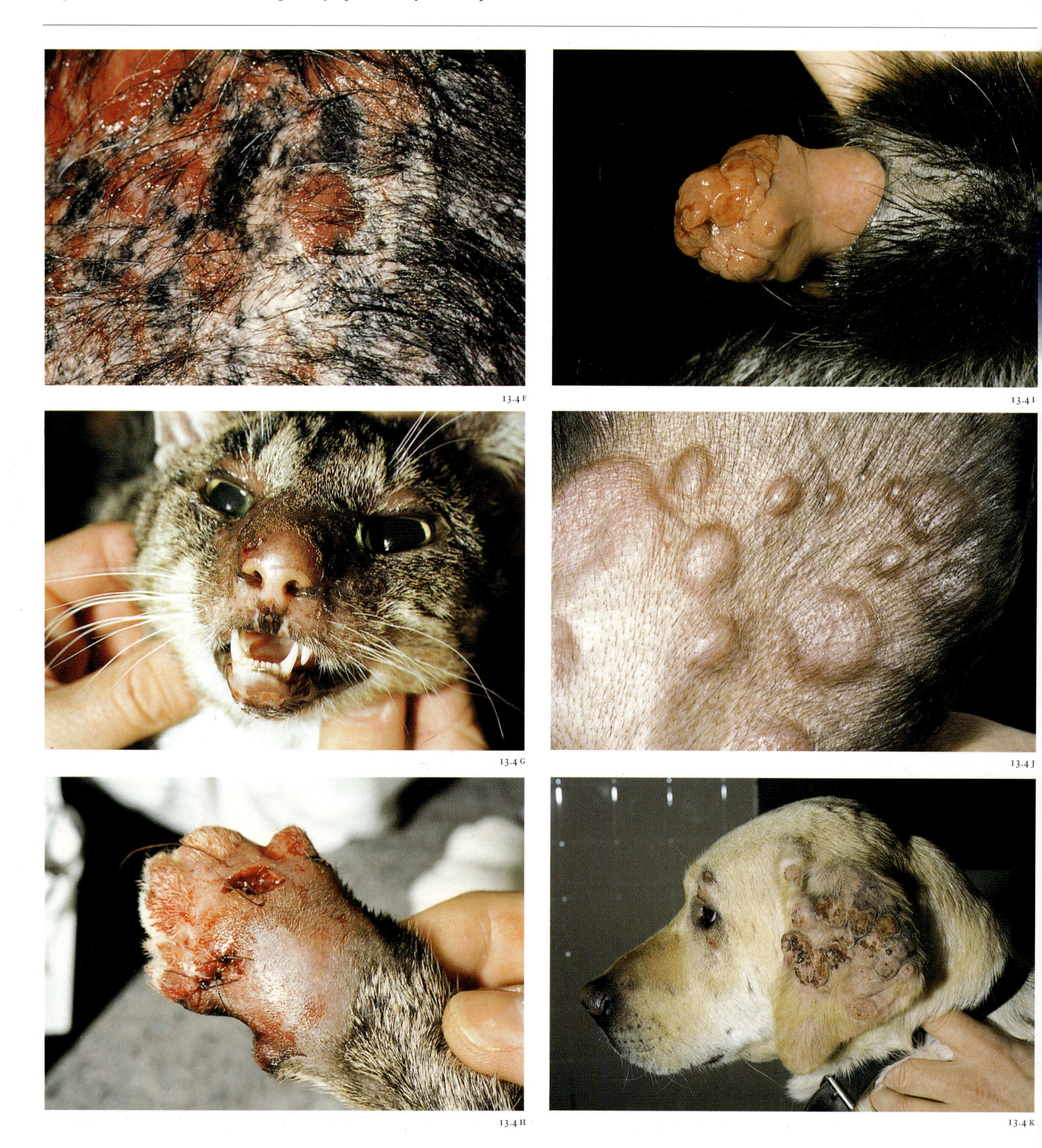

Kapitel 13 Tumoröse Veränderungen / Lymphohistiozytäre Neoplasien 13.4

13.4 F

13.4 I

13.4 G

13.4 J

13.4 H

13.4 K

13.5 Noduläre Dermatofibrose des Deutschen Schäferhundes

13.5 A   Multiple, feste Knötchen unterschiedlicher Größe auf der ventralen Schwanzseite.

13.5 B   Ulzerierende Knötchen am Hinterlauf.

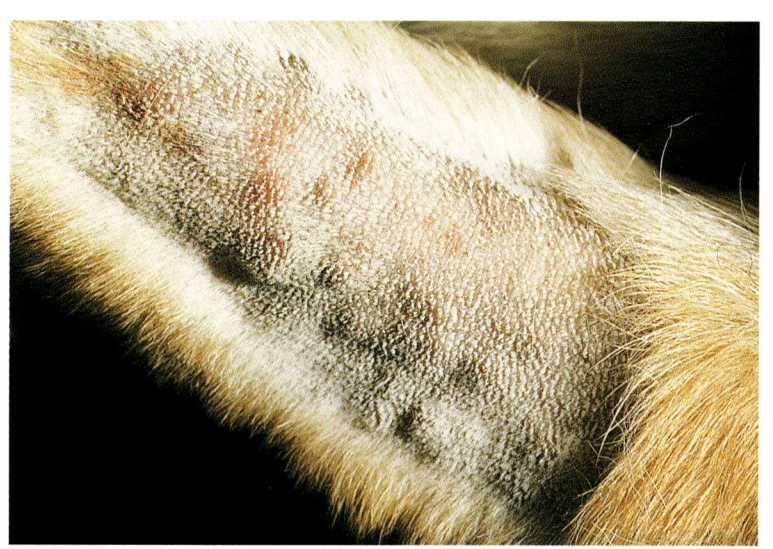

Allgemeines
Bei der Dermatofibrose des erwachsenen Deutschen Schäferhundes handelt es sich um eine Kollagenkrankheit mit einem autosomal dominanten Erbgang.

Klinisches Bild
Die frühen Läsionen sind durch das schnelle Entstehen multipler, fester Knötchen unterschiedlicher Größe an Kopf, Rumpf und den Gliedmaßen gekennzeichnet. Die Knötchen sind häufig linear angeordnet. Die chronischen Veränderungen können ulzerieren und pigmentiert sein. Das Allgemeinbefinden des Hundes ist in der Regel ungestört, jedoch sind zystöse Adenokarzinome der Nieren und uterine Leiomyome häufige Begleitbefunde. Die renalen Zysten haben unterschiedliche Größe, von wenigen Zentimetern bis hin zu solchen, die einen großen Teil des Bauches ausfüllen. Abhängig von der Zystengröße können spezifische klinische Symptome auftreten.

Diagnose
Es sollte eine gründliche klinische Untersuchung durchgeführt werden. Blutuntersuchungen und Urinanalysen können ebenfalls angezeigt sein. Die renalen Zysten sind durch Ultraschall oder Röntgen nachweisbar. Die histologische Untersuchung der Hautbiopsien zeigt Gebiete einer kompakten kollagenen Hyperplasie mit oder ohne eine sekundäre Entzündung, je nachdem ob eine Ulzeration vorliegt.

Therapie
Die noduläre Dermatofibrose ist unheilbar. Das Ausmaß der Erkrankung und der Schweregrad der Veränderungen an den anderen Organen bestimmen, ob eine Euthanasie notwendig ist.

Diagnostische Parameter
Knötchen; Ulzera.

13.4 F   Mycosis fungoides: Knötchen und Erosionen auf der Haut.

13.4 G   Lymphosarkom auf der Nase und dem Kinn.

13.4 H   Diffuse Pododermatitis, verursacht durch ein Lymphosarkom.

13.4 I   Übertragbarer venerischer Tumor am Penis.

13.4 J   Multiple Knötchen am Ohr durch ein Histiozytom.

13.4 K   Maligne Histiozytose an den Ohrmuscheln und dem Kopf.

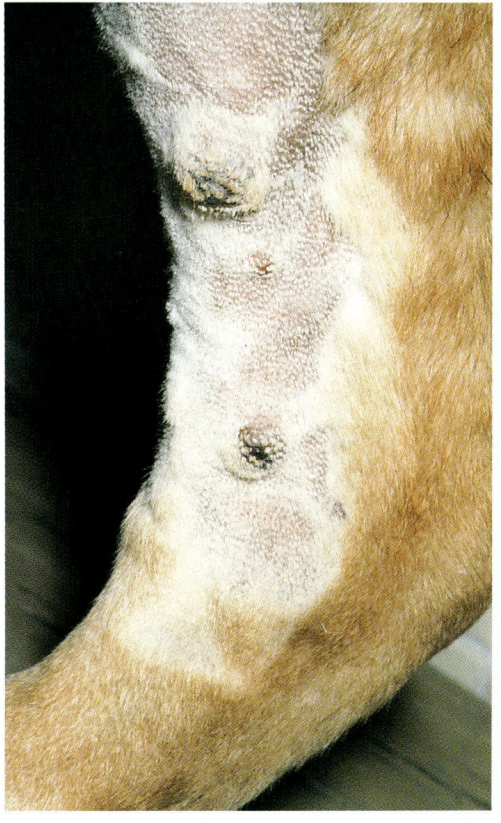

13.6 Kutane Zysten

13.6 A Flüssigkeitsgefüllte, epidermoide Zyste.

13.6 B Ruptierte Talgzyste, die käsiges Material enthält.

Allgemeines
Epidermoide Zysten entstehen aus verstopften Haar-Talgdrüsen-Einheiten oder aus follikulären Fragmenten, die durch ein Trauma in die Haut gebohrt wurden. Sie können in jedem Alter auftreten. Der Deutsche Schäferhund scheint eine Prädisposition zu besitzen. Die erblichen **Dermoidzysten** des Rhodesian Ridgeback werden nach einem einfachen rezessiven Erbgang vererbt und bei sehr jungen Tieren beobachtet.
Die **Follikelzysten (Milien)** entstehen aus verstopften Follikeln, durch Verlust oder ein angeborenes Fehlen follikulärer Öffnungen. Es gibt keine bekannte Altersprädisposition.

Klinisches Bild
Epidermoide Zysten stellen sich als einzelne oder multiple, feste oder fluktuierende, glatte, gut umschriebene, runde Läsionen dar. Ihre Größe schwankt zwischen einem Durchmesser von 1 bis 5 cm. Die Zysten können platzen und ein grau bis gelbliches, käsiges Material entlassen. Der Rumpf, Nacken und der Kopf sind die Prädilektionsstellen.
Dermoidzysten treten als solitäre oder multiple, runde, feste Läsionen verschiedener Größe entlang der dorsalen Mittellinie des Halses und des Kreuzbeins auf.
Milien sind normalerweise multiple, feste, papuläre Veränderungen mit einem Durchmesser von einigen Millimetern und einer gelblich-weißen Farbe. Obwohl sie an jedem Körperteil vorkommen können, sieht man sie am häufigsten auf der Bauchhaut.

Diagnose
Die histologische Untersuchung der Hautbiopsien zeigt das charakteristische Bild der verschiedenen Zysten.
Die epitheliale Auskleidung der **epidermoiden Zysten** besteht aus einer normalen, vollständig entwickelten Epidermis, während die **Dermoidzysten** von geschichtetem Epithel ausgekleidet sind. Die letztgenannten enthalten Adnexe, die bei der epidermoiden Zysten fehlen.
Follikelzysten (Milien) bestehen aus vergrößerten, dilatierten, keratingefüllten Haarfollikeln mit normalen Adnexen.

Therapie
Die Therapie der Wahl für die **epidermoiden Zysten** und die **Dermoidzysten** ist die chirurgische Exzision. Die Zysten sollten nicht gequetscht werden, da es zu einer ausgeprägten Entzündungsreaktion kommt, wenn die Zyste reißt und ihr Inhalt sich auf das umgebende Gewebe verteilt.
Follikelzysten benötigen keine Behandlung. Eine wissenschaftliche Vernachlässigung ist vorzuziehen.

Diagnostische Parameter
Zysten; Papeln.

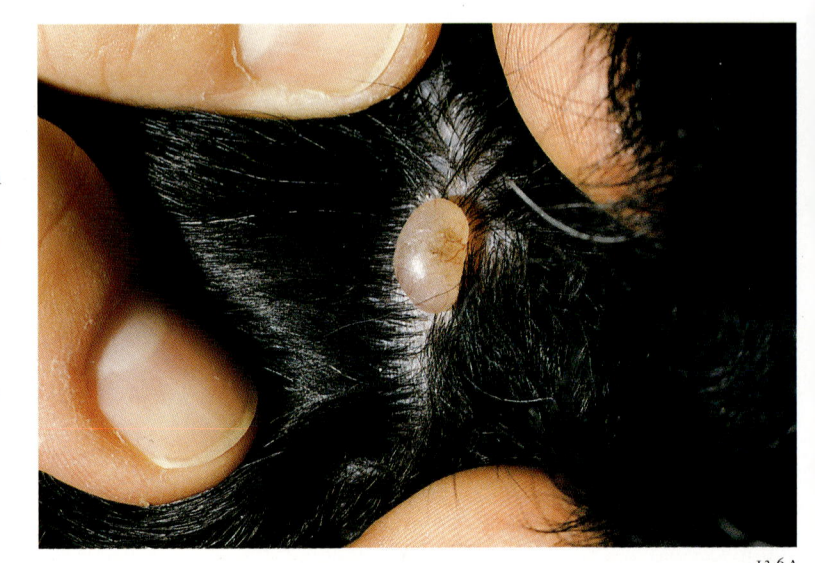

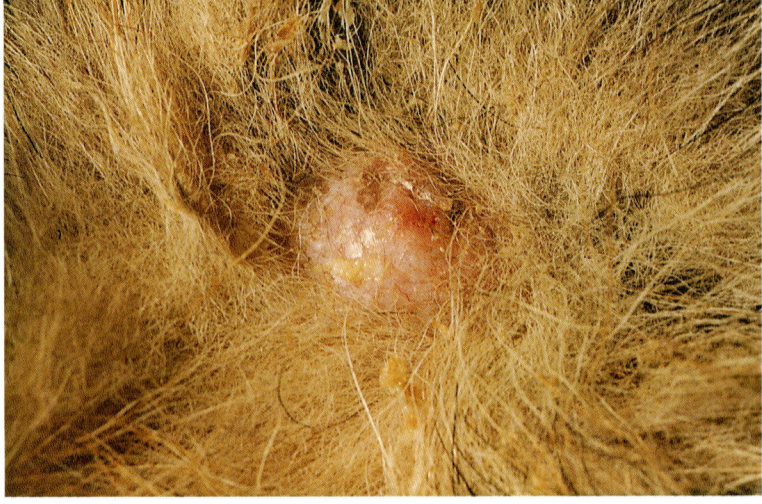

13.7 Naevi

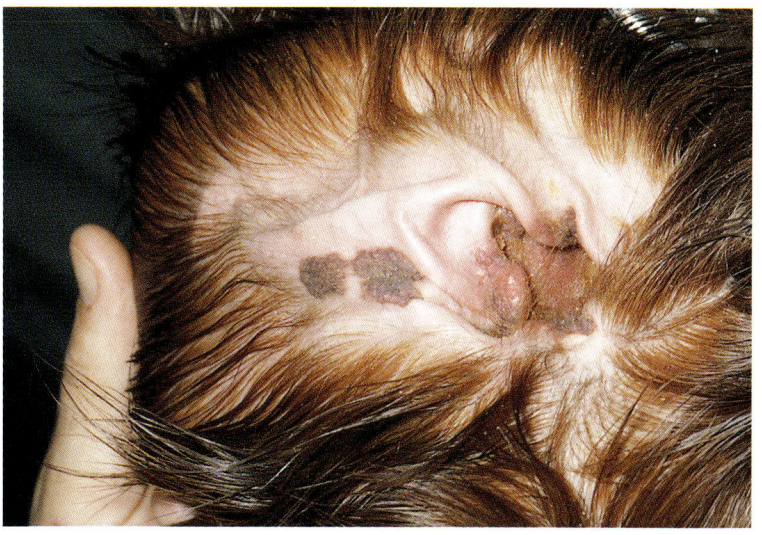

Allgemeines
Naevi sind embryonale Defekte, die von allen Hautschichten ausgehen können, z. B. der Epidermis, den Gefäßen, Kollagen, Melanozyten und Talgdrüsen oder einer Kombination dieser Strukturen. Naevi sind in der Regel zum Zeitpunkt der Geburt vorhanden.

Klinisches Bild
Naevi stellen solitäre oder multiple fleckige Läsionen oder unregelmäßig begrenzte, gut umschriebene, feste oder schwammige Proliferationen der Haut dar. Je nach Naevustyp können andere Charakteristika wie eine Hyperkeratose, Pigmentierung oder papuläre, plaqueähnliche und knötchenförmige Veränderungen vorhanden sein. Obwohl es keine Prädilektionsstellen gibt, treten die vom Kollagen ausgehenden Naevi normalerweise an Hals, Kopf und den Gliedmaßen und die von den Melanozyten ausgehenden am Rumpf auf.

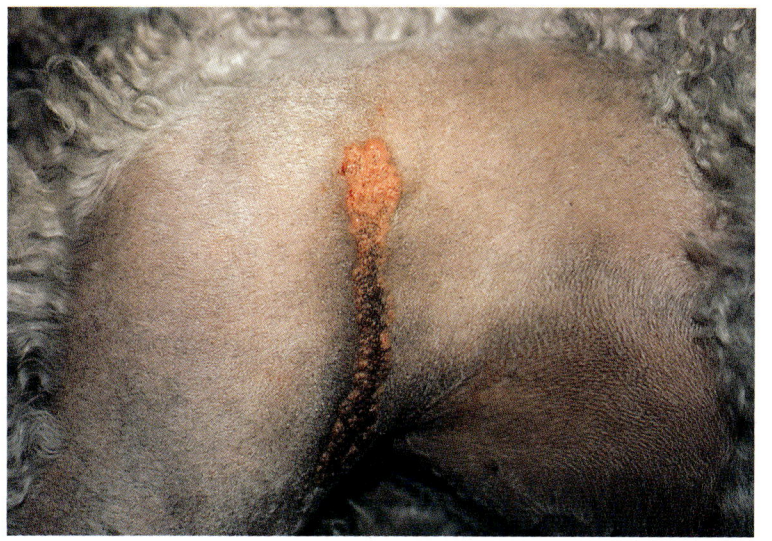

Diagnose
Die Diagnose ergibt sich aus dem Alter zu Beginn der Veränderungen, dem klinischen Bild und der Histopathologie der Hautbiopsien. Die Hyperplasie einer oder mehrerer Gewebekomponenten ist ein charakteristischer Befund für Naevi.

Therapie
Wenn es nötig ist, können die Naevi durch eine chirurgische Exzision oder Kryochirurgie entfernt werden. In der Regel stellen Naevi aber nur Schönheitsfehler dar.

Diagnostische Parameter
Flecken; Knötchen; Plaques; Papeln.

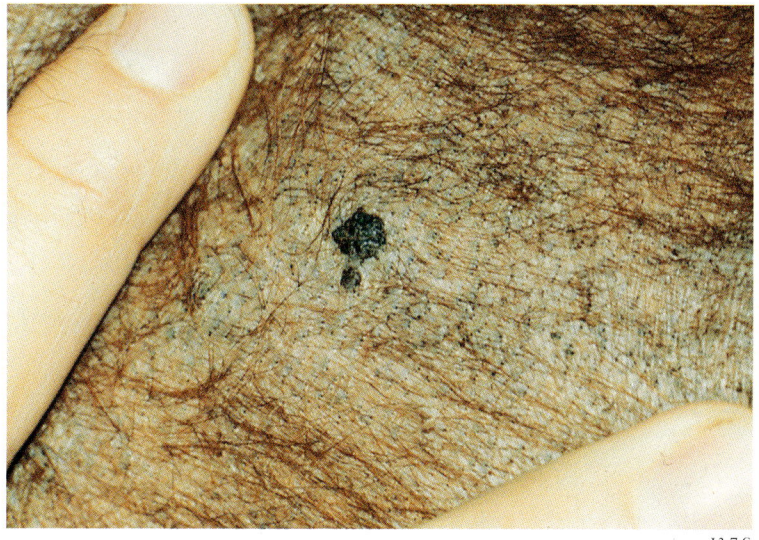

13.7 A Von den Gefäßen ausgehende Naevi auf der Innenfläche des Ohres.

13.7 B Lineares, von den Talgdrüsen ausgehender Naevus (mit freundlicher Genehmigung von Dr. D. W. Scott, Cornell University, USA).

13.7 C Von den Melanozyten ausgehende Naevi auf dem Rücken eines Hundes (mit freundlicher Genehmigung von Dr. D. W. Scott, Cornell University, USA).

13.8 Hauthörner

13.8 A Hauthörner an den Ballen einer Katze.

13.8 B Ausschnitt aus Bild 13.8 A.

Allgemeines
Die Ursache der Hauthörner ist unbekannt. Bei Katzen wurden sie in Verbindung mit FeLV-Infektionen beobachtet.

Klinisches Bild
Hauthörner sind einzelne oder multiple, feste, hornähnliche Gebilde, die überall auf der Haut vorkommen können. Bei Katzen scheinen die Ballen besonders prädisponiert zu sein.

Diagnose
Das klinische Bild gibt eindeutige Hinweise auf die Diagnose. Da Hauthörner an ihrer Basis einen neoplastischen Prozeß haben können, ist eine histologische Untersuchung angebracht. Sie sind durch eine dichte, geschichtete Hyperkeratose gekennzeichnet.
Betroffene Katzen sollten auf eine FeLV-Infektion untersucht werden.

Therapie
Bei unkomplizierten Fällen ist die chirurgische Exzision der Hauthörner die Therapie der Wahl. Rezidive sind häufig.

Diagnostische Parameter
Hörner.

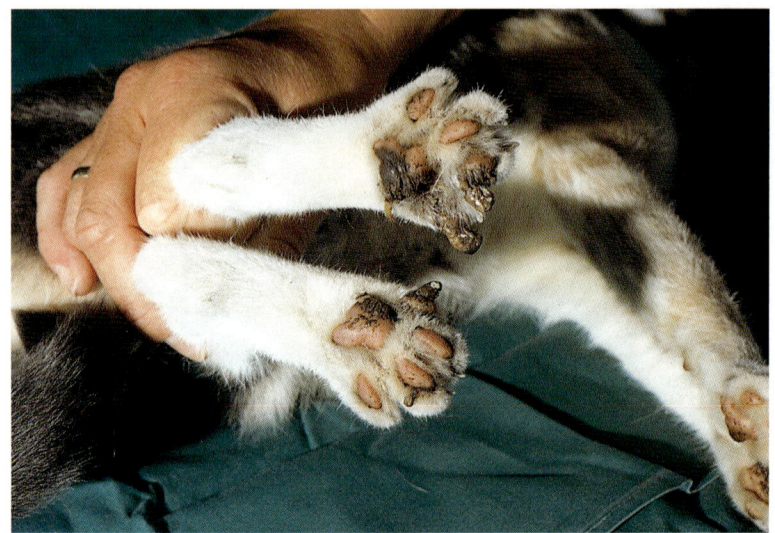

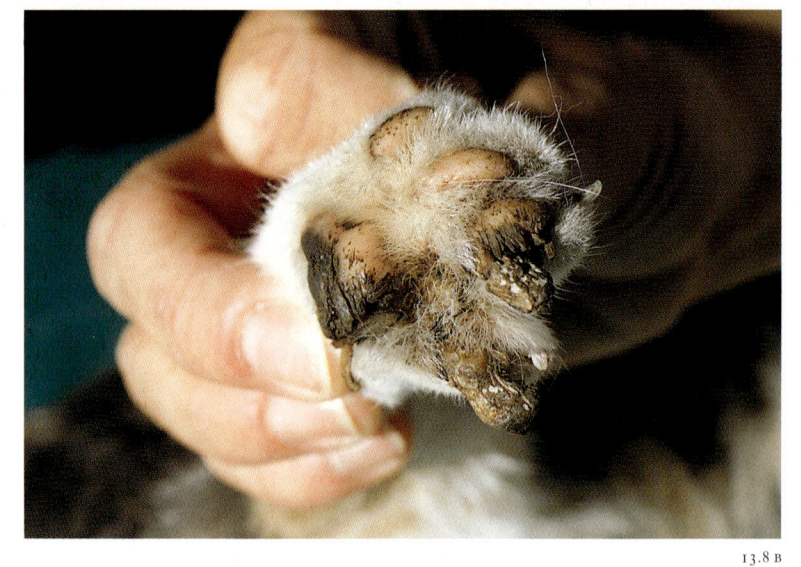

14. Verschiedene Krankheiten

14.1 Subkorneale pustuläre Dermatose

14.1 A   Generalisierte pustuläre Dermatose bei einem Hund mit SPD.

14.1 B   Ausschnitt aus Bild 14.1 A, Ansammlung intakter Pusteln.

Allgemeines
Die Ursache der subkornealen pustulären Dermatose (SPD) ist unbekannt. Die Krankheit tritt in jedem Lebensalter sowie bei jeder Rasse auf, mit einer leicht erhöhten Häufigkeit beim Zwergschnauzer. Die SPD ist eine sterile, superfizielle, pustuläre Erkrankung, die gegenüber einer Behandlung mit Antibiotika und Kortikosteroiden bemerkenswert therapieresistent ist.

Klinisches Bild
Die Primärläsionen sind multiple, in Gruppen auftretende, nichtfollikuläre Pusteln, die sich besonders am Rumpf und am Kopf befinden. Ein Juckreiz kann fehlen oder ist mild bis hochgradig. Da die Pusteln nur eine vorübergehende Erscheinung sind, können ringförmige Veränderungen, Erosionen und Krusten das klinische Bild verändern.

Diagnose
Die Vorgeschichte über ein schlechtes Ansprechen auf Antibiotika und Kortikosteroide und das klinische Bild geben deutliche diagnostische Hinweise. Die Bakterienkultur ist negativ oder ergibt nur Koagulase-positive Staphylokokken. Die zytologische Untersuchung von Abstrichen der Pusteln zeigt zahlreiche neutrophile und gelegentlich akantholytische Zellen, aber keine Bakterien. Die Hautbiopsie stützt die Diagnose und ergibt eine subkorneale pustuläre Dermatitis mit einer sehr milden dermalen Entzündung.
Differentialdiagnostisch müssen bakterielle Erkrankungen, Autoimmunkrankheiten, Überempfindlichkeitsreaktionen wie die Atopie, Futtermittelallergie und Arzneimittelallergie sowie die Dermatophytose und die Demodikose ausgeschlossen werden, indem die geeigneten Tests, Hautgeschabsel und Pilzkulturen durchgeführt werden.

Therapie
Das einzige wirksame Medikament ist Diaminophenylsulfon (Dapson; 1 mg/kg viermal täglich oral) für mindestens 2 bis 3 Monate, aber oft über 4 bis 6 Monate. Eine therapeutische Wirkung setzt normalerweise nach 3 bis 6 Wochen ein. Ungefähr 30% der Hunde mit einer SPD benötigen lebenslang eine Dapson-Erhaltungsdosis. Es sollte die niedrigste wirksame Dosis, die im allgemeinen unter der Initialdosis liegt, verwendet werden. Obwohl für Dapson Nebenwirkungen (Hepatotoxizität, hämolytische Anämie, Thrombozytopenie, Leukopenie, Diarrhö) bekannt sind, sind diese nur schwach ausgeprägt, und in der Regel ist eine Therapieunterbrechung nicht notwendig.

Diagnostische Parameter
Pusteln; epidermale Ringbildungen; Erosionen.

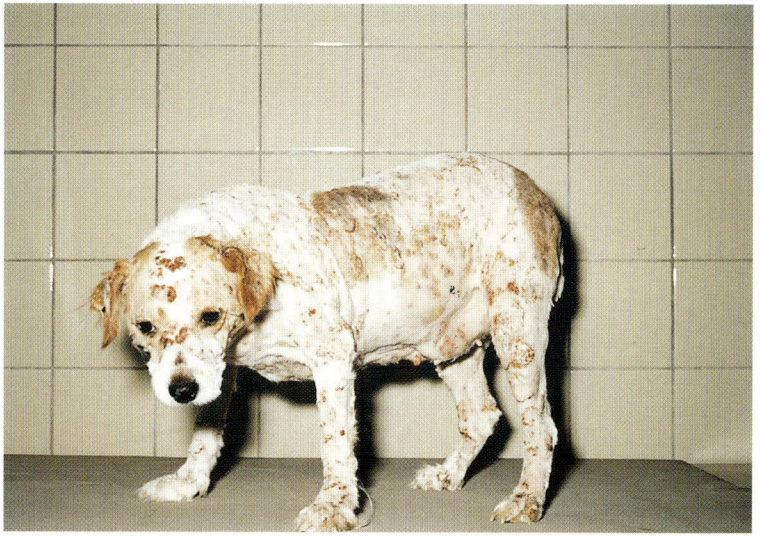

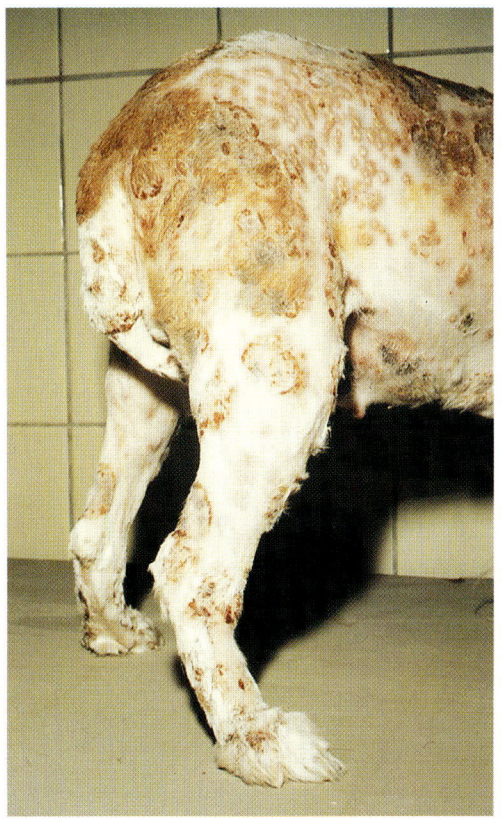

Kapitel 14   Verschiedene Krankheiten / Subkorneale pustuläre Dermatose   14.1

14.1 C   Viele Pusteln mit grünlichgelbem Eiter und runde Krusten.

14.1 D   Erosionen und epidermale Ringbildungen.

14.1 E   Frische epidermale Ringbildungen mit von der Erosion stammendem Exsudat.

14.1 F   Solitäre Pustel in einem Gebiet mit zahlreichen Krusten, was die Notwendigkeit einer sorgfältigen Untersuchung unterstreicht.

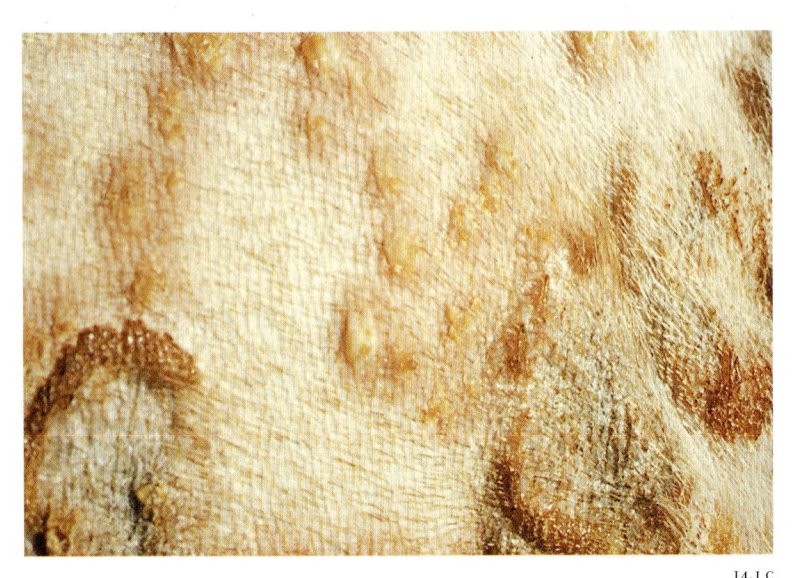

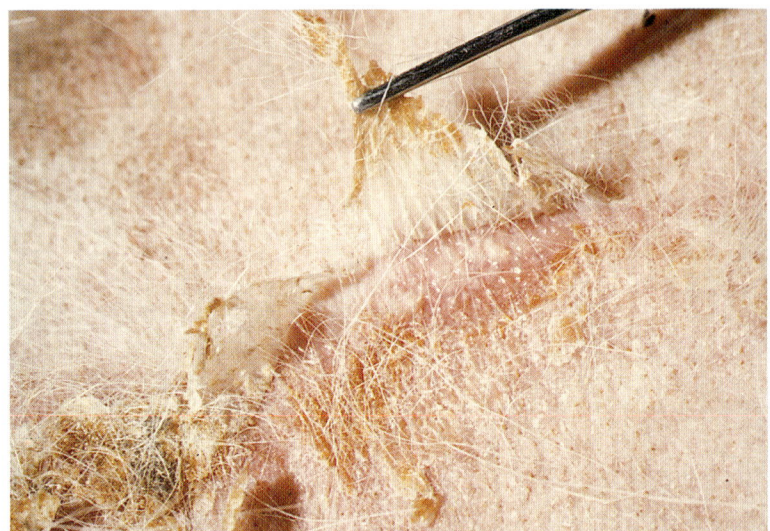

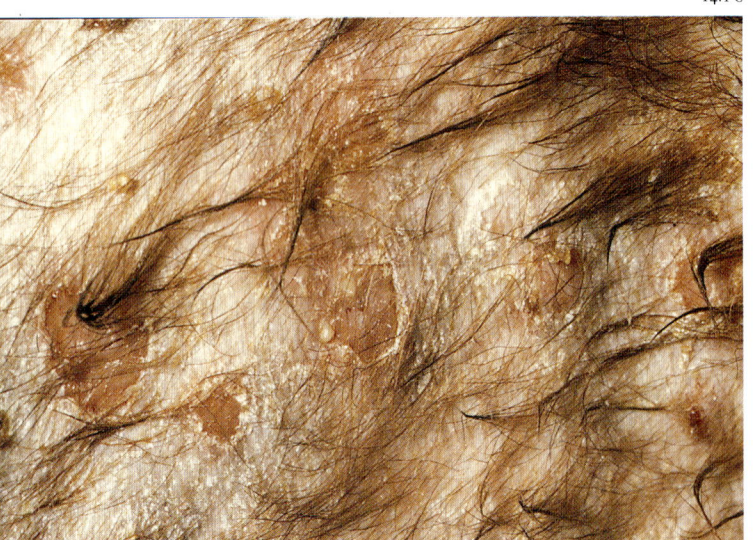

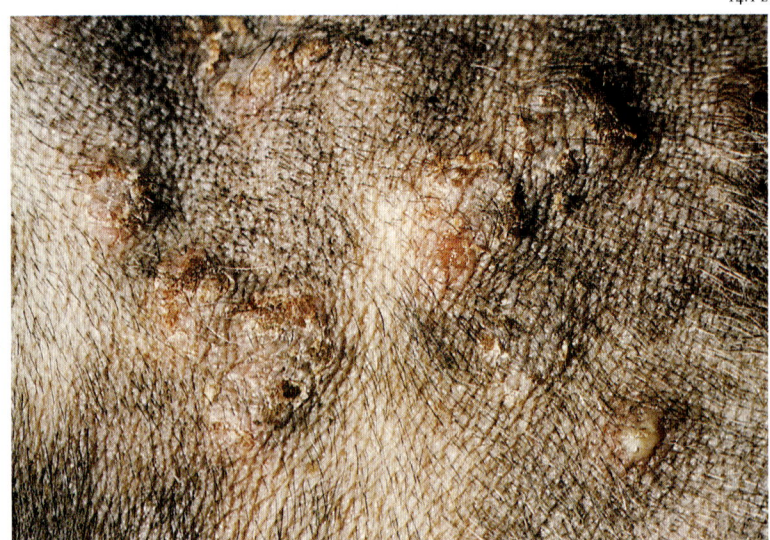

Kapitel 14   Verschiedene Krankheiten / Juvenile Zellulitis   14.2

14.2 Juvenile Zellulitis

14.2 A   Ausgeprägte Schwellung der Nase mit Erosionen und epidermalen Ringbildungen.

14.2 B   Juvenile Zellulitis an der Nase, Schnauze und der periokulären Haut bei einem Gordon Setter.

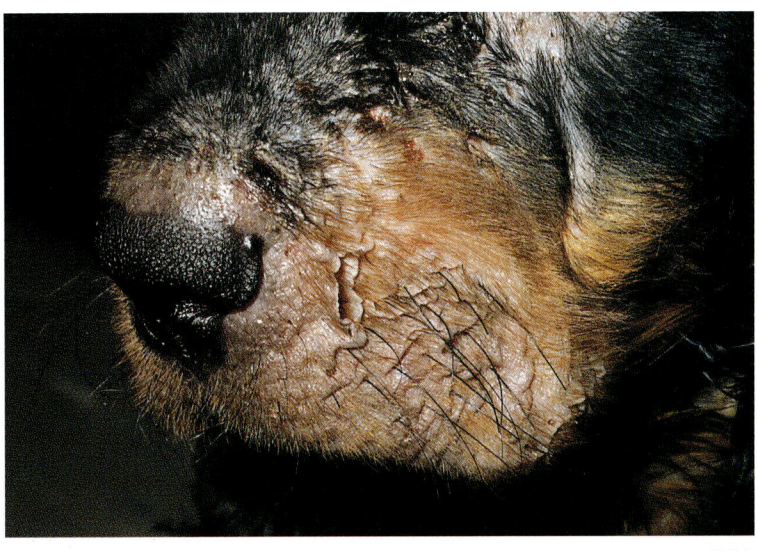

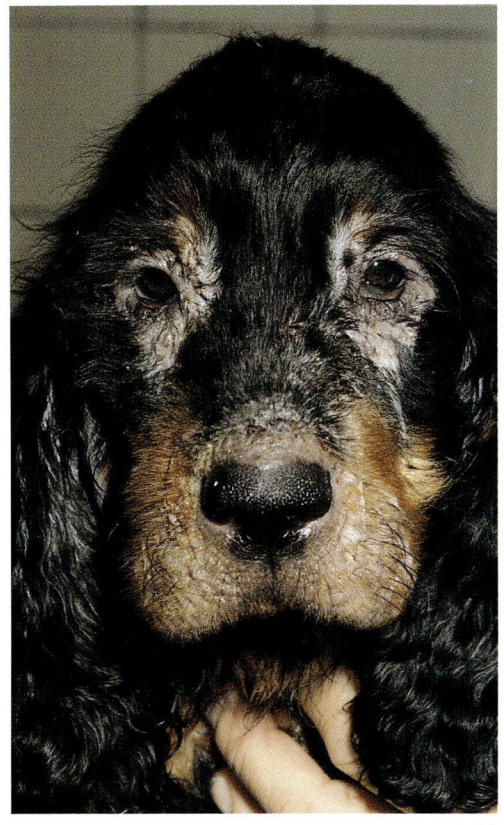

Allgemeines

Die Ätiologie dieser der Pyodermie ähnlichen Krankheit, die nur bei Hunden unter 4 Monaten vorkommt, ist unbekannt, doch wurden eine verminderte Lymphozytenfunktion und eine Hypersensibilität im Zusammenhang mit der juvenilen Zellulitis beschrieben. In der Regel sind mehrere Welpen eines Wurfs betroffen. Streß, Endoparasitenbefall und eine mangelhafte Hygiene sind prädisponierende Faktoren. Die juvenile Zellulitis kommt häufig beim Golden Retriever, Dackel und beim Pointer vor. Bei Jungtieren tritt sie gehäuft im Zusammenhang mit der nodulären Pannikulitis auf (siehe 14.3).

Klinisches Bild

Die Hautveränderungen sind normalerweise auf die Schnauze und die periokuläre Region beschränkt. Gelegentlich sind die Ohren, das Perineum und die Haut um das Präputium betroffen. Zuerst tritt ein Erythem mit einer Schwellung auf, das sich innerhalb weniger Tage zu einer nässenden, diffusen Dermatitis mit Pusteln und einer Alopezie entwickeln kann. Die Tiere sind lethargisch, anorektisch und haben Fieber sowie eine regionale Lymphadenopathie mit oder ohne Abszeßbildung.

Diagnose

Das Alter zu Beginn der Erkrankung und die klinischen Symptome sind diagnostisch aufschlußreich. In der Kultur vom Exsudat lassen sich nur gelegentlich Staphylokokken nachweisen, häufiger wachsen keine Bakterien. Die histologischen Befunde der Hautbiopsien ergeben eine gemischte Entzündungsreaktion in den tiefen Schichten der Dermis und gelegentlich der Subkutis.
Hautgeschabsel sind wichtig, um eine Demodikose auszuschließen.

Therapie

Hygiene und Ernährung sollten verbessert werden, falls dies notwendig ist. Die begleitende Gabe von Prednison (1–2 mg/kg einmal täglich) und Cephalexin (15–20 mg/kg dreimal täglich) über 14 Tage führt zur Heilung. Lymphknotenabszesse können durch eine Spülung mit physiologischer Kochsalzlösung und durch ein Scheren der umgebenden Haare behandelt werden. Die Prognose der juvenilen Zellulitis ist gut, aber in der Regel bleiben Narben zurück.

Diagnostische Parameter

Erytheme; Pusteln; Zellulitis; Alopezie.

Kapitel 14   Verschiedene Krankheiten / Juvenile Zellulitis   14.2

14.2 C Schwere Zellulitis an Schnauze und Kinn.

14.2 D Gleicher Hund wie in Bild 14.2 C, Schwellung der Gegend um den Mandibular-lymphknoten.

14.2 E Suppurative Otitis externa als Teil des juvenilen Zellulitis-Komplex.

14.2 F Fibrose und partielle Alopezie als Ergebnis einer ausgeheilten juvenilen Zellulitis.

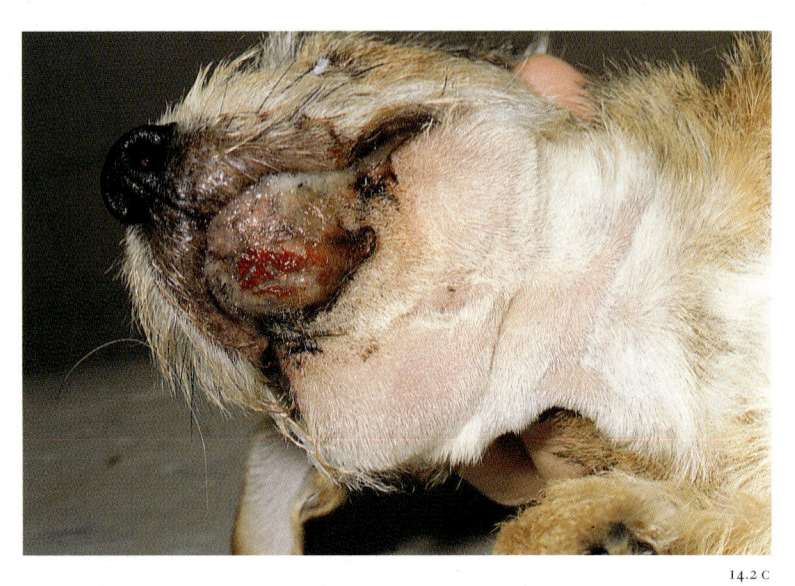

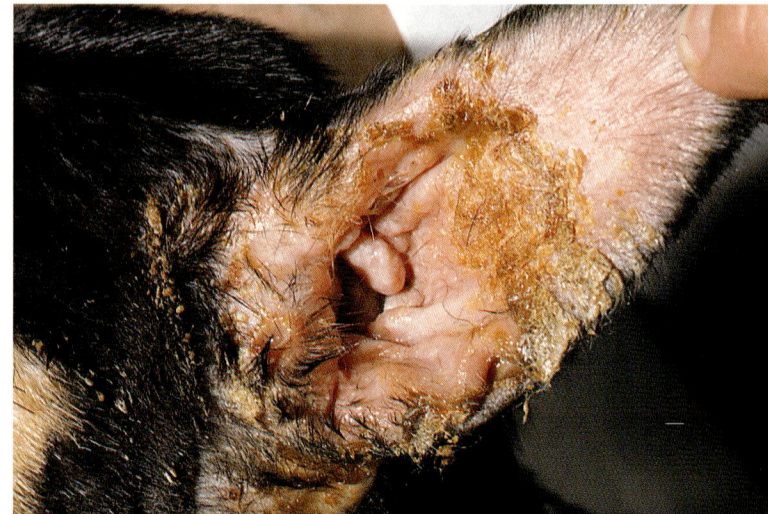

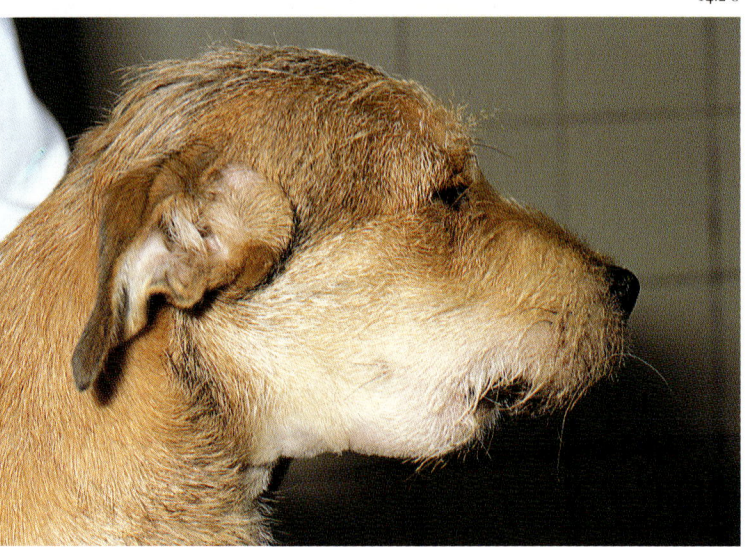

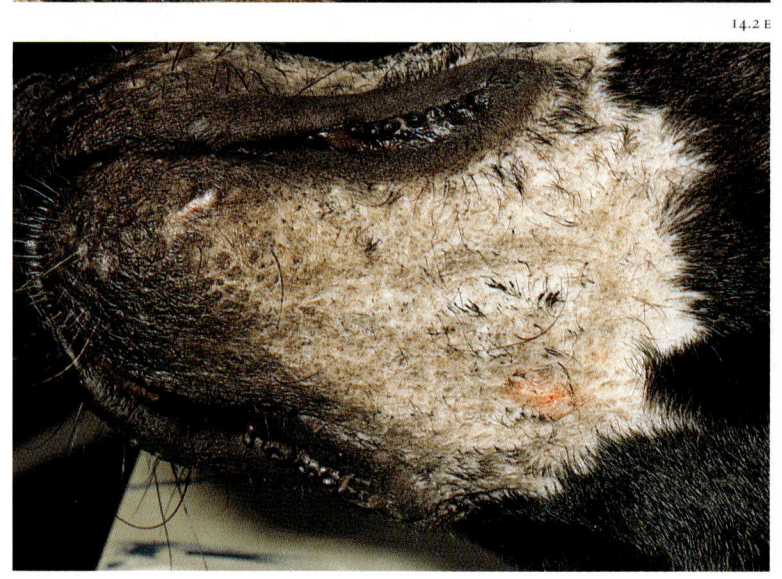

14.3 Noduläre Pannikulitis

Allgemeines
Die noduläre Pannikulitis ist eine sterile Entzündung des subkutanen Fettgewebes. Die Krankheit geht gelegentlich mit einem Vitamin-E-Mangel oder einem Lupus erythematosus einher, aber in den meisten Fällen ist die Ursache unbekannt.
Die Erkrankung kann bei jeder Hunde- und Katzenrasse und in jedem Alter auftreten.

Klinisches Bild
Die klinische Manifestation der sterilen nodulären Pannikulitis ist bei Hunden und Katzen mehr oder weniger gleich. Charakteristisch ist das simultane Auftreten verschiedener einzelner oder multipler Läsionen wie Knötchen, Abszesse, Fistelkanäle und Ulzera. Der Inhalt der fluktuierenden Prozesse ist leicht ölig und hat eine gelblichbraune bis rötliche Farbe. Die Veränderungen treten hauptsächlich am Rumpf auf. Es handelt sich um eine nicht juckende Erkrankung. Die systemischen Symptome sind Lethargie, Anorexie und Fieber.

Diagnose
Diagnostische Hinweise geben die Symptomatik und eine negative Bakterienkultur zusammen mit der Histopathologie der Biopsien. Der histopathologische Befund zeigt eine diffuse oder lobuläre, gemischte Entzündungsreaktion mit Makrophagen, Neutrophilen und Lymphozyten im subkutanen Fett. Die Nadelaspirationsbiopsie ergibt in der Regel zahlreich Makrophagen und Neutrophile, aber keine Bakterien. Zugrundeliegende Krankheiten wie der SLE und ein Vitamin-E-Mangel und die Differentialdiagnosen wie Neoplasien, tiefe Pyodermien, Mykobakteriosen und tiefe Mykosen sollten ausgeschlossen werden.

Therapie
Solitäre Läsionen sollten chirurgisch entfernt werden. Eine permanente Besserung läßt sich bei **Hunden** durch die orale Gabe von Prednison (1–2 mg/kg einmal täglich) über 7 Tage, gefolgt von einer Gabe derselben Dosis an jedem 2. Tag für weitere 14 Tage erreichen. Bei **Katzen** wird Prednison (3 mg/kg einmal täglich oral) bis zur Regression der Veränderungen verabreicht.
Gelegentlich war die orale Applikation von Vitamin E (400 I.E. zweimal täglich) sowohl bei Katzen als auch bei Hunden nützlich.

Diagnostische Parameter
Knötchen; Fisteln; Ulzera; Abszesse.

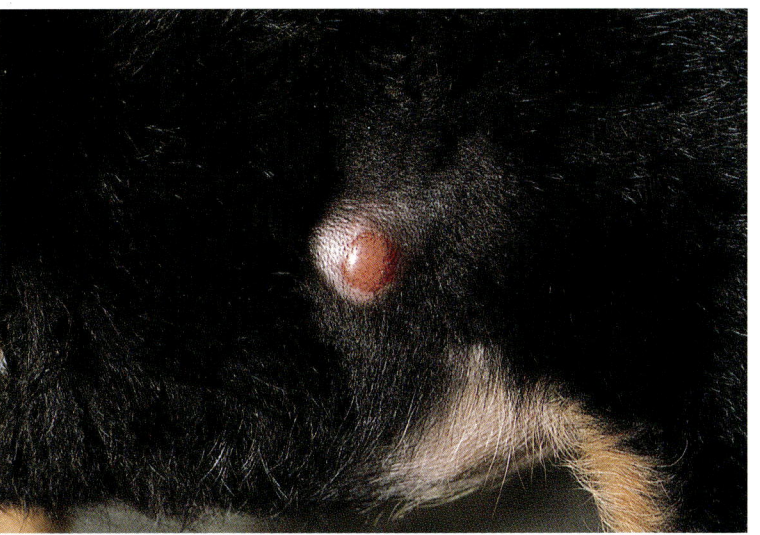

14.3 A Solitärer Abszeß am Rumpf eines Welpen.

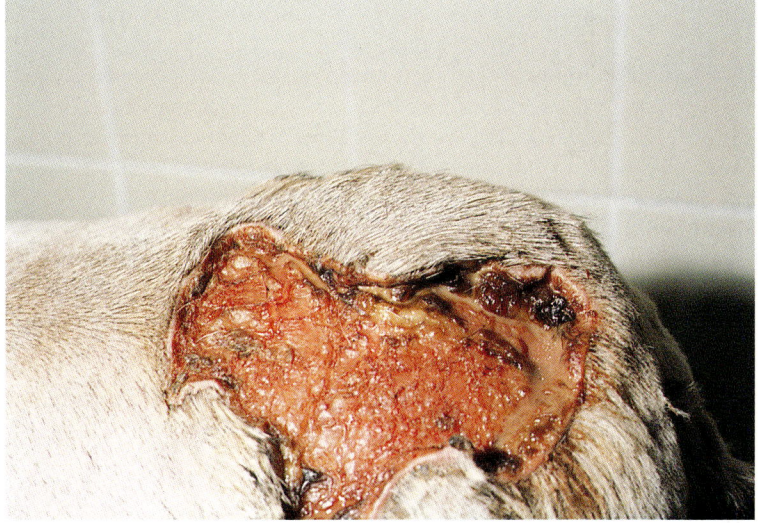

14.3 B Großer Abszeß und ein ausgeprägtes Ulkus auf dem kaudalen Teil des Rückens eines Hundes.

14.3 C Noduläre Pannikulitis bei einer Katze mit Ulzeration der Haut.

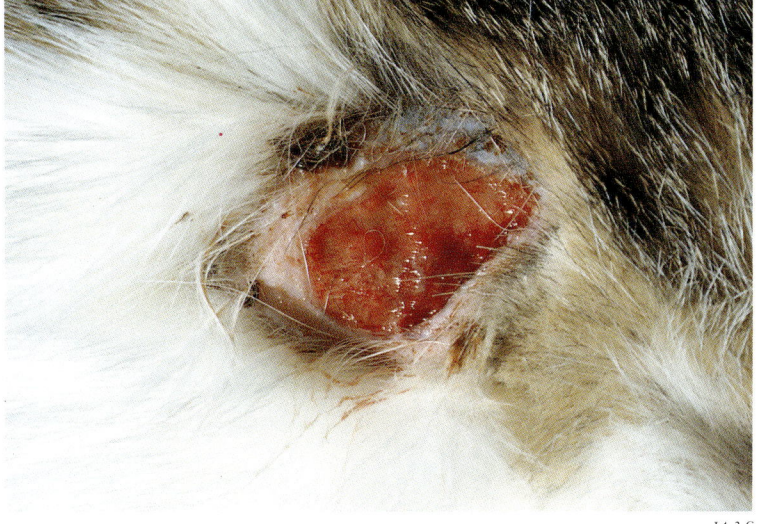

14.4 Felines eosinophiles Geschwür – feline eosinophile Plaque – eosinophiles Granulom

Allgemeines
Die drei Krankheiten wurden mit Futtermittelallergien und der felinen atopischen Dermatitis in Verbindung gebracht (siehe 6.2 und 6.4). In der Mehrzahl der Fälle ist die Ätiologie nicht bekannt. Das eosinophile Granulom kommt häufiger besonders bei Jungkatzen vor.

Klinisches Bild
Schmerzlose eosinophile Geschwüre befinden sich häufig auf der Oberlippe. Oft sind der harte Gaumen und andere Hautbezirke ebenfalls betroffen. Die ersten Veränderungen sind Erytheme und Schwellungen, aus denen sich schnell gut umschriebene Ulzera mit einer superfiziellen Nekrose entwickeln.
Eosinophile Plaques sind solitäre oder multiple Läsionen, die sich in der Regel am Hals, dem Bauch und der medialen Seite der Oberschenkel befinden. Es handelt sich um umschriebene, erythematöse Erhebungen der Haut mit einem Durchmesser von 0,5 bis 5 cm. Aufgrund des Leckens kann die Oberfläche erodiert sein oder ulzerieren.
Eosinophile Granulome sind in der Regel Nebenbefunde, die aus linearen, festen, gelblichrosafarbenen, erhabenen Läsionen der Haut im Bereich der kaudalen Seite der Oberschenkel bestehen. Sie ulzerieren nur manchmal. Eosinophile Granulome kommen auch als papulonoduläre Veränderungen an der Unterlippe und als Schwellung des Kinns (»felines Kinnödem«) vor.

Diagnose
Da sich die drei Erkrankungen in bestimmten Stadien sehr ähnlich sind, ist es manchmal unmöglich, sie aufgrund des klinischen Bildes voneinander abzugrenzen. Es ist zweifelhaft, ob eine histopathologische Differenzierung sinnvoll ist, da man annimmt, daß alle drei Veränderungen verschiedene Manifestationen der gleichen Krankheit sind.
Die histologische Untersuchung des schmerzlosen Geschwürs zeigt eine unspezifische Dermatitis. Bei der eosinophilen Plaque sieht man eine superfizielle und eine tiefe perivaskuläre oder diffuse Dermatitis mit einer unterschiedlichen Anzahl eosinophiler Zellen und Mastzellen. Das eosinophile Granulom stellt sich als eine granulomatöse Dermatitis mit einer Kollagendegeneration, Eosinophilen und vielkernigen histiozytären Riesenzellen dar.
Die Bluteosinophilie ist ein konstantes Charakteristikum der eosinophilen Plaque.
Zur Differentialdiagnose gehören das infektiöse Granulom und Neoplasien, die durch mehrere Kulturen und histologische Untersuchungen der Hautbiopsien abgegrenzt werden sollten.

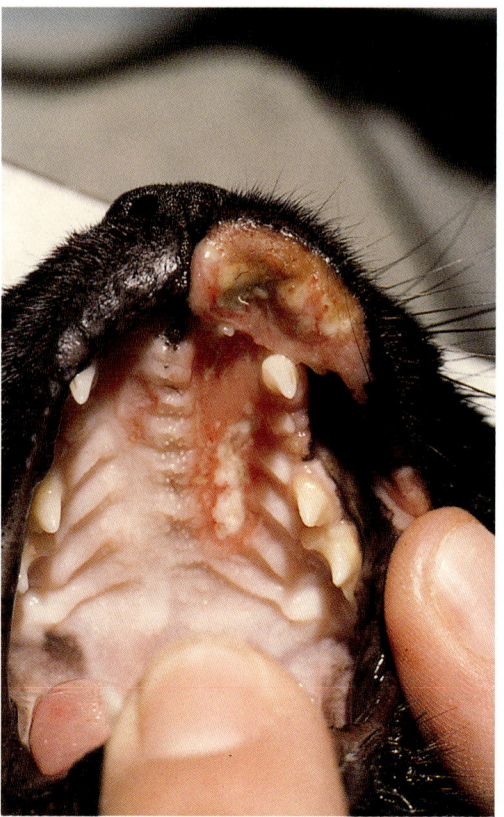

14.4 A Eosinophiles Geschwür am harten Gaumen und der Oberlippe mit Nekrosen.

14.4 B Lineares eosinophiles Granulom ohne Ulzeration an der Kaudalfläche des Oberschenkels.

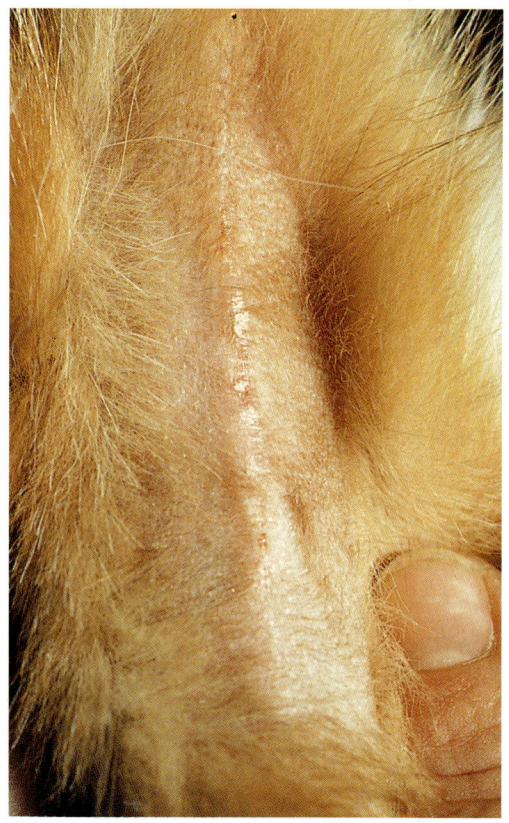

Therapie

Wenn eine zugrundeliegende Überempfindlichkeit gefunden wurde, ist eine spezifische Behandlung indiziert (siehe 6.2 und 6.4). Andernfalls können diese Krankheiten mit Methylprednisolon (2–3 mg/kg subkutan) alle drei Wochen bis zur Heilung behandelt werden. Es werden nur in seltenen Fällen mehr als drei Injektionen benötigt. Eine chirurgische Exzision kann bei solitären eosinophilen Plaques oder kleinen schmerzlosen eosinophilen Geschwüren an der Unterlippe sinnvoll sein. Die Kryochirurgie mit flüssigem Stickstoff (alle 10 bis 14 Tage bis zur Heilung der Läsion) ist bei 75% der Fälle des schmerzlosen eosinophilen Geschwürs und der eosinophilen Granulome wirkungsvoll. In der Regel reichen 2 bis 3 Behandlungen aus. Die Anwendung von Progestagenen wird nicht empfohlen. Bei therapieresistenten schmerzlosen Ulzera wirkt gelegentlich eine dreiwöchige Gabe von Antibiotika wie Amoxicillin mit Clavulansäure (15 mg/kg zweimal täglich) oder Cephalexin (20 mg/kg einmal täglich).

Diagnostische Parameter

Plaques; Ulzera; Knötchen; Erosionen; Nekrosen.

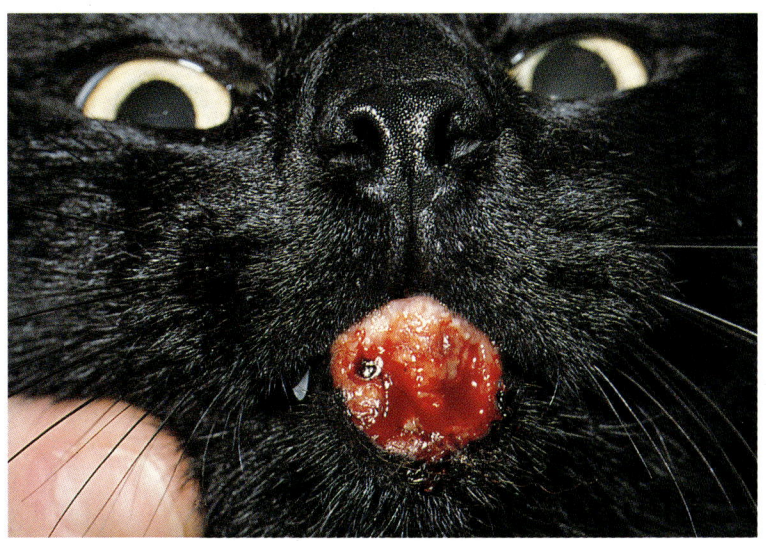

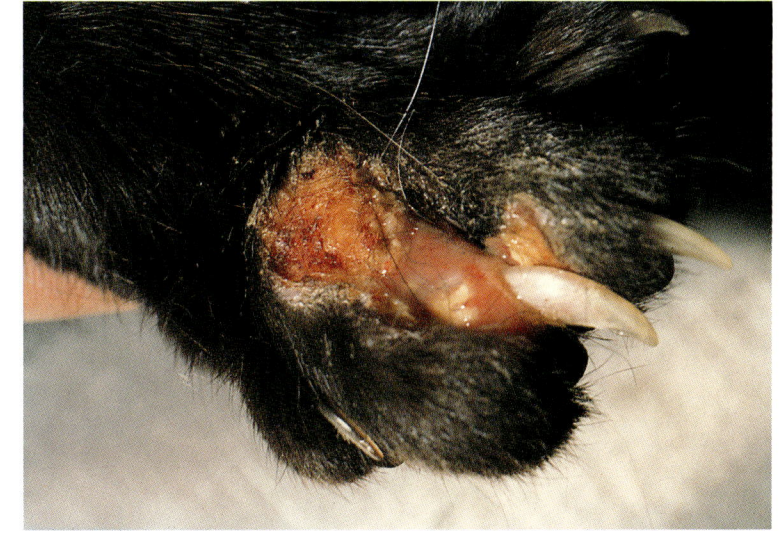

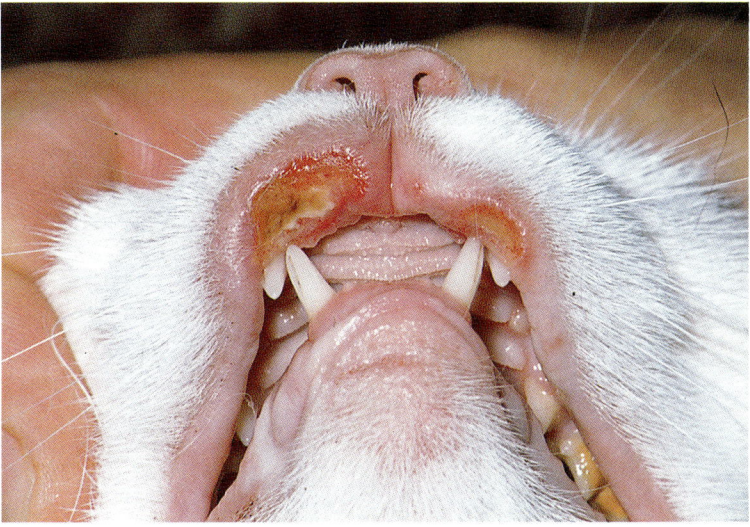

14.4 C   Rundes eosinophiles Geschwür mit Nekrosen am Kinn.

14.4 D   Eosinophiles Geschwür an den Zehen.

14.4 E   Geringgradig ausgeprägtes eosinophiles Geschwür an der Oberlippe mit deutlicher Schwellung und Erythem.

Kapitel 14 Verschiedene Krankheiten / Felines eosinophiles Geschwür – feline eosinophile Plaque – eosinophiles Granulom   14.4

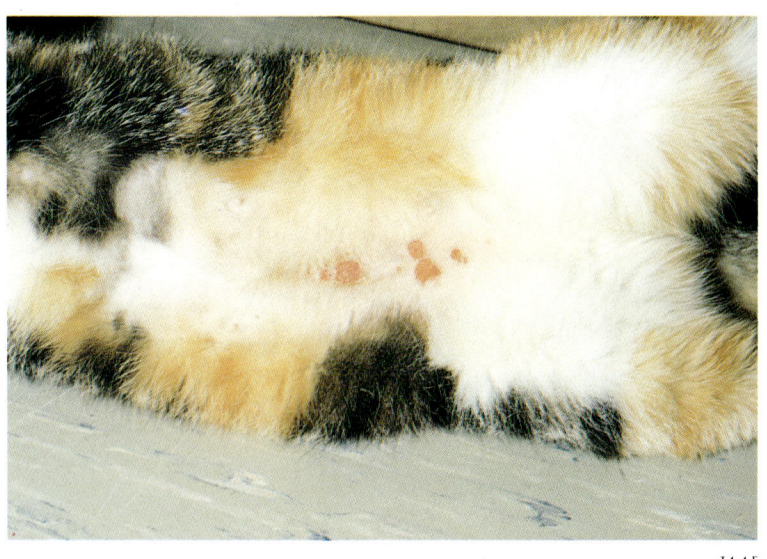

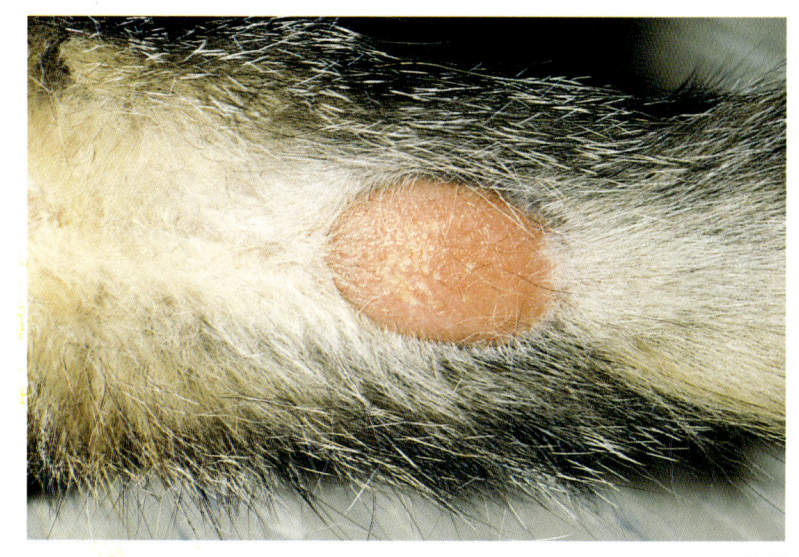

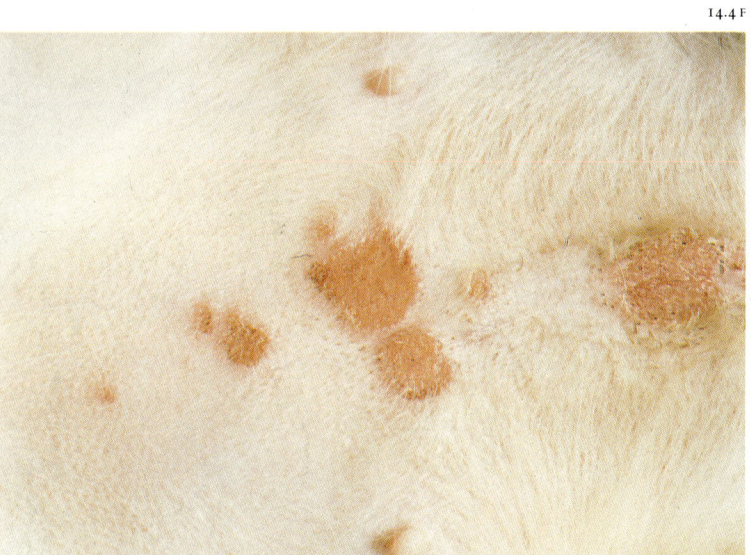

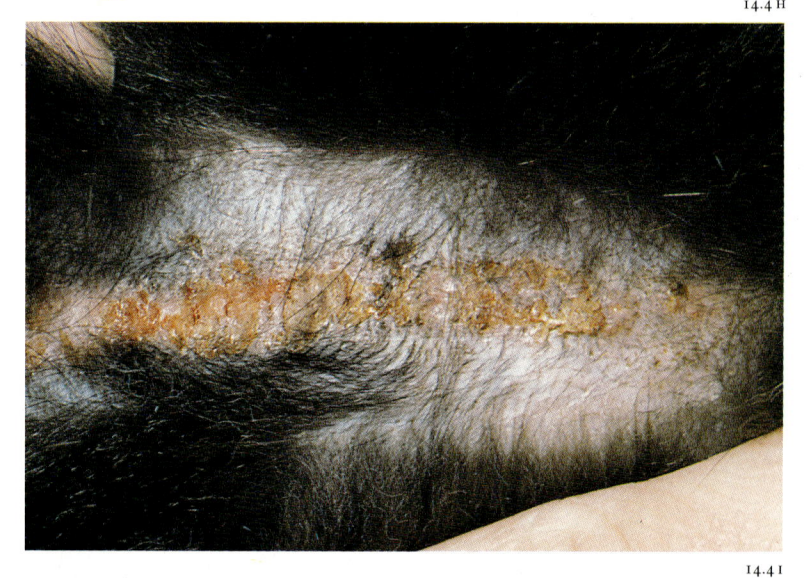

14.4 F Multiple eosinophile Plaques am Abdomen.

14.4 G Ausschnitt aus Bild 14.4 F verdeutlicht die erosive Oberfläche.

14.4 H Solitäre eosinophile Plaque am Schwanz.

14.4 I Lineares eosinophiles Granulom mit oberflächlichen Erosionen an der Kaudalfläche des Oberschenkels.

14.4 J Kinnödem mit einigen Papeln, histologisch einem eosinophilen Granulom ähnlich.

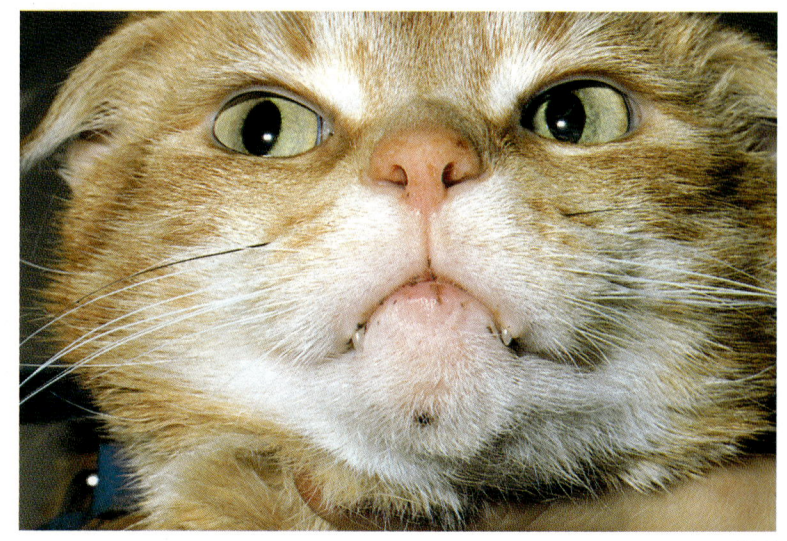

14.5 Lentigo

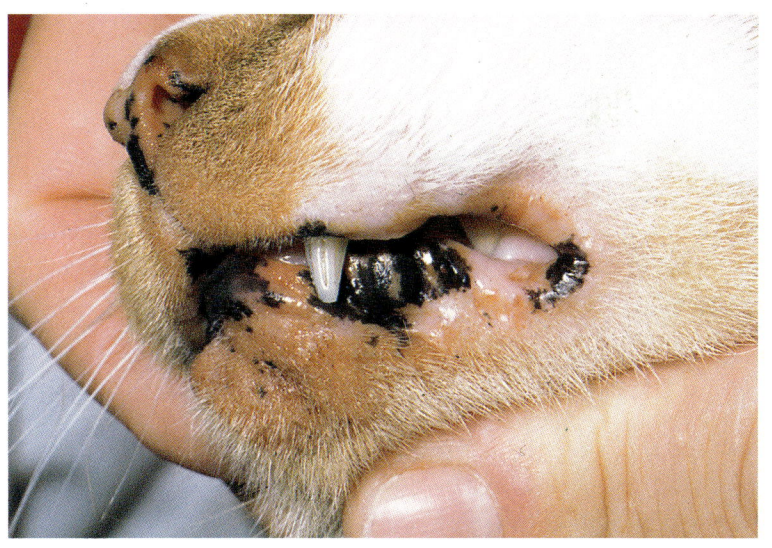

Allgemeines
Die Ätiologie und die Pathogenese der Lentigo sind unbekannt. Nur beim Mops wurde eine erbliche Form mit einem autosomal dominanten Erbgang beschrieben. Bei **Hunden** treten Lentigines beim erwachsenen Tier auf, bei orangefarbenen **Katzen** normalerweise bei Tieren unter einem Jahr.
Es gibt für die Lentigo keine Tendenz, sich zu einer melanotischen Neoplasie weiterzuentwickeln.

Klinisches Bild
Bei **Hunden** treten Lentigines in der Regel an der ventralen Haut als multiple, gut umschriebene, hyperpigmentierte Flecken auf.
Bei orangefarbenen **Katzen** beobachtet man eine fleckige Melanose an der Nase, dem Zahnfleisch, Lippen und Augenlidern. Diese Flecken haben eine unterschiedliche Konfiguration und Größe und können konfluieren.
Lentigines jucken nicht und sind nicht schmerzhaft. Die Tiere sind klinisch unauffällig.

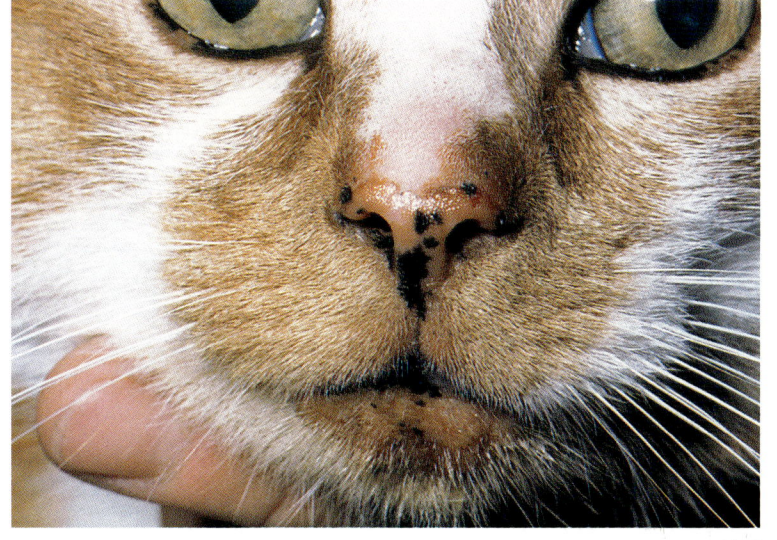

Diagnose
Der histologische Befund einer erhöhten Zahl von Melanozyten und einer deutlichen Melanose der basalen Keratinozyten ist eindeutig.

Therapie
Es gibt keine Therapie, und sie ist auch nicht nötig. Eine wissenschaftliche Vernachlässigung ist vorzuziehen.

Diagnostische Parameter
Flecken.

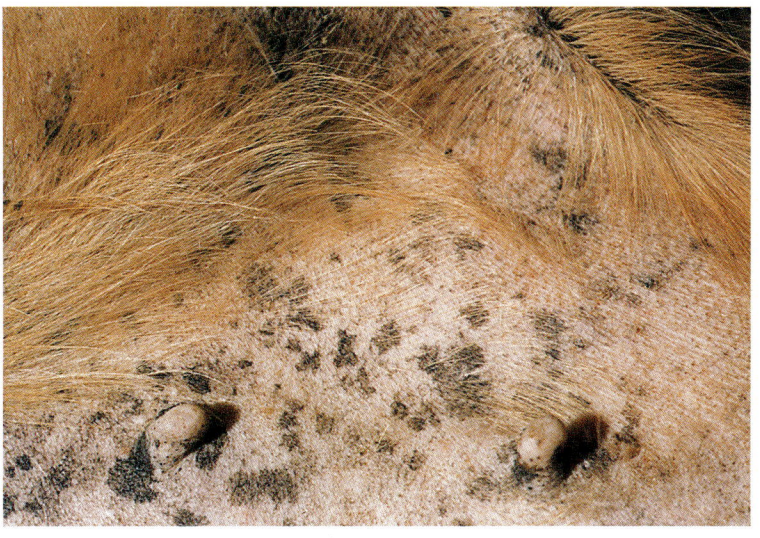

14.5 A Lentigines auf der Unterlippe einer Katze.

14.5 B Lentigines auf der Nase einer orangefarbenen Katze.

14.5 C Zahlreiche Lentigines auf dem Abdomen eines Hundes.

14.6 Calcinosis cutis

Allgemeines
Die Mineralisation der Haut wird meist im Zusammenhang mit einem spontanen oder iatrogenen Hyperadrenokortizismus beoachtet. Diese Form der dystrophischen Kalzifikation betrifft in der Regel ältere Tiere (siehe auch 7.2 und 8.3). Die Calcinosis cutis wurde auch in Verbindung mit verletztem oder totem Gewebe beschrieben, das durch eine Infektion, Trauma, Zysten, Neoplasien oder eine chronische Niereninsuffizienz entstanden war. Die idiopathische lokale Calcinosis cutis, bekannt als Calcinosis circumscripta, tritt bei Hunden auf, die jünger als 2 Jahre sind. Eine Prädisposition ist für die großen Rassen bekannt, insbesondere für den Deutschen Schäferhund.

Klinisches Bild
Die primären Läsionen der Calcinosis cutis sind feste Papeln, die dazu neigen, zu Plaques zu konfluieren, mit einem Erythem, weißlich-gelbem, sandigem Material, Ulzerationen und einer sekundären Pyodermie. Es können multiple, nadelstichgroße Veränderungen oder ausgedehnte Plaques bis zu mehreren Zentimetern Durchmesser an jedem Teil des Körpers vorkommen, aber meistens findet man sie auf dem Rücken, in den Leisten oder am Bauch.
Die Calcinosis circumscripta präsentiert sich als fester oder fluktuierender, normalerweise multinodulärer Prozeß mit einem Durchmesser bis zu 10 cm, der kalkiges, granuläres Material enthält. Die Veränderungen können einzeln oder multipel vorkommen. Diese Form der Calcinosis cutis findet man auf dem dorsalen Hals, in der Nähe der Druckpunkte und über Knochenvorsprüngen.

Diagnose
Aufgrund der Vorgeschichte, der klinischen Symptomatik, den Labortests und der Histopathologie der Hautbiopsien können die Ursachen der Calcinosis cutis ausgeschlossen oder bestätigt werden (siehe auch 7.2 und 8.3). Die Mineralisation des Gewebes kann in den Hautbiopsien durch eine Färbung mit PAS oder »alcian blue« dargestellt werden.

Therapie
Die durch einen Hyperadrenokortizismus verursachte Kalzinose verschwindet in der Regel 2 bis 6 Monate nach dessen Remission. Für die Calcinosis circumscripta ist die chirurgische Exzision der Veränderung die Therapie der Wahl.

Diagnostische Parameter
Papeln; Plaques; Ulzera; Knötchen.

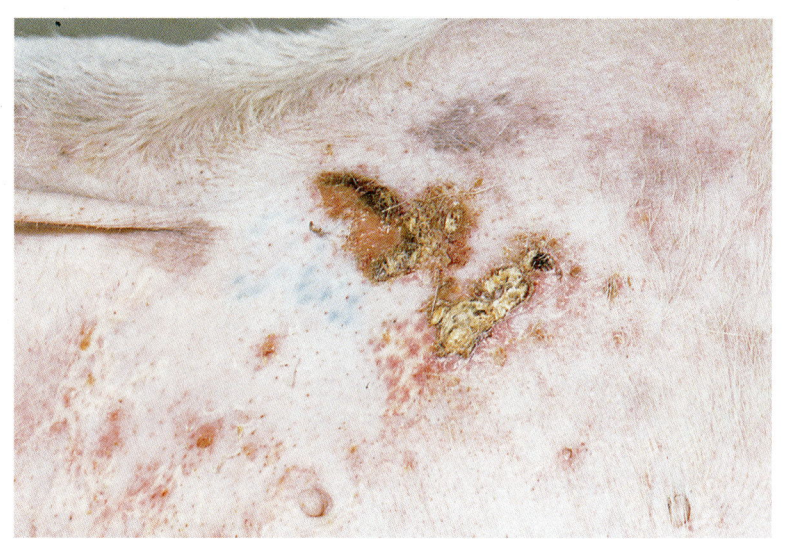

14.6 A Calcinosis cutis mit Kalziumablagerungen in der Haut und einer sekundären Pyodermie.

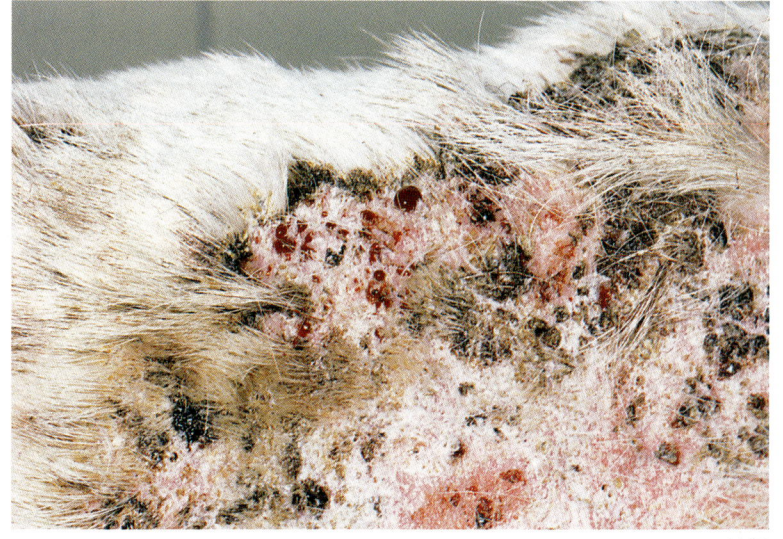

14.6 B Ausgeprägte Calcinosis cutis mit einer sie umgebenden Entzündung der Haut.

14.6 C Calcinosis circumscripta: Nach einem Schnitt in einen knötchenförmigen Prozeß wird das kalkige Material sichtbar.

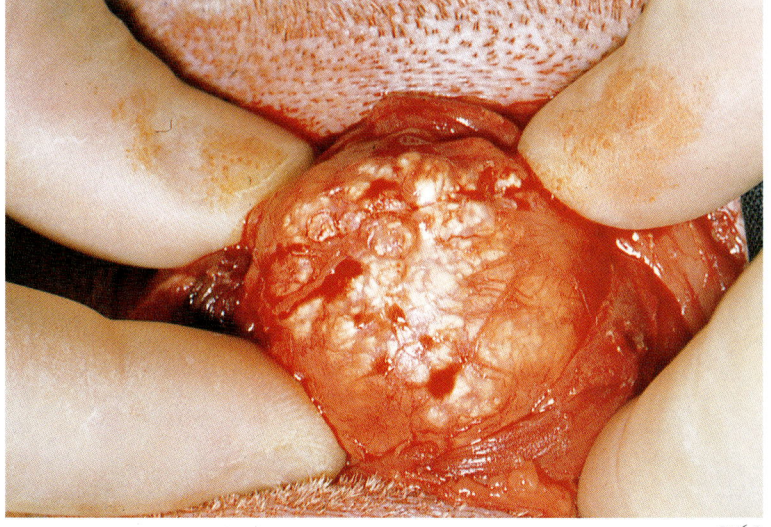

14.7 Feline plasmazelluläre Pododermatitis

Allgemeines
Die Pathogenese und die Ätiologie der felinen plasmazellulären Pododermatitis sind nicht geklärt, aber es gibt Hinweise, daß es sich um eine Immunkrankheit handelt.

Klinisches Bild
Die primären Veränderungen sind geschwollene, nicht schmerzhafte, schwammige Sohlenballen an Vorder- und/oder Hintergliedmaßen. Gelegentlich sind die Zehenballen betroffen. Sie können an einer oder mehreren Pfoten auftreten. Wenn es zu einer Ulzeration kommt, treten die Katzen vorsichtig auf, wahrscheinlich wegen des Schmerzes.
Im übrigen sind die Katzen gesund.

Diagnose
Die zytologische Untersuchung der Nadelaspirationsbiopsien zeigt zahlreiche Plasmazellen und gelegentlich Neutrophile und Lymphozyten. Bei der histologischen Untersuchung der Hautbiopsien sieht man eine oberflächliche und tiefe perivaskuläre Dermatitis überwiegend mit Plasmazellen. Später ändert sich dieses Bild in eine diffuse plasmazelluläre Dermatitis.

Therapie
Solange die Fußsohlen nicht ulzerieren, ist eine Behandlung nicht notwendig, besonders, weil eine Therapie mit immunmodulatorischen Medikamenten, einschließlich des Prednisolons (bis 4 mg/kg einmal täglich), nur gelegentlich wirksam ist.
Wenn eine Ulzeration auftritt, bringt eine großzügige chirurgische Exzision eine vorübergehende Besserung. Ein derartiger Eingriff verzögert ein Rezidiv für 4 bis 6 Monate.

Diagnostische Parameter
Schwellungen; Ulzera.

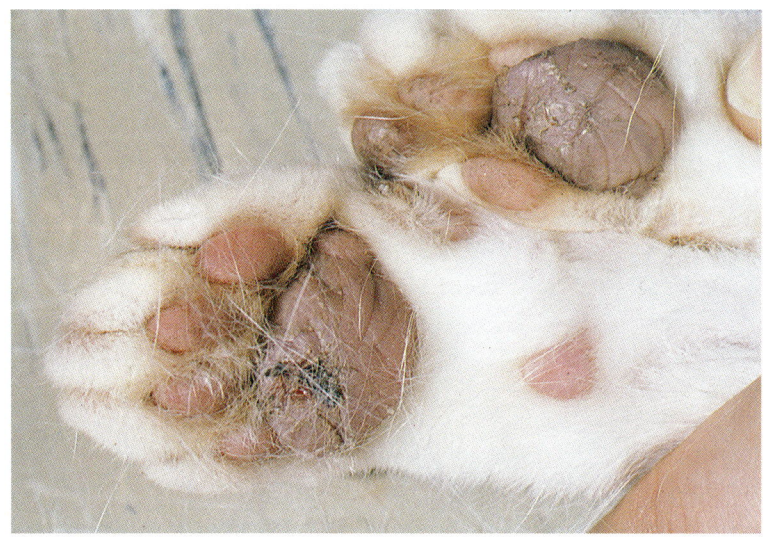

14.7 A Geschwollene, schwammige Sohlenballen der Vorderpfoten.

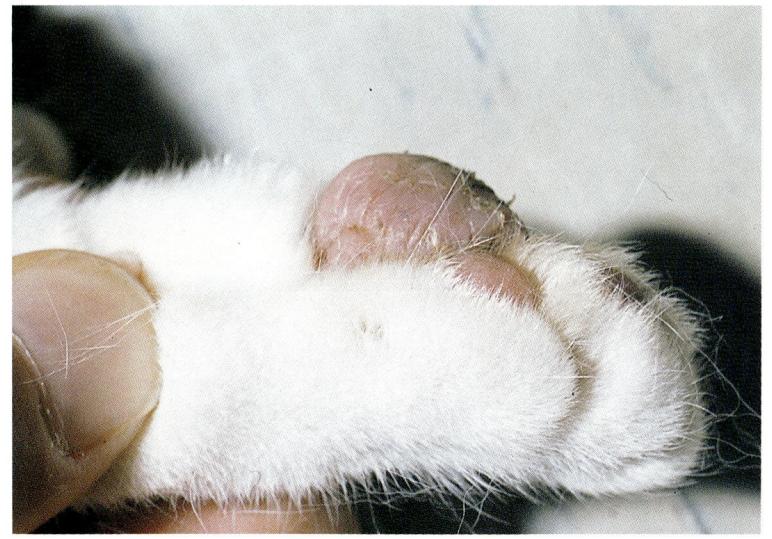

14.7 B Lateralansicht des umfangsvermehrten Sohlenballens einer Vorderpfote, verursacht durch eine plasmazelluläre Pododermatitis.

14.7 C Ulzeration des Sohlenballens.

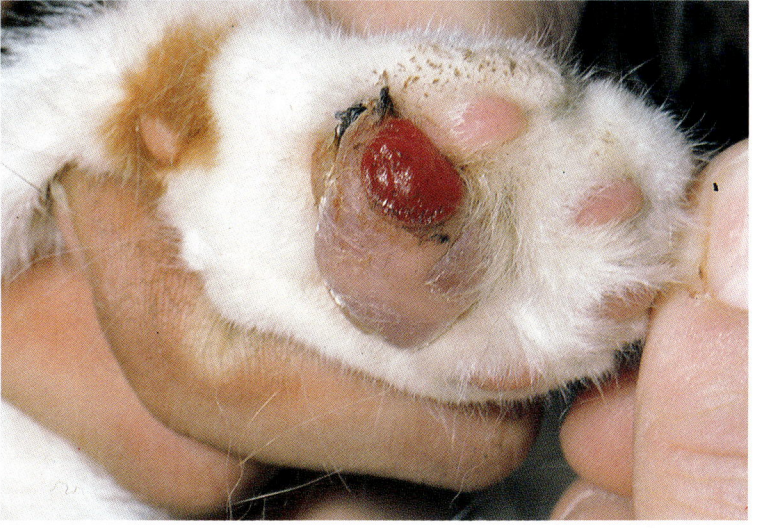

14.8 Saisonale Flankenalopezie

14.8 A Gut begrenzte, unregelmäßig geformte Alopezie mit Hyperpigmentation im Bereich der Flanke und der Brust bei einer Dänischen Dogge.

Allgemeines
Die saisonale Flankenalopezie tritt häufig im Spätherbst oder Frühjahr aufeinanderfolgender Jahre auf. Nach 3 bis 5 Monaten kommt es zum spontanen Nachwachsen der Haare. Die Ätiologie der Erkrankung ist unbekannt. Bei einigen Rassen, z.B. Englische Bulldogge, Airedale Terrier, Dobermann, Boxer, Zwergschnauzer und Zwergpudel, scheint eine Prädisposition vorzuliegen.

Klinisches Bild
Die Alopezie entwickelt sich allmählich, ist bilateral symmetrisch und beginnt in der Regel an der Flanke sowie im unteren Brustbereich. Die haarlosen Stellen sind gut begrenzt und unregelmäßig geformt. Juckreiz besteht nicht. Mit Ausnahme einer Hyperpigmentation werden meist keine Veränderungen beobachtet.

Diagnose
Hinweise geben die Rasse, die Saisonalität der Erkrankung und das klinische Bild. Auch die Histopathologie kann die Diagnose nur stützen, aber nicht beweisen. Es zeigt sich eine Keratose der Haarfollikel. Die erweiterten Öffnungen enthalten keine oder nur wenige Haarschäfte. Die Haarfollikel befinden sich meist in der telogenen Phase. Der Grund dieser Haarfollikel läuft häufig spitz zu. Dysplastische Follikel können quallenähnlich aussehen.

Therapie
Die Wirkung von Melatoninimplantaten war nicht überzeugend. Eine wirksame Behandlung gibt es zur Zeit nicht. In der Regel wachsen spontan normale Haare oder Haare anderer Farbe und Textur nach.

Diagnostische Parameter
Alopezie, Hyperpigmentation.

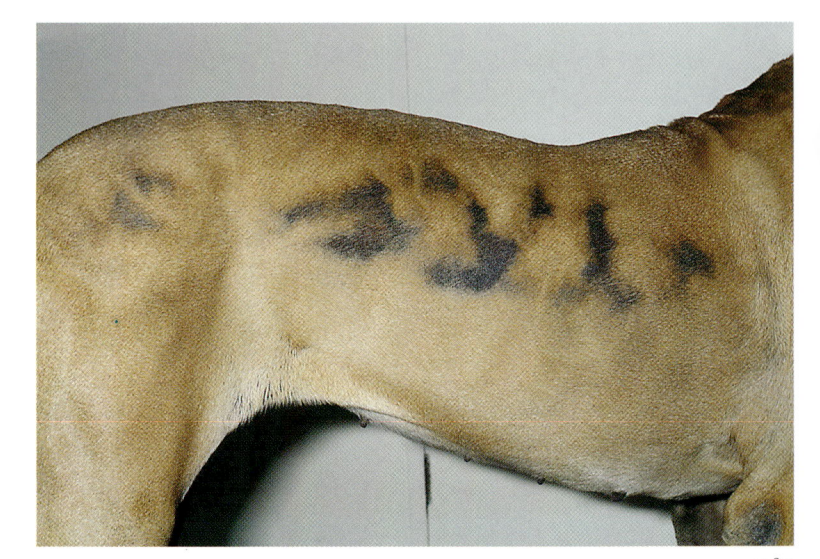

14.9 Feline Überempfindlichkeitsreaktion auf Mückenstiche

14.9 A Nasenrücken mit erythematösen Papeln und Krusten.

14.9 B Schuppen, Alopezie und Papeln auf den Ohrmuscheln.

Allgemeines
Mückenstiche können bei empfindlichen Katzen zu einer allergischen Reaktion führen, bei der eine Überempfindlichkeitsreaktion von Typ I beteiligt ist. Die Erkrankung tritt saisonal auf und führt zu Juckreiz.

Klinisches Bild
Von dieser mit Juckreiz verbundenen Dermatose sind spärlich behaarte Körperbereiche betroffen wie Nasenrücken, Ohrmuscheln und die Palmar-/Plantarseiten der Pfoten. Die Primärläsionen bestehen aus erythematösen Papeln, aus denen sich plaqueähnliche Veränderungen, kleine Krusten, Erosionen und Ulzera entwickeln können. Bei chronischer Erkrankung werden Alopezie, Schuppenbildung und Änderung der Pigmentierung beobachtet.

Diagnose
Die Verdachtsdiagnose stützt sich auf das charakteristische klinische Bild, den Freilauf der Katze, die Saisonalität der Erkrankung und die Besserung nach einwöchiger Haltung des Tieres im Haus. Hilfreich bei der Diagnosefindung sind außerdem die Wirkung von Repellents und die Histopathologie.
Zu Beginn ist die Reaktion durch eine perivaskuläre Entzündung gekennzeichnet. Aus dieser entsteht meist eine diffuse noduläre Dermatitis mit Eosinophilen und Kollagendegeneration.

Therapie
Neben einer ausschließlichen Haltung der Katze im Haus ist die Anwendung von Repellents auf Pyrethrin- oder Dimethyltoluamidbasis auf den wenig behaarten Körperstellen angezeigt. Bei schweren Fällen kann der Juckreiz durch die Verabreichung von Prednisolon (0,5 mg/kg zweimal täglich oral) oder Methylprednisolonazetat mit Depotwirkung (2 mg/kg s.c.) deutlich reduziert werden.

Diagnostische Parameter
Erythem; Papeln; Plaques; Erosionen; Ulzera.

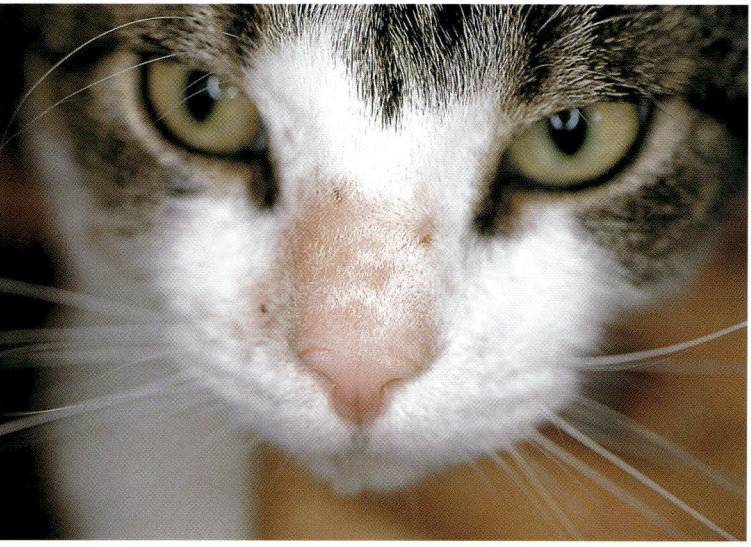

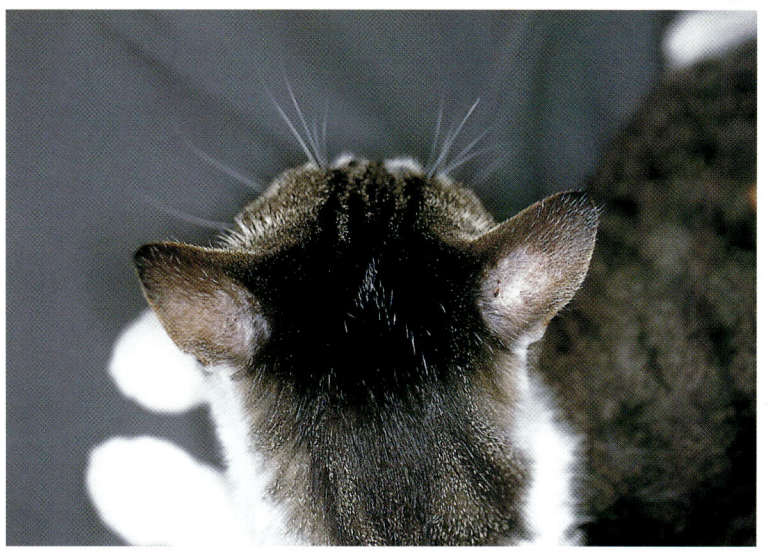

15. Diagnostische Parameter

Die Tabellen zur Bestimmung der Hautkrankheiten basieren auf den am häufigsten beobachteten Hautveränderungen. Sie sollen die initiale, grobe Differenzierung erleichtern. Nur die Krankheiten, bei denen die Mehrzahl der Fälle durch eine spezifische Läsion charakterisiert ist, wurden in die Liste der Läsionen aufgenommen.
Außerdem sollte man wissen, daß Hautveränderungen veränderlich sind. Zum Beispiel können Vesikel und Pusteln vorübergehende Erscheinungen sein, da sie platzen oder austrocknen, oder sie werden durch Kratzen von Krusten und Schuppen überlagert.
Auch die Anwesenheit oder Abwesenheit eines Pruritus kann zu falschen Interpretationen führen: Beispielsweise können hypothyreote Hunde aufgrund einer Seborrhö und einer superfiziellen Pyodermie einen Juckreiz zeigen, aber ohne diese sekundären Phänomene wäre die Hypothyreose eine nicht juckende Erkrankung.
Versucht man, die Tabellen unter Berücksichtigung dieser Anmerkungen zu benutzen, können sie für die Diagnostik sehr hilfreich sein.

Die Abkürzungen, die in diesen Tabellen verwendet wurden, sind:
c = canine; f = feline; p = pruritisch (juckend); np = nicht pruritisch; l = normalerweise lokalisiert; g = normalerweise generalisiert. Jede Krankheit wird von einer Anzahl Abkürzungen gefolgt, die die Erkrankung charakterisieren, wenn die aufgelisteten Läsionen dominieren.

Epidermale Ringbildung	c	f	p	np	l	g
Superfizielle bakterielle Follikulitis	•		•	•		•
Futtermittelallergie	•		•		•	
Bullöses Pemphigoid	•		•	•		•
Hypothyreose	•			•		•
Hyperadrenokortizismus	•			•		•
Idiopathische Seborrhö	•			•		•
Subkorneale pustuläre Dermatose	•			•		•
Pemphigus	•	•		•		•
Toxische epidermale Nekrolyse	•	•		•		•

Erytheme	c	f	p	np	l	g
Pyotraumatische Dermatitis	•		•		•	
Intertrigo	•		•		•	
Futtermittelallergie	•		•			•
Ernährungsbedingte Zinkdermatose	•			•	•	
Schwanzdrüsenhyperplasie	•			•	•	
Canine Atopie	•		•			•
Lymphohistiozytäre Neoplasie	•			•		•
Juvenile Zellulitis	•			•	•	
Zeckenbißinfektion	•	•		•	•	
Allergische Kontaktdermatitis	•	•	•		•	•
Reizmittel-Kontaktdermatitis	•	•	•		•	•
Thalliumvergiftung	•	•		•	•	•
Flohhalsbanddermatitis	•		•		•	
Feline rezidivierende Polychondritis		•		•	•	
Feline Solardermatitis		•		•	•	
Feline Überempfindlichkeitsreaktion auf Mückenstiche		•	•		•	

Kapitel 15   Diagnostische Parameter

Exkoriationen/Erosionen	c	f	p	np	l	g
Pyotraumatische Dermatitis	•		•		•	
Pyotraumatische Follikulitis	•		•		•	
Intertrigo	•		•		•	
Candidiasis	•			•		•
Sarkoptesräude	•		•			•
Familiäre Dermatomyositis	•			•	•	
Bullöses Pemphigoid	•		•	•	•	
Subkorneale pustuläre Dermatose	•		•		•	
Otodectes-cynotis-Infektion	•	•	•		•	
Pedikulose	•	•			•	
Pulikose	•	•			•	
Reizmittel-Kontaktdermatitis	•	•			•	
Arzneimittelallergie	•	•	•	•	•	
Flohbißallergie	•	•	•		•	•
Pemphigus	•	•	•		•	
Toxische epidermale Nekrolyse	•	•	•		•	
Psychogene Dermatitis	•	•	•			
Thalliumvergiftung	•	•	•		•	
Flohhalsbanddermatitis	•	•	•			
Felines eosinophiles Geschwür		•		•		
Feline eosinophile Plaque		•			•	•
Eosinophiles Granulom		•		•		
Feline atopische Dermatitis		•	•		•	
Feline Überempfindlichkeits-reaktion auf Mückenstiche		•	•		•	
Futtermittelallergie		•	•		•	•
Notoedresräude		•	•		•	•

Fisteln	c	f	p	np	l	g
Pododermatitis	•		•		•	
Kalluspyodermie	•			•	•	
Furunkulosis-Zellulitis-Komplex	•			•		•
Aktinomykose	•			•	•	
Traumatischer subkutaner Abszeß	•	•		•		
Nocardiose	•	•		•		•
Nichttuberkulöse Mykobakteriose	•			•	•	
Myiasis	•		•	•	•	
Noduläre Pannikulitis	•	•		•	•	•

Flecken	c	f	p	np	l	g
Superfizielle bakterielle Follikulitis	•		•		•	•
Kälteagglutininkrankheit	•			•	•	
Erythema multiforme	•			•	•	
Vitiligo und nasale Depigmentierung	•			•		
Demodikose	•	•				
Zeckenbißallergie	•	•	•			
Arzneimittelallergie	•	•	•	•	•	•
Lentigo	•	•			•	
Melanome	•	•			•	
Naevi	•	•			•	

Kapitel 15   Diagnostische Parameter

Knötchen	c	f	p	np	l	g
Pododermatitis	•		•		•	
Aktinomykose	•			•	•	
Leishmaniose	•			•		•
Noduläre Dermatofibrose	•		•	•	•	•
Calcinosis cutis	•		•	•	•	
Nocardiose	•	•		•		•
Nichttuberkulöse Mykobakteriose	•	•		•	•	
Kryptokokkose	•	•		•	•	•
Zeckenbißinfektion	•	•		•	•	
Epitheliale Neoplasien	•	•		•	•	
Mesenchymale Neoplasien	•	•		•	•	
Lymphophistiozytäre Neoplasien	•	•	•	•	•	
Melanome	•	•		•	•	
Naevi	•	•		•	•	
Noduläre Pannikulitis	•	•		•	•	•
Eosinophiles Granulom		•		•	•	

Papeln	c	f	p	np	l	g
Superfizielle bakterielle Follikulitis	•	•			•	
Nasale Pyodermie	•			•	•	
Sarkoptesräude	•			•	•	
Lichenoide Dermatitis	•			•	•	
Idiopathische Seborrhö	•	•		•		•
Schnauzer-Komedo-Syndrom	•			•	•	
Familiäre Dermatomyositis	•			•	•	
Alopezie der Farbmutanten	•			•		•
Kutane Zysten	•	•		•	•	
Calcinosis cutis	•		•	•		•
Akne	•	•		•		•
Kryptokokkose	•	•		•	•	•
Cheyletiellose	•	•		•	•	•
Pulikose	•	•		•		•
Futtermittelallergie	•	•		•		•
Flohbißallergie	•	•			•	•
Allergische Kontaktdermatitis	•	•		•		•
Arzneimittelallergie	•	•		•	•	•
Naevi	•	•		•	•	
Notoedresräude		•		•		•
Feline Kuhpockeninfektion	•			•	•	
Feline Überempfindlichkeitsreaktion auf Mückenstiche		•	•		•	

Kapitel 15 Diagnostische Parameter

Plaques	c	f	p	np	l	g
Kalluspyodermie	•		•	•	•	
Lichenoide Dermatitis	•			•	•	
Calcinosis cutis	•		•	•		
Idiopathische seborroische Dermatitis	•		•		•	
Ernährungsbedingte Zinkdermatose	•		•	•		
Psychogene Dermatitis	•	•	•		•	
Flohhalsbanddermatitis	•	•	•		•	
Epitheliale Neoplasien	•	•		•	•	
Mesenchymale Neoplasien	•	•		•	•	
Lymphohistiozytäre Neoplasien	•	•	•	•	•	•
Melanome	•	•		•	•	
Naevi	•			•	•	
Feline Kuhpockeninfektion		•		•	•	
Feline eosinophile Plaque		•	•		•	•
Eosinophiles Granulom		•	•		•	
Feline Überempfindlichkeitsreaktion auf Mückenstiche		•	•		•	

Pusteln	c	f	p	np	l	g
Impetigo	•			•	•	
Superfizielle bakterielle Follikulitis	•		•	•		•
Nasale Pyodermie	•			•	•	
Pyodermie des Dt. Schäferhundes	•		•			•
Kalluspyodermie	•		•	•	•	
Furunkulose-Zellulitis-Komplex	•		•			•
Leishmaniose	•			•		
Futtermittelallergie	•			•		
Canine Atopie	•			•	•	•
Bullöses Pemphigoid	•			•	•	
Idiopathische Seborrhö	•			•		•
Schnauzer-Komedo-Syndrom	•				•	
Schwanzdrüsenhyperplasie	•			•	•	
Familiäre Dermatomyositis	•			•	•	
Alopezie der Farbmutanten	•			•		•
Subkorneale pustuläre Dermatose	•	•				•
Juvenile Zellulitis	•			•		
Akne	•	•	•		•	
Pododermatitis	•	•	•		•	
Demodikose	•	•	•		•	•
Arzneimittelallergie	•	•	•	•	•	
Pemphigus	•	•	•	•	•	•
Lupus erythematosus	•	•	•		•	•
Toxische epidermale Nekrolyse	•	•		•		•

Kapitel 15 Diagnostische Parameter

Schuppen	c	f	p	np	l	g
Flohbißallergie	•		•		•	
Canine Atopie	•		•		•	
Leishmaniose	•			•	•	
Hypothyreose	•			•	•	
Hyperadrenokortizismus	•			•	•	
Hypophysärer Zwergwuchs	•			•	•	
Iatrogene Alopezie	•			•	•	
Idiopathische Seborrhö	•		•	•	•	
Ohrranddermatose	•			•	•	
Vitamin-A-abhängige Dermatose	•	•			•	
Ernährungsbedingte Zinkdermatose	•		•	•	•	
Familiäre Dermatomyositis	•			•	•	
Alopezie der Farbmutanten	•			•	•	
Folliculäre Dysplasie des schwarzen Haars	•			•	•	
Lymphohistiozytäre Neoplasie	•			•	•	
Cheyletiellose	•	•	•		•	
Dermatophytose	•	•		•	•	
Otodectes-cynotis-Infektion	•	•	•		•	
Demodikose	•	•		•	•	
Pedikulose	•	•		•	•	
Arzneimittelallergie	•	•	•		•	
Flohhalsbanddermatitis	•	•	•		•	
Talgdrüsenentzündung	•			•	•	
Notoedresräude		•	•		•	
Feline Hyperthyreose		•			•	
Feline Solardermatitis		•		•	•	

Ulzera	c	f	p	np	l	g
Pyodermie des Dt. Schäferhundes	•	•	•			•
Kalluspyodermie	•	•		•	•	
Schwanzdrüsenhyperplasie	•			•	•	
Familiäre Dermatomyositis	•			•	•	
Calcinosis cutis	•			•	•	
Bullöses Pemphigoid	•	•		•	•	
Leishmaniose	•	•		•	•	
Kälteagglutininkrankheit	•	•		•	•	
Iatrogene Alopezie	•	•		•	•	
Noduläre Dermatofibrose	•			•		•
Toxische epidermale Nekrolyse	•	•		•		•
Nocardiose	•	•		•		•
Nichttuberkulöse Mykobakteriose	•	•		•		•
Kryptokokkose	•	•	•	•	•	•
Myiasis	•	•	•	•	•	
Arzneimittelallergie	•	•	•	•	•	•
Pemphigus	•	•	•	•	•	•
Psychogene Dermatitis	•			•	•	
Flohhalsbanddermatitis	•	•	•		•	
Epitheliale Neoplasie	•	•		•	•	
Mesenchymale Neoplasie	•	•		•	•	
Lymphohistiozytäre Neoplasie	•		•	•	•	•
Melanome	•	•		•	•	
Noduläre Pannikulitis	•	•		•	•	•
Felines eosinophiles Geschwür		•		•	•	
Feline eosinophile Plaque		•	•	•	•	
Eosinophiles Granulom		•	•	•	•	
Feline Kuhpockeninfektion		•		•	•	
Plasmazelluläre Pododermatitis		•		•	•	

Kapitel 15 Diagnostische Parameter

Vesikel/Blasen	c	f	p	np	l	g
Bullöses Pemphigoid	•		•	•	•	
Familiäre Dermatomyositis	•			•	•	
Arzneimittelallergie	•	•	•	•	•	•
Pemphigus	•	•	•	•	•	
Lupus erythematosus	•	•	•	•	•	
Erythema multiforme – TEN	•	•		•	•	•
Feline Kuhpockeninfektion		•		•	•	

Literaturverzeichnis

August JR, ed. Consultations in Feline Internal Medicine. 3rd ed. Philadelphia: Saunders 1997.

Ettinger SJ, Feldman EC, eds. Textbook of Veterinary Internal Medicine. 4th ed. Philadelphia: Saunders 1995.

Fournel-Fleury C, Magnol J-P, Guelfi J-F. Colour Atlas of Cancer Cytology of the Dog and Cat. Paris: CNVSPA 1994.

Gross TL, Ihrke PJ, Walder EJ, eds. Veterinary Dermatopathology. St Louis: Mosby Year Book 1992.

Ihrke PJ. Bacterial infections of the skin. In: Infectious Diseases of the Dog and Cat, Ch. 5: Integumentary Infections. Greene CE, ed. Philadelphia: Saunders 1990; 72-78.

Kwochka KW, von Tscharner C, Willemse T, eds. Advances in Veterinary Dermatology, Vol. 3. Oxford: Butterworth Heinemann 1997.

Lever WF, Schaumburg-Lever G, eds. Histopathology of the Skin. Philadelphia: Lippincott 1990.

Muller GH, Kirk RW, Scott DW, eds. Small Animal Dermatology. 4th ed. Philadelphia: Saunders 1989.

Petersen ME, Randolph JF. Endocrine diseases. In: The Cat: Diseases and Clinical Management, Vol 2. Sherding RG, ed. New York: Livingstone 1989; 1095–1161.

Reedy LM, Miller WH, Willemse T, eds. Allergic Skin Disease. 2nd ed. Philadelphia: Saunders 1997.

Rijnberk A, ed. Clinical Dermatology of Dogs and Cats. London: Kluwer Publ 1996.

Roitt I, ed. Essential Immunology. 8th ed. Oxford: Blackwell Sci Publ 1994.

Scott DW, Miller WH, Griffin C, eds. Small Animal Dermatology. 5th ed. Philadelphia: Saunders 1995.

Theilen GH, Madewell BR, eds. Veterinary Cancer Medicine. 2nd ed. Philadelphia: Lea & Febiger 1987.

White SD. Pruritus. Vet Clin North Am Small Anim Pract 1988; 18 (5).

Willemse A. Atopic skin disease: a review and a reconsideration of diagnostic criteria. J Small Anim Pract 1986; 27: 771–778.

Yager JA, Wilcock BP, eds. Surgical Pathology of the Dog and Cat – Dermatopathology and Skin Tumors. London: Mosby Year Book 1994.

Index

Nur die erste Seite einer Krankheit wurde bezüglich eines spezifischen Sichworts aufgeführt. Der Zusatz eines (t) zur Seitenzahl bezieht sich auf eine Tabelle auf dieser Seite.

Abszeß
– iatrogener 17
– infektiöser 18, 19, 20, 26
– bei Pannikulitis 127
– traumatischer 17
Akantholytische Zellen 58
Akne 9
Acrodermatitis enteropathica 92
Akromegalie 79
Aktinische Dermatose, siehe Solardermatitis
Aktinomykose 19
Allergietest 44
Alopezie
– der Ohrmuscheln 83
– der Farbmutanten 104
– kongenitale symmetrische 103
– feline symmetrische 84
– fleckige 103
– iatrogene 85
– psychogene 86
– saisonale der Flanken 134
Alternaria sp. 22, 26
Angioödem 49
Ankylostomiasis 10
Antidepressiva 87
Antihistaminika 45, 48
Arzneimittelallergie 56
Asthenie, kutane 100
Atopie
– canine 44
– feline 48, 128
Atrophie, kutane 76, 77, 78, 81

Basalzelltumor 106
Blasen 141 t
Bullöses Pemphigoid 68

Calcinosis
– circumscripta 132
– cutis 76, 132
Candidosis 21
Cheyletiellosis 27
Ctenocephalides spp. 38
Cushing-Syndrom, siehe Hyperadrenokortizismus

Dalmatian Bronzing Syndrome 6
Demodikose 32
Dermatitis
– akrale Leckdermatitis, siehe psychogene
– akute nässende 2
– allergische Kontaktdermatitis 54
– atopische, canine 44
– atopische, feline 48
– Flohbißdermatitis 38
– Flohhalsbanddermatitis 98
– Gesichtsfaltendermatitis 4
– Körperfaltendermatitis 4
– Lefzendermatitis 4
– miliare, idiopathische 52
– psychogene 86
– pyotraumatische 2, 38
– Solardermatitis, feline 99
– Schwanzfaltendermatitis 4
– Vulvafaltendermatitis 4
Dermatomyositis, familiäre canine 101
Dermatophytose 22
Druckpunktpyodermie 16

Eosinophiles Geschwür 128
Eosinophiles Granulom 128
Eosinophile Plaque, feline 128
Epidermale Ringbildung 136 t
Epidermolysis bullosa simplex, siehe Dermatomyositis
Erbliche Krankheiten
– atopische Dermatitis 44
– Follikeldysplasie des schwarzen Haars 105
– Alopezie der Farbmutanten 104
– familiäre Dermatomyositis 101
– fleckige Alopezie 103
– hypophysärer Zwergwuchs 77
– kutane Asthenie 100
– Lentigo 131
– noduläre Dermatofibrose 119
– Pyodermie des Deutschen Schäferhundes 12
– symmetrische Alopezie der Pudel 103
– Vitiligo 102
Erosionen 137 t
Erythema multiforme 72
Erytheme 136 t
Exkoriationen 137 t

Farbmutanten, siehe Alopezie
Fellverfärbung 75, 76
FeLV 26, 111, 122
Feline idiopathische symmetrische Alopezie, siehe Alopezie
Fibrome 111
Fisteln 137 t
Flankenalopezie 134
Flecken 137 t
Fleckige Alopezie 103
Flohbekämpfung 39
Follikeldysplasie des schwarzen Haars 105
Follikulitis 8, 22, 32, 50, 88, 104
– pyotraumatische 2
– superfizielle bakterielle 6
Futtermittelallergie 50, 128
Furunkulose 8, 9, 14, 22, 32
Furunkulose-Zellulitis-Komplex 14

Granulome
– nichttuberkulöse 20
– eosinophile 48, 50, 128

Hämangioperizytom 111
Hämangiosarkom 111
Histiozytome 115
Histiozytose
– maligne 115
– systemische 115
Horn, kutanes 122
Hyperadrenokortizismus 6, 76, 85, 132
Hyperöstrogenismus 80, 81
Hyperextensibilität 100
Hyperfragilität 100
Hyperthyreose, feline 82
Hypertrichose 79
Hypotrichose 75, 76, 84, 85, 86, 95, 103, 104, 105
Hyposensibilisierung 44, 52
Hyposomatotropismus, siehe wachstumshormonabhängige Alopezie
Hypothyreose 6, 12, 75

Impetigo 3
Intertrigo 4
Itraconazol 23, 26
Ivermectin 27, 28, 29, 31, 33

Juvenile Zellulitis 125

Kälteagglutininkrankheit 67
Kalluspyodermie 16
Kerion 22
Kinnödem 128
Knötchen 138 t
Komedo 9, 88, 90, 95
Kondylome, siehe venerischer Tumor
Kongenitale symmetrische Alopezie, siehe Alopezie
Kontaktdermatitis 54
Kuhpockeninfektion 40
Kryptorchismus 81
Kryptokokkose 26

Läuse 36
Leiomyom, uterines 119
Leishmaniose 42
Lentigo 131
Lepra, feline 20
Leukoderm 102
Lichenoide Dermatose 70
Lipome 111
Lupus erythematosus 64, 127
Lymphangitis 19
Lymphosarkom 26, 116

Malassezia pachydermatis 9, 21
Mastzellentumor 111
Melanome 111
Microsporum
– *canis* 22
– *felis* 22
Milbemycin 33
Milien 120
Mykobakteriose, atypische 20
Mycosis fungoides 116
Myiasis 37

Naevi 121
Narbenbildung 100, 101
Nasale Depigmentierung, idiopathische 102
Nocardiose 18
Noduläre Dermatofibrose 119
Noduläre Pannikulitis 127
Notoedres cati 29

Ödeme 49, 128
Ohrranddermatose 91
Onchomykose 22
Otodectes cynotis 28

Papillomatose 106
Parapemphigus 68
Papeln 138 t
Paronychia 10, 22, 42, 58, 64, 68
Pasteurella multocida 9, 17
Pedikulose 36
Pemphigus 58
Phäohyphomykose 26
Plaques 139 t
Plasmazelluläre Pododermatitis, feline 133
Plattenepithelkarzinom 99, 106
Pododermatitis 10, 133
Polychondritis, feline rezidivierende 71
Pseudomonas spp. 14
Pseudomyzetom 22

Psychogene Alopezie, siehe Alopezie
Pulikose 38
Pusteln 139 t
Putzen, verstärktes 82, 86
Pyodermie
– des Deutschen Schäferhundes 12
– Haarbruchpyodermie 6
– nasale 8
– Druckpunkt-, Kalluspyodermie 16
Pyogranulome
– sterile 10
Pyothorax 18
Pyotraumatische Dermatitis 2

Quaddeln 44, 49, 50, 52

Rassendisposition
– Abessinier 86
– Airedale Terrier 115
– Akita 96
– Basset 105
– Beagle 105
– Belgischer Schäferhund 102
– Berner Sennenhund 2, 116
– Bernhardiner 2
– Bobtail 2, 33, 102
– Boston Terrier 76, 106
– Bouvier des Flandres 52
– Boxer 9, 10, 44, 76, 81, 106
– Bullterrier 10, 92, 106
– Cairn Terrier 44
– Chihuahua 83
– Chow-Chow 78, 104, 115
– Collie 64, 68, 101
– Cocker-Spaniel 88, 95, 106
– Dalmatiner 6
– Dackel 6, 10, 76, 83, 88, 91, 103, 104, 106, 125, 127
– Dobermannpinscher 6, 9, 32, 68, 86, 88, 102, 104, 115
– Englische Bulldogge 9, 10
– Foxterrier 44
– Deutscher Schäferhund 2, 8, 10, 12, 44, 52, 64, 77, 86, 92, 102, 106, 119, 120, 132
– Golden Retriever 2, 6, 44, 52, 88, 102, 125
– Dänische Dogge 6, 9, 10, 86, 92, 104
– Jagdhund 8, 10, 19
– Irish Setter 6, 44, 88, 104
– Italienischer Greyhound 104
– Keeshond 78, 106
– Labrador Retriever 6, 44, 86, 92
– Langhaarkatzen 27
– Malamute 92
– Norwegischer Elchhund 106
– Perserkatzen 90
– Pudel 44, 76, 78, 103, 106, 115
– Pointer 125
– Rhodesian Ridgeback 120
– Rottweiler 102
– Samoyede 96
– Schipperke 105
– Schottischer Terrier 106
– Schottischer Schäferhund 64, 68, 81, 101
– Shar Pei 32, 88, 95
– Siamkatzen 83, 86, 102, 106
– Springer Spaniel 88
– Viszla 96
– Weimaraner 81
– West Highland White Terrier 44, 88
– Whippet 83, 104
– Zwergschnauzer 44, 88, 123
Retikulose pagetoide 116
Retinoide 95
Risse 72, 100

Sarcoptes canis 30
Schnauzer-Komedo-Syndrom 88
Schuppen 140 t
Schwanzdrüsenhyperplasie 90
Seborrhö 22, 27, 29, 30, 32, 42, 44, 50, 52, 54, 75, 80, 82, 88, 91, 95
Sertolizelltumor 81
Sézary-Syndrom 116
Skabiose
– canine 30
– feline 29
Solardermatitis 99
Staphylococcus spp. 3, 9
– *intermedius* 6, 12, 14
Streptococcus spp. 9, 12, 17
Subkorneale pustuläre Dermatose 123
Schweißdrüsentumor 106
Symmetrische Alopezie, feline 84

Talgdrüsenentzündung 96
Talgdrüsentumor 106
Thalliumvergiftung 97
Toxische epidermale Nekrolyse 72
Träger von
– *Cheyletiella* spp. 27
– Dermatophyten 22
Trichophyton mentagrophytes 22
Thrombikulose 10

Überempfindlichkeit
– allergische Kontaktdermatitis 54
– anaphylaktische 49
– bakterielle 6
– Flohbiß- 12, 52
– Futter 50
– inhalierte Allergene 44
– Medikamente 56
– Mückenstich 135
– *Otodectes cynotis* 28
– Zeckenbiß 35
– Urtikaria 49
Ulzera 140 t
Urtikaria 49, 50, 72

Venerischer Tumor, übertragbarer 116
Verhornendes Epitheliom, intrakutanes 106
Vesikel 141 t
Vitamin-A-abhängige Dermatose 95
Vitiligo 102

Wachstumshormon
– Mangel 77
– Hypersekretion 79
– abhängige Alopezie 78

Zecken 35
Zellulitis 9, 14, 16, 32, 125
Zinkdermatose 92
Zwergwuchs, hypophysärer 77
Zysten 104, 120
Zystadenokarzinom, renales 119